W0057686

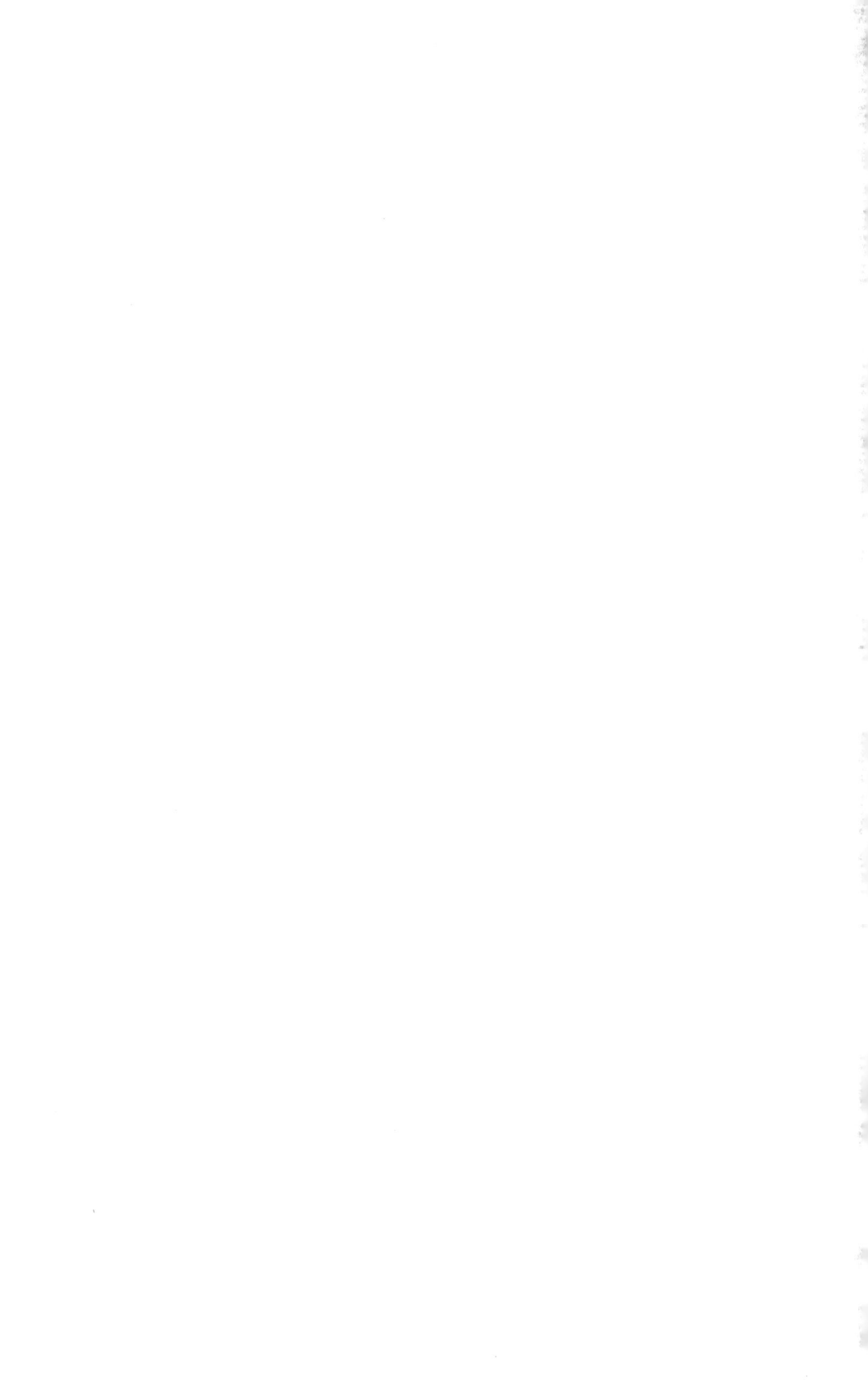

Claudia Lietha
Borreliose – und dennoch hab' ich tausend Träume

Die Autorin

Claudia Lietha wurde 1978 in der Schweiz geboren und ist in der Nähe von Bern aufgewachsen. Nach einer glücklichen Kindheit veränderte ein Zeckenstich über Nacht alles. Über ein Jahrzehnt lang litt sie extrem, plagte sich, meist in Krankenhäusern, mit den schwerwiegenden Folgen der Borreliose herum, kämpfte sich aber zurück ins Leben. Nach der Matura (dem Schweizer Abitur) studierte sie Philosophie, Kunstgeschichte und Psychologie in Basel. Heute arbeitet sie als Kinderbuchautorin und Museumspädagogin.

Spendenaktion «Tausend Träume» für Borreliose-Betroffene:
www.facebook.com/1000Traeume

Schreiben Sie uns unter:
1000traeume@gmx.ch

Claudia Lietha

Borreliose –
und dennoch hab'
ich tausend Träume

Das Protokoll einer Rückkehr ins Leben:
Ein Erfahrungsbericht, der unter die Haut geht

Ergänzt mit Exklusivberichten von Experten

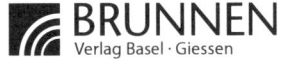

BRUNNEN
Verlag Basel · Giessen

Bibliografische Information der Deutschen Nationalbibliothek
Die Deutsche Nationalbibliothek verzeichnet diese Publikation in der Deutschen
Nationalbibliografie; detaillierte bibliografische Daten sind im Internet über
www.dnb.de abrufbar.

Die Bibelstellen wurden folgender Übersetzung entnommen:

Die Bibel Michelangelos © 1996 Katholisches Bibelwerk, Stuttgart

Sachkorrektur: Ute Fischer und Dr. Petra Hopf-Seidel

© 2013 by Brunnen Verlag Basel

Umschlag: Ingo C. Riecker, Waterproof Grafikdesign, Neuffen
Foto Umschlag: Claudia Silvana Lietha
Fotos Innenteil: Copyright by Claudia Lietha
Satz: Innoset AG, Justin Messmer
Druck: Freiburger Graphische Betriebe
Printed in Germany

ISBN 978-3-7655-1544-6

Inhalt

Vorwort von Ute Fischer 7
Einleitung 9

1. Am Tiefpunkt 11
2. Wie alles begann 12
3. Der Unfall 25
4. Das Schicksal nimmt seinen Lauf 29
5. Die Schwester der Autorin erzählt 37
6. In der Höhenklinik 39
7. Im Kinderkrankenhaus 45
8. Der Vater der Autorin berichtet 49
9. Schon wieder ein Klinikaufenthalt … 51
10. Simone, Freundin aus der Sekundarschule, berichtet 58
11. Zurück in die Schule 60
12. Ferien in Loppiano 66
13. Das Klosterinternat in den Schweizer Bergen 68
14. Gedanken von Tamara, Freundin aus dem Klosterinternat 70
15. Durststrecken 72
16. Höhenflüge und Talfahrten 74
17. Die Mutter der Autorin erzählt 103
18. Neue Möglichkeiten 105
19. Bericht von Carina, Freundin aus dem Heimatdorf 110
20. Belle Romandie 111
21. Letzter Schulversuch 123
22. Bericht von Claudia B., Freundin aus dem Collège 128
23. Die Matura in der Tasche 129
24. Studienzeiten 130
25. Es geht weiter … 155
26. Neue Impulse 162
27. Was bringt die Zukunft? 167

28. Schmetterlinge im Bauch... 171
29. Kulturelle und andere Erlebnisse... 178
30. Die rettende Therapie?.. 189
31. Eintauchen in eine fantastische Welt 193
32. Ein Kindheitstraum geht unerwartet in Erfüllung 197
33. Das Buch ist da!.. 200
34. Auf der Leipziger Buchmesse 203
35. Wo ich heute stehe... 205
36. Ein paar Gedanken zum Schluss.. 208

Danksagung 217
Meine Therapie-Stationen.. 219

Ein medizinischer Kommentar zur Lyme-Borreliose
    bei Claudia Lietha (Dr. med. Norbert Satz) 243
Die Lyme-Borreliose im kurzen Überblick (Dr. med. Norbert Satz) 251
Borreliose – Zeckeninfektion mit Tarnkappe (Ute Fischer) 255
Interview mit Dr. Petra Hopf-Seidel zu den psychischen und
    sozialen Folgen der Borreliose 259
Interview mit Prof. Dr. Martin Sievers zu seinen Borreliose-
    Forschungen.. 267
Borreliose-Symptome: Kurz-Checkliste 279

Adressen 281
Weiterführende Literatur.. 283
Mitgliedschaft im Borreliose- und FSME-Bund............................. 285

Gedicht von Dietrich Bonhoeffer 286

Vorwort von Ute Fischer

Es war im Jahre 1959, als in dem kleinen Städtchen Old-Lyme im US-Staat Connecticut die Mutter Polly Murray die ansässigen Ärzte in Bewegung brachte, weil nicht nur ihre ganze Familie, sondern auch viele andere Familien im Ort unter Beschwerden litten. Sie hatten geschwollene Gelenke, Hautausschläge und Nervenschmerzen, die unter Antibiotika-Gabe wieder verschwanden. Erst 1975 begann Dr. Allen Steere mit der Erforschung jener rätselhaften Erkrankung. 1980 entlarvte der gebürtige Schweizer Dr. Willy Burgdorfer den Erreger dieser durch Zecken übertragenen Infektionskrankheit, den er im Darmsack von Schildzecken entdeckt hatte. Den Erreger, ein gegen Penicillin empfindliches Bakterium, nannte man von da an Borrelia burgdorferi, die Krankheit nannte man Lyme-Borreliose.

Bei seinem Besuch 2009 auf einer Borreliose-Tagung im sächsischen Tabarz musste Dr. Burgdorfer – inzwischen ein hochbetagter Mann von 83 Jahren – feststellen, dass es bis heute nicht gelungen ist, für diese Krankheit ein standardisiertes Diagnoseverfahren zu entwickeln. Und erst recht keine allgemein bewährte Therapie.

Wäre Borreliose keine Krankheit, sondern eine Firma, dann könnte man die schlauen Tricks anprangern, mit der sie betrügt, vortäuscht und in die Irre führt. Tatsächlich sind Ärzte und Patienten genötigt, in fast schon detektivischer Manier Puzzlesteinchen zu sammeln, um aus diffusen, aus an- und abschwellenden Beschwerden und einer Reihe Krankheiten imitierender Symptome eine Diagnose zu definieren. Borreliose.

Borreliose ist noch heute eine Tabu-Krankheit. Obwohl der Patientenbeauftragte der deutschen Bundesregierung, Wolfgang Zöller, 2010 vor Pressevertretern verlautbarte, dass Borreliose zu einer der am meisten verharmlosten und unterschätzten Krankheiten zähle, sind immer noch viele Ärzte nicht über die neuesten Forschungserkenntnisse informiert. Stattdessen quält sich – hierzulande wie auch weltweit – eine unüberschaubare Zahl von chronisch an Borreliose Erkrankten. Die Weltgesundheitsorganisation WHO veröffentlichte vor einigen Jahren die Schätzzahl von zwei Millionen Betroffenen allein in Deutschland.

Selber seit fast zwei Jahrzehnten von Borreliose betroffen, engagiere ich mich seit mehr als zehn Jahren für die Borreliose-Selbsthilfe. In mehreren Büchern und vielen Zeitschriften berichte ich über Fortschritte und neue Erkenntnisse rund um die Borreliose. Besonders am Herzen liegt mir, wie man trotz chronischer Borreliose ein aktives Leben führen kann, vor allem wie man sein Immunsystem durch Eigeninitiative stärkt und seine Selbstheilungskräfte ankurbelt. Meine Empfehlungen, die ich in dem Buch *Leben mit Borreliose* niedergeschrieben habe, beinhalten auch ganz einfache Maßnahmen wie Demut und Dankbarkeit, Vermeidung von Hass und Rache, gesunde Ernährung, Ausdauersport – und nicht zuletzt Beten.

Die Beschreibung der Autorin Claudia Lietha über ihren Kampf gegen die Borreliose und für ein Leben mit Qualität und Perspektive mag dem Leser einzigartig vorkommen – in Wirklichkeit geht es vermutlich einigen Millionen Menschen weltweit ähnlich. Trotz allem ist Claudia Liethas Geschichte eine hoffnungsvolle Geschichte. Sie ist ein Signal, dass Borreliose nicht automatisch als scheinbar ausweglose Situation hingenommen werden muss; ein Hoffnungszeichen, dass man sein Schicksal selbst in die Hand nehmen und gesunden kann.

Ute Fischer, Wissenschaftsjournalistin, Chefredakteurin der Fachzeitschrift «Borreliose Wissen», Pressesprecherin des Borreliose- und FSME-Bundes Deutschland

Einleitung

Als mich der Verleger des Brunnen Verlags Basel darauf anspricht, ob ich nicht ein Buch über meine Erfahrungen mit Borreliose schreiben möchte, bin ich erst mal erstaunt – und zugegebenermaßen auch ein wenig skeptisch. Ich arbeite seit einiger Zeit als Kinderbuchautorin und bin vom Verlag ursprünglich angefragt worden, ein neues Kinderbuch zu schreiben. Im persönlichen Gespräch mit dem Verleger erzählte ich ihm dann von meiner langen Krankheit, meiner langsamen Rückkehr ins Leben und über die unerwartete Chance, als Kinderbuchautorin zu arbeiten. «Das ist eine bewegende Geschichte», meinte er. «Möchtest du sie nicht aufschreiben?»

Ganz ehrlich: Ich hatte niemals die Absicht, meine Krankheitsgeschichte niederzuschreiben – zu schlimm sind die Erinnerungen daran, zu persönlich die Erlebnisse. Und ich bin ein Mensch, der sich nicht gerne mit der Vergangenheit beschäftigt. In diesem Sinne ist die Krankheit für mein Leben nicht mehr relevant.

Außerdem: Wer möchte so etwas lesen? Gibt es nicht bereits genügend Erfahrungsberichte? Diese Fragen stellte ich mir ernsthaft und reagierte deshalb erst mal zögerlich auf die Anfrage, über das Thema Borreliose zu schreiben. Ich begann mich am Arbeitsplatz und in meinem Bekanntenkreis zu erkundigen. Und stellte fest: Fast niemand weiß etwas Genaues über diese Krankheit, die sich jeder durch eine Zecke auflesen kann.

Ich erkundigte mich bei Betroffenen, die ich von früher her kannte, fragte bei Fachpersonen nach. Und realisierte: Es hatte sich kaum etwas geändert in der Zwischenzeit. Es gibt immer noch sehr wenig Unterstützung für chronisch Betroffene – so wie ich es auch erlebt habe. Ich suchte im Buchhandel nach Erfahrungsberichten von Betroffenen und stellte hier ebenfalls fest, dass bisher fast keine existieren.

Die durch einen Zeckenstich übertragene Borreliose ist – frühzeitig erkannt – angeblich meistens gut behandelbar. Aber es gibt schwere Verlaufsformen, so wie in meinem Fall. Und oft können solche schweren Verlaufsformen – nicht richtig behandelt und ohne Unterstützung durchlitten – zum völligen Abstieg führen und einen Abschied aus dem Leben darstellen.

Während all der Jahre meiner Krankheit haben mich Erfahrungsberichte von Menschen, die ein schlimmes Schicksal überwunden haben, am Leben gehalten und mir Kraft gegeben, weiterzumachen. Vielleicht kann meine Geschichte wiederum anderen Menschen Mut machen? Ich habe mir immer gewünscht, es gäbe ein motivierendes Buch eines Betroffenen mit nützlichen Ideen drin.

Ich bin damals durch meine schwere Borreliose von einem Tag auf den anderen unerwartet aus einem normalen Leben gerissen worden und war total überfordert mit all den extremen Beschwerden und Folgen, welche die Krankheit mit sich gebracht hat. Manchmal habe ich sogar fast den Glauben daran verloren, dass ich jemals wieder ein gutes Leben haben könnte, und wäre dankbar gewesen, zu wissen, dass es andere Betroffene geschafft haben.

Aus all diesen Gründen habe ich mich schließlich dazu entschieden, darüber zu schreiben. Etwas darf ich Ihnen übrigens an dieser Stelle bereits verraten: Dieses Buch hat ein Happy End. Und das betrifft nicht nur dieses Buch, sondern auch mein persönliches Leben. Ich habe es trotz allem geschafft, wieder gesund zu werden, in ein gutes, lebenswertes Dasein zurückzukehren und sogar meinen Traumberuf zu verwirklichen.

Ich hoffe, mit diesem Buch anderen Betroffenen neue Kraft zu vermitteln und zudem interessierten Personen die Möglichkeit zu geben, die spezifischen Auswirkungen einer Borreliose besser verstehen zu können.

Claudia Lietha

1. Am Tiefpunkt

August 1995

Ich liege im Bett des Krankenhauses. Habe Fieber, bin total verschwitzt. Die Haare kleben an meiner schweißnassen Stirn. Es ist der dritte stationäre Krankenhaus-Aufenthalt seit Ausbruch meiner Krankheit. Zimmer 2, oberster Stock rechts.

Ein Einzelzimmer. Klein, eng, weiß getüncht, an der Wand ein Bild. Neben dem Bett ein unscheinbares Telefon. Auf dem Tisch am Fenster vorne meine Skandinavien-Bücher und Post, die ich bekommen habe.

Ich bin völlig allein – mit mir, mit meiner Situation, mit meiner Krankheit. Bin gerade mal 16 Jahre alt, seit eineinhalb Jahren Tag für Tag krank. In meinem Kopf fügt sich ein Gedanke an den nächsten. «Bald werden Sie wieder gesund sein», hat mir mein Spezialist vor einem Jahr Mut gemacht.

Und nun? Bin ich alles andere als gesund. Erlebe den schlimmsten Sommer meines bisherigen Lebens. Wiege nicht mal mehr 30 kg. Habe schwerste Muskel-, Gelenk- und Nervenentzündungen. Lähmungen in den Beinen. Kann kaum mehr gehen. Seit Monaten habe ich täglich Fieber, Hirnhautreizungen, gravierende Herzprobleme. Meine Organfunktionen sind schwer beeinträchtigt. Phasenweise bin ich dem Tod näher als dem Leben. Die Ärzte verstehen nicht, weshalb ich immer noch krank bin, haben keine Ahnung, was zu tun ist. Ich genauso wenig.

Was geschieht da in meinem Körper? Wieso produziert er so extreme, unerträgliche Beschwerden? Und wie geht das bloß weiter? Wie soll ich das weiterhin aushalten? Wird das überhaupt wieder mal gut? Fragen, aber keine Antworten. Ich sollte dringend aufs Klo, schaffe es aber nicht mehr alleine. Fühle mich zu schwach, um die Schwester um Hilfe zu rufen.

Eine erneute Hitzewelle und starke Schmerzen überrollen mich, mein Körper beginnt sich zu verkrampfen. Ich schlage reflexartig die durchnässte Bettdecke nach hinten, drehe mich mit letzter Kraft gegen die Wand, krümme mich zusammen. Bin so total erschöpft, dass ich nicht mal mehr weinen kann – trotz der katastrophalen Schmerzen. Ich spüre, wie mein Herzschlag aussetzt: einmal, zweimal. Danach folgen willkürliche Mehrfachschläge.

Panikartig versuche ich, nach Luft zu ringen, bin aber kaum noch dazu in der Lage. Totaler Nebel im Kopf. Mag nicht mehr denken. Will nur noch schlafen, schlafen, schlafen. Oder sterben. Sterben wäre mir in diesem Moment auch egal. Ich möchte einfach, dass dieser miserable, absolut unerträgliche Zustand aufhört. Dass es endlich vorbei ist. Ich kann nicht mehr.

Ich merke, dass ich langsam die Besinnung verliere. «Bitte, Gott, bleib bei mir», ist mein letzter Gedanke. Dann bin ich weg …

2. Wie alles begann

November 1978

«Alles wurde geschaffen als Geschenk der Liebe für mich. Ich wurde erschaffen als Geschenk für die anderen», steht auf meiner Geburtsanzeige, die meine stolzen Eltern kurz nach meiner Geburt an Freunde und Verwandte verschicken. Ein zitronengelbes Kärtchen mit dem Foto einer Margerite darauf; der Anzeigentext, wie damals üblich, mit Schreibmaschine geschrieben.

Meine Eltern haben sich drei Jahre zuvor bei einem Klavierkurs in den Bergen kennen und lieben gelernt: Mein Vater, ein schüchterner und fleißiger Musikstudent von 23 Jahren, hat auf meine Mutter, eine temperamentvolle und lebenslustige Musikstudentin von 25 Jahren, wegen seines unermüdlichen Klavierübens großen Eindruck gemacht.

Bald ist klar, dass die beiden heiraten und ein gemeinsames Leben aufbauen wollen. Nicht nur die Liebe zur Musik und zur Natur, sondern auch der gemeinsame Glaube verbindet sie. Meine Mutter wuchs in einer gläubigen katholischen Familie auf, und mein Vater, von Haus aus protestantisch, schloss sich in seiner Jugend der christlichen Fokolar-Bewegung an.

Im Frühling 1978 heiraten meine Eltern. Eine Anekdote zur Hochzeit macht auch viele Jahre später noch die Runde: Ein Bekannter bringt meinen Eltern als Hochzeitsgeschenk ein Klavier aus Schokolade mit, das er zufällig auf dem Weg zur Hochzeitsfeier im Schaufenster einer Confiserie entdeckt hat. Es ist eigentlich unverkäuflich, da es eine Lehrlingsabschlussarbeit ist. Aber der Bekannte verhandelt und feilscht und besticht den Confiseur sogar mit viel Geld … und bekommt schließlich das Klavier!

Kurz vor der Hochzeit ziehen meine Eltern in eine Wohnung in der Nähe von Zug in der Schweiz, und Anfang Winter komme ich termingerecht zur Welt. Ich bin ein völlig gesundes, kräftiges, aufgewecktes Baby, das sich zur Freude der Eltern bestens entwickelt.

Ich bekomme blonde Locken, lerne sprechen, lerne laufen, räume das Büchergestell aus und kritzle die Schränke mit Mannchen voll. Als ich drei Jahre alt bin, kommt meine kleine Schwester auf die Welt, um die ich mich von da an herzlich kümmere.

Wir wachsen in einem kulturell vielseitigen Umfeld auf. Ein naher Verwandter meines Vaters ist ein erfolgreicher Schweizer Sänger und Liedermacher, dessen Schallplatten zu dieser Zeit – den 70er/80er-Jahren – in vielen Schweizer Haushalten zu finden sind und dessen Lieder in den Radiostationen rauf- und runtergespielt werden.

Mein Vater selber ist ein namhafter Musiker. Zahlreiche Konzerttourneen werden ihn in den kommenden Jahren ins In- und Ausland führen.

Ich habe hauptsächlich sehr schöne Erinnerungen an meine Kindheit. Es mag sich klischeehaft anhören, aber ich empfinde es wirklich so. Meine Schwester und ich wachsen sehr behütet auf, und mir fallen so viele schöne Erlebnisse aus meiner Kindheit ein, dass ich auch heute immer wieder mit Sehnsucht daran zurückdenke.

Meiner Mutter fällt auf, dass ich bereits in frühen Jahren ein besonderes Interesse für Sprache entwickle, denn ich erfinde lustige, originelle Wortkreationen und versuche, verschiedene Sprachen nachzuahmen.

Ich bin ein sensibles, feinfühliges Kind, das die Welt um sich herum hauptsächlich in Bildern und Stimmungen wahrnimmt. Ich erinnere mich, wie wir in meiner frühen Kindheit nachts manchmal nach Hause fahren, nachdem wir bei Bekannten zu Besuch waren. Dann wickeln die Eltern mich und meine Schwester in eine Decke ein und legen uns auf die Rückbank des Autos, und ich betrachte auf der Heimfahrt durch das Autofenster den Sternenhimmel, bevor ich einschlafe. Für mich ist das ein Gefühl der totalen Geborgenheit und bleibt mir prägend in Erinnerung.

Es dauert einige Zeit, bis ich in unserer materiellen Gesellschaft verwurzelt bin, und die ersten paar Lebensjahre betrachte ich unsere Welt häufig mit Erstaunen. Meine Mutter berichtet, als ich geboren wurde, hätte ich total verwundert dreingeschaut – so als ob ich mich gefragt hätte, wo ich hier wohl gelandet sei. Auf alles, was mich zum Träumen bringt, sei es Musik oder seien es Bilder, reagiere ich ganz stark. Ich bin ein langsames Kind und liebe die Ruhe, weil ich mich in der Ruhe selber ganz spüren kann. Deshalb mag ich als Kind auch die Berge so gerne, weil dort eine absolute Ruhe wahrnehmbar ist. Ich bin zudem sehr harmoniebedürftig, und das Gefühl, irgendwo ganz zu Hause zu sein, bedeutet mir sehr viel.

Als ich sieben Jahre alt bin, ziehen wir in die Region Bern, in die Nähe meiner Großeltern und des Bruders meiner Mutter. Mein Vater findet eine gute neue Stelle als Klavierlehrer in einem Lehrerseminar sowie als Organist in einer Kirchengemeinde der Stadt Bern. Meine Eltern kaufen ein hübsches Reihenhäuschen auf dem Land in einer Familiensiedlung, wo wir Geschwister den ganzen Tag Gelegenheit zum Spielen haben.

Das Verhältnis zu den neuen Nachbarskindern, die alle ungefähr in unserem Alter sind, ist gut. Bei den Nachbarn im Haus nebenan sind wir besonders oft zu Besuch und schauen dann so spannende Filme wie «Zurück in die Zukunft», «Der Gendarm von St. Tropez», «Hurra, die Schule brennt» oder «Die tollkühnen Männer in ihren fliegenden Kisten».

Ich freunde mich auch mit anderen Kindern aus dem Dorf an, wie beispielsweise mit Miriam, einer Halbnorwegerin, die in der Grundschule meine beste Freundin wird, oder mit Simone, die ebenfalls gleich alt ist und eine Straße weiter wohnt.

Manchmal dürfen wir auch mit den Eltern in die Stadt ins Kino. «Mary Poppins» von Walt Disney ist mein allererster Kinofilm – da bin ich gerade mal sieben Jahre alt. Auch in Konzerte, Ausstellungen, ins Theater oder ins Ballett nehmen uns die Eltern mit, und so erleben wir früh die Vielfalt kultureller Veranstaltungen.

Meine Kindheit spielt sich ein wenig ähnlich ab wie die von Luise aus dem Buch *Das doppelte Lottchen* von Erich Kästner, die bei ihrem Vater, dem Komponisten Palfy, lebt: Wir Kinder sitzen in schönen Kleidern in noch viel schöneren Konzertsälen, hören die Konzerte unseres Vaters an, das Publikum applaudiert, die Presse ist da, es gibt Blumen und Geschenke. Und nach den Konzerten dürfen wir mit den Eltern und vielen anderen Künstlern in ein tolles Restaurant essen gehen. Es ist eine schöne, interessante und vor allem unbeschwerte Kindheit, die ich erlebe.

Wir wachsen zudem nicht nur in einem kulturellen, sondern auch in einem religiösen Umfeld auf: Von klein auf beten unsere Eltern jeden

Abend mit uns Kindern, und so steht es für mich außer Frage, dass es Gott gibt. Meine Mutter verbringt während meiner Kindheit immer wieder mal Meditationswochen im Kloster, und durch die Tatsache, dass mein Vater Hauptorganist einer großen Kirchengemeinde ist, sind wir in eine tolle Pfarrei integriert.

Häufig sind meine Schwester und ich zu Besuch im Pfarrhaus und essen bei der Pfarrhaushälterin Kuchen, während unser Vater drüben in der Kirche den Gottesdienst begleitet. Und jedes Jahr zu Weihnachten schenkt uns der Pfarrer einen Weihnachtsbraten.

Ich kann mich an kein Weihnachtsfest ohne Gottesdienst erinnern – und anschließend stapfen wir alle dick eingepackt durch den Schnee nach Hause. Wir Geschwister nehmen zudem häufig an Kinderveranstaltungen der Fokolar-Bewegung teil. Dann sitzen wir im Haus des Frauen-Fokolars an der Tscharnerstraße in Bern und basteln mit anderen Kindern zusammen – farbig verzierte Backsteine beispielsweise, die wir jemandem schenken sollen, dem es nicht gut geht. Ein alljährlich ersehntes Highlight ist auch das Herbstlager der Pfarrei, das von der Katechetin unseres Dorfes organisiert wird. Die Leiter lassen sich immer unglaublich viele tolle Dinge für uns Kinder einfallen.

Die religiöse Einstellung meiner Eltern widerspiegelt sich auch darin, dass sie verschiedenste Hilfswerke und Menschen in Not unterstützen und immer ein offenes Ohr für andere haben.

Als Kind liebe ich die Bibelgeschichten für Kinder mit den wunderschönen Illustrationen von Kees de Kort. Da der Glaube in unserer Familie sehr offen vermittelt wird, ist Gott für mich von Anfang an positiv besetzt.

Ein böser oder gar strafender Gott ist mir völlig unbekannt – im Gegenteil, Gott ist wunderbar, denn er hat eine wunderschöne Welt erschaffen und will nur das Beste für mich, davon bin ich überzeugt. Deshalb betrachte ich Gott von klein auf als einen persönlichen Freund, mit dem ich alles besprechen kann. Wie oft danke ich Gott auf dem Weg zur Schule dafür, dass ich auf der Welt sein und ein so schönes Leben haben darf.

Am Wochenende oder in den Ferien gehen wir häufig in den Schweizer Bergen wandern. Meine Eltern stammen gebürtig aus Graubünden, einer Region in den Schweizer Alpen, und so sind wir immer wieder dort anzutreffen.

Aus Graubünden kommt auch der «Schellenursli», eine Figur aus einem sehr beliebten Schweizer Bilderbuch. Bereits als kleines Kind bin ich ein riesiger Fan vom Schellenursli.

«Ich will die Geschichte noch einmal hören», sage ich dann zu meiner Mutter, und sie erzählt mir zum wiederholten Male, dass der Schellenursli ganz alleine zur Hütte auf dem Maiensäss gehen will, um eine große Glocke zu holen, dass er über die Holzbrücke läuft, die über eine steile Schlucht führt, und fast im Schnee versinkt.

Außerdem erzählt sie mir, dass der Schellenursli aus einem Engadiner Dorf komme, das in Wirklichkeit Guarda heiße, und dass dieses Dorf sehr bekannt sei wegen seiner typischen Engadiner Häuser.

Im Sommer fahren wir regelmäßig zum Baden an den Neuenburgersee, an einen schönen Sandstrand in Yvonand, der in einer idyllischen Bucht liegt, umgeben von Pinienwäldern.

Die Reise dorthin ist jedes Mal ein Erlebnis. Nachdem man die Bauernhöfe des Kantons Bern hinter sich gelassen hat, gelangt man erst in den Kanton Freiburg, anschließend in den Kanton Waadt. Die Landschaft ändert sich, wird weiter und flacher, der Himmel ist heller, die Dörfer haben ein anderes Aussehen. Steinhaus reiht sich an Steinhaus, da erblickt man ein Wirtshaus, dort ein Weingut.

Auf der Reise machen wir fast immer Rast in Avenches, wo wir in der alten Arena picknicken. Wenn wir längere Zeit am Neuenburgersee verbringen, mieten meine Eltern ein kleines Ferienhaus im Dorf neben Yvonand, das Bekannten von ihnen gehört.

Am Morgen wache ich neben meiner Schwester im Bett auf, höre meinen Vater in der Dusche pfeifen, und meine Mutter ist bereits in der Küche, um das Frühstück zuzubereiten. Und ich kann es kaum erwarten, nachher gleich an den Strand zu fahren, baden zu gehen und im Camping-Restaurant Pommes Frites zu holen.

Fast jedes Jahr fahren wir zudem mit der Familie ins Tessin, in die italienische Schweiz, häufig an den Lago Maggiore, manchmal aber auch an den Lago di Lugano. Von dort aus unternehmen wir zahlreiche Ausflüge in schmucke Tessiner Dörfer und begeben uns auf Wanderungen. Und auf der Hinreise von Bern ins Tessin singen wir immer im Auto.

Bevor wir durch den Gotthard fahren und ins Tessin gelangen, passieren wir jeweils den Kanton Uri. «Schaut mal, Kinder», erzählen dann unsere Eltern, «seht ihr den großen Felsbrocken dort oben in der Schöllenenschlucht? Das ist der Teufelsstein.» Meine Eltern wachsen in einer Generation auf, in der man in der Schule noch viel über Schweizer Geschichte und Brauchtum lernt, und so haben sie immer etwas Spannendes zu erzählen, wenn wir – häufig auch mit der Eisenbahn – durch die Schweiz fahren.

Auch in Deutschland sind wir oft anzutreffen, denn da meine Oma in Schaffhausen lebt, liegt die Grenze ganz nahe. Meine Schwester und ich sind jedes Mal total fasziniert davon, dass man in Schaffhausen bei den Grenzsteinen mit einem Bein in der Schweiz, mit dem andern Bein in Deutschland gehen kann. Ich erinnere mich auch an supertolle Ferien im Schwarzwald, wo wir im Hotel jeden Tag zum Frühstück Pfannkuchen bestellen durften und mit deutschen Kindern Schach gespielt haben.

Meine Mutter ist ein sehr engagierter, praktisch veranlagter Mensch. Sie kümmert sich aktiv um uns Geschwister, lehrt uns viele Dinge: Länder und Städte, Philosophie, Religion, Kunst, Kultur. All das und noch viel mehr bringt sie uns näher.

Und mein Vater ist in gewisser Weise das dritte Kind, der Komiker der Familie, und hat viele lustige Einfälle: Er verkleidet sich als Nachbar und klopft mit dem Besen an die Zimmerdecke. Oder er setzt uns Kinder und die Nachbarskinder in den offenen Kofferraum unseres Autos und fährt mit uns so durch das ganze Dorf. Wenn wir den Abwasch erledigen, dürfen wir immer Papas alte Beach-Boys-Platte hören und tanzen dazu mit dem Geschirr und dem Trockentuch im Wohnzimmer herum. Und anschließend bitten wir Geschwister den Vater, er solle doch noch mal den «Root Beer Rag» ganz, ganz schnell auf dem Klavier spielen.

Mindestens einmal im Monat besuchen wir unsere Großeltern mütterlicherseits in Thun, im Berner Oberland. Wenn wir dort sind, nimmt uns unser Opa auf den Wochenmarkt zum Einkaufen mit, und am Sonntag gehen wir mit den Großeltern in die Messe. «Nicht herumzappeln während des Gottesdienstes», schärft uns unsere Oma ein, wenn wir nicht stillsitzen können.

Und zu Hause bereitet sie anschließend «Fotzelschnitten» zu – das sind Brotscheiben, die in Eier und Milch getunkt und mit Zimt und Zucker gewürzt werden. Unsere Oma väterlicherseits in Schaffhausen besuchen wir ebenfalls ab und zu. Erst gehen wir auf die Windegg, wo alle Verwandten wohnen, und holen dort Himbeeren, um zu Hause Himbeerparfait daraus zu machen.

Und dann füttern wir den Hund unserer Oma mit Hundekeksen. Meine Schwester meint, die könne man als Kind eigentlich auch essen, aber ich finde sie irgendwie nicht so schmackhaft.

Der Hund meiner Oma heißt Tessa, ist ein Labrador und frisst alles, was er eigentlich gar nicht fressen dürfte. Als meine Oma an Weihnachten einmal für kurze Zeit das Haus verlässt, frisst Tessa in der Zwischenzeit fast alle Schokotrompeten vom Weihnachtsbaum, inklusive Alufolie.

Meine Eltern haben einen großen Bekanntenkreis, und der Bruder meiner Mutter, seine Frau und ihre beiden Söhne wohnen zudem im gleichen Dorf wie wir. Wir haben oft Besuch oder werden von anderen Leuten eingeladen. Es läuft immer etwas, nie ist es langweilig.

Seit meinem siebten Lebensjahr spiele ich Klavier, ich sammle Briefmarken, reite und tanze leidenschaftlich gerne Ballett, habe auch immer wieder kleine Auftritte im Theater zusammen mit unserer Ballettgruppe. Den größten Teil meiner Kindheit verbringe ich jedoch mit Lesen und Schreiben. In meinem Erstkommunionsbuch steht: «Ich heiße Claudia, bin neun Jahre alt, und meine liebsten Hobbys sind Lesen und Geschichtenschreiben.»

Kurz nachdem ich Lesen und Schreiben gelernt habe, wird mir klar, dass ich in diese «zauberhafte» Welt der Fantasie und der Geschichten hineingehöre. Dort fühle ich mich völlig zu Hause. Meine allerersten Lesebücher sind *Der Zwerg Bartli* sowie *Jim Knopf und Lukas der Lokomotivführer.*

Ich glaube, man kann wirklich behaupten, dass ich einen großen Teil meiner Kindheit in Lummerland, Nimmerland, Phantasien, im Land der Ferne und anderen Fantasieländern verbringe. Mit Jim Knopf, Pippi Langstrumpf, Atréju, Mio, Peter Pan, Pünktchen und Anton sowie vielen anderen Figuren habe ich manchmal sogar fast mehr zu tun als mit echten Kindern.

Ich liebe es, Jan und seine Freunde oder Miss Marple auf ihren Detektivtouren zu begleiten und Hans und Fritz auf ihrer Reise durch Argentinien zu folgen. Große Lieblinge von mir sind auch die Figuren des bekannten Schweizer Jugendbuchschriftstellers Heiner Gross aus Winterthur, der darüber hinaus mit der Cousine meiner Oma verheiratet ist. So verfolge ich begeistert die Jagd von Hans Butz & Co. nach dem schwarzen Jack, die quer durch die ganze Schweiz führt und an mir bekannten Schauplätzen spielt – oder begleite Hans und Bärbel im Kampf gegen den bösen Zauberer Sabor.

Nicht zuletzt liebe ich das Buch *Anna Ballerina* über alles – weil ich selber Ballett tanze und auch, weil ich Geschichten total gerne mag, in denen die Protagonisten erst ganz viel Pech haben und am Schluss alles wieder gut kommt. Die Geschichte der begabten Ballerina Anna, die sich nach einem Unfall Stück für Stück zurückkämpft und schließlich den Durchbruch als Tänzerin schafft, lese ich immer und immer wieder.

Als die Schauspielerin Silvia Seidel, die im Film die Hauptrolle spielt, einmal in einer Buchhandlung ihr Buch *Anna und ich* signiert, stehe ich eine Stunde lang in der Schlange, um ein Autogramm zu bekommen. Ich erinnere mich heute noch daran, wie mir die hübsche junge Frau das signierte Buch mit einem Lächeln in die Hand gedrückt hat. «Oh wie aufregend», habe ich gedacht, «wenn ich groß bin, möchte ich auch einmal meine Bücher signieren!»

Mein Gefühl für die Welt besteht aus einem Gemisch aus Wirklichkeit und Fantasie. Die Welt ist für mich ein verzauberter Ort, eine Art Kulisse. Hinter jeder Tür könnte sich etwas Geheimnisvolles, Unerwartetes verstecken. Ich glaube, diese Eigenschaft, die Welt nicht ganz real zu sehen, wird mir später auch helfen, während der schlimmsten Zeiten psychisch zu überleben und an den unerträglichen Erlebnissen nicht zugrunde zu gehen.

Tag für Tag sitze ich zudem an meinem Schreibpult im Kinderzimmer und schreibe selber Gedichte und Geschichten. Ich bin so vertieft darin, dass ich meistens nicht einmal essen gehen will. Meine Schwester sagt, es sei häufig langweilig mit mir gewesen, da ich den ganzen Tag im Zimmer verbracht habe, während sie draußen Fußball gespielt hat.

Meine Mitschüler und Freunde fragen mich manchmal, ob sie meine Geschichten zum Lesen ausleihen dürfen. «Du wirst bestimmt einmal eine richtige Schriftstellerin», meinen sie. «Wenn dein erstes Buch herauskommt, musst du es uns unbedingt erzählen.»

Mit neun Jahren gewinne ich zum ersten Mal einen Wettbewerb des Schweizerischen Bundes für Jugendliteratur. Ich schreibe eine Geschichte zu meinem damals aktuellen Lieblingsbuch *Peter Pan* von James M. Barrie. Irgendwie passend für mich. Wie Peter Pan möchte ich nämlich niemals erwachsen werden und für immer in einem Traumland wie Nimmerland leben.

Als daraufhin mein Beitrag ausgewählt und sogar ein Buchzeichen von mir gedruckt wird, bin ich natürlich total stolz. Die vielen Schreibversuche beginnen erste Erfolge zu zeigen.

Ich weiß nicht, wann genau mir klar wird, dass ich Schriftstellerin werden möchte, aber im Laufe meiner Kindheit spüre ich immer deutlicher, dass es für mich in einer gewissen Weise gar keine Alternativen zum Schreiben gibt. Ich lebe einfach in einer Fantasiewelt, und es gibt nichts, was mich glücklicher macht, als Geschichten zu erfinden.

«Wenn ich erwachsen bin, werde ich einmal richtige Bücher für Kinder veröffentlichen», stelle ich mir zu diesem Zeitpunkt vor.

Mit elf Jahren ist meine Schreibtischschublade im Kinderzimmer bereits bis oben mit Geschichten voll. Deshalb entschließe ich mich, nun einmal ein kleines Buch zu schreiben. Ich habe die Idee zu Knirps, einem kleinen Fantasiejungen aus einer anderen Welt, der auf die Erde kommt, nach Brockdorf, und mit einem Mädchen namens Primelchen fantastische Abenteuer erlebt.

Nach zwei Jahren ist das Manuskript beendet: 100 handgeschriebene Seiten, in Schulheftpapier eingefasst. Meine Schwester wird der größte Fan von Knirps. Immer wieder muss ich ihr abends im Bett vorlesen, wie Knirps und Primelchen mit dem Sternbild des Großen Wagens durchs Weltall reisen. Wagemutig, wie ich bin, schicke ich das Manuskript sogar an einen deutschen Verlag, muss jedoch leider erfahren, dass der Verlag keine Bücher von Kindern veröffentlicht.

Doch ich lasse mich von dieser Absage nicht abschrecken, sondern schreibe fleißig weiter, immer mit dem Ziel vor Augen, bald einmal als Autorin arbeiten zu können. «Wenn ich ungefähr 19 oder 20 bin, möchte ich unbedingt professionelle Autorin sein», beschließe ich, und all meine Anstrengungen konzentrieren sich auf dieses Ziel hin. Ich bin wirklich felsenfest davon überzeugt, dass ich bereits in einigen Jahren als Autorin werde arbeiten können, und kann mir nicht vorstellen, dass irgendetwas auf dieser Welt diese Pläne durchkreuzen könnte …

Ich durchlaufe plangemäß alle Schulstufen und freue mich jeden Tag darüber, in die Schule gehen zu können. Meistens freue ich mich so sehr auf den Unterricht, dass ich schon auf dem Weg zur Schule singe. Am allermeisten freue ich mich, wenn die neuen SJW-Schülerhefte endlich eintreffen, die ich bestellen durfte. Dort stehen immer spannende Geschichten drin, etwa von den Pfahlbauern. In der vierten Klasse lernen wir, wie die Römer gelebt haben. Die Kleider, welche die Römer getragen haben, heißen «Tunika» und «Toga», erzählt unsere Lehrerin. *Coole Wörter irgendwie*, denke ich.

Mein Verhältnis zu den Mitschülern und Lehrern ist meistens gut. Ich bin ein freundliches, mitfühlendes und hilfsbereites Kind, selbstbewusst, öfters sogar vorwitzig und keck, und man muss immer aufpassen, dass ich keinen Blödsinn anstelle …

Einmal habe ich beispielsweise versucht, meiner Schwester mit einem Brei aus verschiedenfarbigen Wachskreiden die Haare zu färben. Ihre Haare waren anschließend völlig verfilzt und mussten fast abgeschnitten werden.

Ein anderes Mal habe ich Kekse mit weißer Nivea-Creme-Füllung hergestellt und sie mit dem Vermerk «Bitte nicht essen» in die Schulküche gestellt. Wie man sich vielleicht vorstellen kann, haben natürlich dennoch Leute davon gegessen.

Ein weiteres Mal habe ich meine Mitschüler dazu überredet, die Pausenglocke auf Tonband aufzunehmen und eine Viertelstunde vor Ende der Lektion abzuspielen.

Und einmal habe ich den Nachbarn ein Paket mit Kompost drin geschickt, das ich bei uns auf der Dorfpost aufgegeben habe.

Ich habe Verwandten Salz in den Kaffee geschüttet und abgewartet, wie sie wohl darauf reagieren, habe bei fremden Leuten angerufen und ihnen erzählt, dass sie zehn Rollen Klopapier gewonnen hätten.

Ich bin ein richtiges kleines Schlitzohr als Kind, und mein Kopf sprudelt über vor Ideen. Nur bestraft werde ich nie für all diese Streiche, weil ich so niedlich aussehe, dass man mir nicht böse sein kann. Und weil man auch nicht recht glauben kann, dass ich selber auf all diese dummen Ideen gekommen bin.

In der 7. Klasse wechsle ich ins Gymnasium in der Stadt. Bei einer Gelegenheit fragt mich meine Lehrerin, ob ich für die Regionalzeitung einen Artikel über die bekannte Schriftstellerin Federica de Cesco schreiben möchte, die in der Bibliothek eine Lesung halten wird. Oh ja, natürlich möchte ich das.

Die Begegnung mit der Schriftstellerin ist sehr beeindruckend. Ich darf nach der Lesung mit ihr sprechen und ihr Fragen stellen – und freue mich riesig, als mein Artikel anschließend wirklich in der Zeitung abgedruckt

wird. Ich plane, nach der 9. Gymnasialklasse das Lehrerseminar zu beginnen und anschließend Germanistik zu studieren. *Falls ich mit dem
Schreiben zu wenig Geld verdiene, habe ich dann zumindest noch eine Ausbildung als Lehrerin,* überlege ich mir. Aber die große Liebe gilt natürlich
schon dem Schreiben. Als wir im Untergymnasium einmal den anderen
Schülern unseren Wunschberuf vorstellen müssen, lese ich meinen Klassenkameraden aus meinem neuesten Buch vor. Einige ermutigen mich
daraufhin auch, den Autoren-Beruf zu ergreifen.

Abgesehen von meinem exotischen Berufswunsch lebe ich ein völlig
altersgemäßes Leben. Ich bin 14 Jahre alt; die Schule hat mich schon
mehr interessiert als zurzeit, und Gott ist gerade nicht mehr so cool.
Noch vor wenigen Jahren habe ich mein Taschengeld für das Fastenopfer
gespendet und bin am Wochenende freiwillig in den Gottesdienst gegangen – und jetzt vergesse ich sogar häufig zu beten.

Dafür beginne ich mich für Mode zu interessieren – und für Jungs.
«Habt ihr schon mitbekommen, X und Y haben sich in der Mensa geküsst?!», erzählen meine Schulkameraden. «Was, echt? Zu dumm, das
habe ich voll verpasst.»

Solche Gespräche führen wir nun fast täglich in der Schule. Morgens
sitzen wir immer zuvorderst im Schulbus und reden Nonsens. Die älte-
ren Schüler des Gymnasiums haben dann im Bus zu uns gesagt, wir seien
naives Gemüse. Das haben wir natürlich total lustig gefunden.

Ich habe zugegebenermaßen viele blödsinnige Ideen als 14-Jährige: Im
Skilager schleiche ich mich beispielsweise mit zwei Freundinnen zusammen in Pyjama und Pantoffeln nachts durch den Schnee zum Lagerhaus
der Jungs, wo wir durch ein Fenster einsteigen. Zur Strafe müssen wir
dann die nächste Nacht mit dem Sohn unseres Mathematiklehrers im
gleichen Zimmer schlafen.

Meine Freundin Bernice, die in meiner Parallelklasse ist, wird mir später einmal sagen, ich sei zu dieser Zeit wirklich ziemlich frech und vorwitzig gewesen. Vermutlich, wie ein junger Mensch halt ist, der in seinem Leben noch nie richtige Schwierigkeiten hatte, der eigentlich nur
«Erfolgserlebnisse» kennt und deshalb glaubt, dass ihm die Welt zu Füßen liegt …

Max, ein alter Klassenkamerad aus der Sekundarschule, ist ebenfalls
mit mir zusammen ins Untergymnasium gewechselt. So fahren wir jeden Tag zusammen zur Schule und manchmal auch wieder zurück. Er

wird später einmal ein erfolgreicher Schweizer Komiker und Schauspieler und hat schon zu dieser Zeit sehr komische Ideen. Es kommt immer wieder mal vor, dass wir während des Mathematikunterrichts Karten spielen, anstatt zu rechnen.

Und einmal wickelt er mich im Handarbeitsunterricht mit unzähligen Stoffen aus der Stoffrestekiste ein, die er mit Nadeln fixiert. Das Ganze soll irgendeine gewagte Kleiderkreation darstellen. «Die Stoffe gehören anschließend aber wieder in die Stoffrestekiste zurück», meint die Handarbeitslehrerin. Und ich komme daraufhin zu spät in den Sportunterricht, da Max so lange gebraucht hat, um alle Stecknadeln wieder von mir zu entfernen.

In der Landschulwoche im Herbst 1993 bleiben wir die letzte Nacht wach, Max erzählt gruselige Gespenstergeschichten und kocht Rührei mit Salami für uns, worauf uns allen schlecht wird. Entweder waren die Eier oder die Salami nicht mehr gut; das wissen wir bis heute nicht. Während der Schul-Mittagspausen fahren wir Schüler nun immer häufiger zu McDonald's und zu Pizza Hut oder ins Stadtzentrum, um in den Geschäften Kleider anzuprobieren.

Und ich versuche meine Eltern zu überreden, dass ich meine Haare rot tönen darf. Da gibt es neuerdings so eine Schaumtönung namens Expression, die immer in der Werbung gezeigt wird und die eine Schulkameradin bereits ausprobiert hat. Sie sieht, wie ich finde, toll aus damit.

«Kommt gar nicht in Frage!», sagt meine Mutter.

«Meinetwegen», meint mein Vater, «wenn es nicht zu schädlich ist.»

Und neu existiert auch eine Gesichtscreme speziell nur für Teenager, die «bebe» heißt und die ich unbedingt ausprobieren möchte. Ich erfahre das in der Zeitschrift «Brigitte – Young Miss», die ich abonniert habe. Eine Zeitschrift für junge Frauen mit Reportagen über Mode, Prominente, Kochen, Reisen und vielem anderem.

Außerdem geht mein Taschengeld seit einiger Zeit für Levis-Jeans, Schlaghosen, Schmuck, Doc-Martens-Schuhe, coole Fila-Turnschuhe und CDs drauf. Meine erste CD, die ich kaufe, ist eine «Best of Rock'n'Roll»-Compilation. (Ich habe sie übrigens heute noch.)

Und in meinem Tagebuch häufen sich die Einträge zu Jungs: «Ich bin in M. verliebt. Er geht in meine Parallelklasse und ist ja sooo cool! Gestern waren wir in Bern im Kino; er hat mich kürzlich nach der Pause bei der Schulzimmertür abgefangen und mich gefragt, ob wir zusammen hingehen wollen. Ich war total nervös während des Films, konnte mich keinen Zentimeter bewegen und habe kein einziges Wort herausgebracht. Ihm ging es gleich. Er trug sogar einen Rollkragenpullover im Kino, obwohl es Sommer war, und hat die ganze Zeit geschwitzt.»

Einige Monate später dann: «M. finde ich inzwischen nicht mehr toll. Ich habe jemand anderen kennen gelernt, der mir viel besser gefällt. Er heißt C., und ich habe ihn im Frühling beim Jugendmusikwettbewerb getroffen, wo er vorgespielt hat. Er kann extrem gut Klavier spielen. Und als ich seine blonden Haare gesehen habe, war ich hin und weg. Jungs mit blonden Haaren sind sowieso das Beste. Leider spricht er nur Französisch, denn er kommt aus der Romandie, dem frankophonen Teil der Schweiz. Aber vorwitzig, wie ich bin, habe ich ihn einfach angesprochen: ‹Bonjour, qui es tu? Moi, je suis Claudia. – Guten Tag, wer bist du? Ich bin Claudia.› Seither schreibt er mir jeden Monat mindestens einen Brief; aus den Sommerferien hat er mir schon zwei Postkarten geschickt – eine aus Dijon und eine aus Paris. Er hat mir sogar in die Landschulwoche geschrieben – das gab vielleicht ein schönes Theater, als seine Karte den Jungs aus meiner Klasse in die Hände gefallen ist ... Und ich versuche ihm immer zu antworten, so gut ich es schaffe. Mit Hilfe des Französisch-Fremdwörterbuchs natürlich. Ich freue mich total, ihn bald wiederzusehen, denn er hat mich zu seinem nächsten Konzert eingeladen.»

Das ist das Erfreuliche momentan. Weniger erfreulich sind die Diskussionen, die ich mit meiner Mutter bezüglich Discobesuch habe. Meine Schulfreunde möchten mich ins Bierhübeli, eine Disco in der Stadt, mitnehmen.

«Das kannst du vergessen, mit 14 auf eine Party zu gehen, bei der man erst mit 16 reindarf», meint meine Mutter resolut.

Und heimlich, wie das meine Freunde tun, will ich nicht gehen, ich möchte meine Eltern nämlich nicht anlügen. Wenigstens darf ich zu den Privatpartys gehen, die von den Mitschülern organisiert werden. Und meine Schwester, die inzwischen elf Jahre alt ist, veranstaltet in der letzten Zeit immer wieder mal Michael-Jackson-Partys bei uns zu Hause.

Das bedeutet, sie lädt ihre Schulfreunde ein, und dann tanzen sie bei uns im Wohnzimmer die ganze Zeit lang nur zu Michael-Jackson-Musik, spielen mehrmals hintereinander die «Black or White»-CD ab. Und manchmal mache ich sogar auch mit. Mein Leben ist also zum jetzigen

Zeitpunkt wirklich schön und sorgenfrei, und ich kann mir nicht vorstellen, dass sich das irgendwie ändern könnte.

Ich rechne nicht im Geringsten mit den schicksalshaften Ereignissen, die in Kürze eintreffen und mein bisheriges Leben komplett verändern werden ...

3. Der Unfall

Dezember 1993

Was für ein Schreck! Heute Morgen bin ich auf dem Weg zum Bahnhof auf dem Zebrastreifen von einem Auto angefahren worden! Wir hätten in der Schule eine Französischarbeit schreiben sollen, nun liege ich stattdessen im Krankenhaus.

Als ich über den Fußgängerstreifen gehen will, ist weit und breit nichts zu sehen. Langsam – da die Straße voller Schnee ist – überquere ich den Streifen. Das Auto, das nun soeben um die Kurve biegt, sehe ich nicht kommen, weil ich dick in meine Kapuze eingehüllt bin.

Der Autofahrer sieht mich zwar, wie er im Nachhinein berichtet, versäumt es jedoch, vor dem Fußgängerübergang zu bremsen, und erfasst mich seitlich. Es geht alles total schnell, ich nehme nur noch ein paar Vorderlichter und eine silbergraue Karosserie wahr. Ich kann mich nicht einmal mehr daran erinnern, dass es wehgetan hätte.

Durch den Aufprall werde ich einige Meter durch die Luft auf die andere Straßenseite geschleudert. Als ich zu mir komme, liege ich am Boden. *Ist mein Genick gebrochen?*, ist mein erster Gedanke. *Ich lebe noch, dann eher nicht*, vermute ich.

In diesem Moment kommen auch schon der Autofahrer und seine zwei Mitfahrerinnen gelaufen. Sie sind total erschrocken. «Bist du verletzt?», fragen sie mich. «Spürst du deine Beine noch?»

Ich bin ganz verdattert und bringe keinen Ton heraus. Der Autofahrer entpuppt sich zufällig als Mitarbeiter des örtlichen Krankenhauses und lädt mich sofort ins Auto ein, um mich in die Notfallaufnahme zu bringen. Meine Eltern werden unmittelbar darauf verständigt.

Meine Mutter bricht vor Schreck fast in Tränen aus – sie glaubt erst, dass es sich um meine Schwester handeln muss, da diese immer so schnell durchs Dorf fährt, beruhigt sich aber, als sie erfährt, dass ich nicht lebensgefährlich verletzt bin. Augenblicklich macht sie sich auf den Weg ins Krankenhaus.

Ich habe großes Glück im Unglück, denn der Autofahrer fuhr seitlich in meine dick bepackte Schultasche, was den Zusammenstoß etwas gedämpft und die lebenswichtigen inneren Organe geschützt hat. Mit einer Gehirnerschütterung, Prellungen und einem verdrehten Fußgelenk werde ich noch am gleichen Tag aus dem Krankenhaus entlassen.

Bis Weihnachten bleibe ich zu Hause und finde es sogar toll, mit Krücken herumzulaufen. Es ist das erste Mal in meinem Leben, dass ich Krücken habe, denn ich war noch nie zuvor verletzt.

Was für ein Glück, dass bei diesem Unfall nichts Schlimmeres geschehen ist, denke ich. Ja, was für ein Glück … Zu diesem Zeitpunkt weiß ich noch nicht, was in den nächsten 20 Jahren alles auf mich zukommen wird. Ich bin sicher, wenn ich das zu der Zeit schon gewusst hätte, hätte ich mir gewünscht, bei diesem Verkehrsunfall gestorben zu sein …

Nach den Weihnachtsferien im Januar gehe ich wieder zur Schule. An einem Montag – bei uns nennt man das Kinomontag, weil man da günstiger ins Kino kann – gehe ich nach dem Unterricht mit einer Schulfreundin in der Stadt einen Film anschauen.

Plötzlich spüre ich während des Films ein merkwürdiges Stechen auf der Brust, direkt über der Herzgegend. Ich hatte genau das gleiche Stechen schon einige Male in den Jahren zuvor. Doch diesmal hört es nicht mehr auf, sondern geht kontinuierlich weiter. *Was ist denn jetzt los?*, wundere ich mich. Mir wird schwindlig, ich fühle mich ganz kribbelig, weiß gar nicht, wie mir geschieht.

«Ich muss dringend aufs Klo», platzt es aus mir heraus, und ich verlasse den Kinosaal fluchtartig. Fast eine halbe Stunde bleibe ich auf der Kinotoilette und versuche mich zu beruhigen. Das Stechen hat immer noch nicht aufgehört, und nun zieht es auch im linken Arm. *Das ist bestimmt ein Herzinfarkt,* schießt es mir durch den Kopf.

Der Nachbar meiner Cousins ist mit zwölf Jahren beim Fußballspielen an Herzversagen gestorben, und daran muss ich jetzt denken. Ich habe sowieso große Angst vor dem Tod und schiebe jeglichen Gedanken daran weit von mir weg. Ich mag den Tod nicht, weil er für mich das Ende von allem bedeutet, was schön und toll ist.

Und ich habe Angst vor dem, was nachher kommen könnte, weil ich es mir nicht genau vorstellen kann. Ich liebe das Leben und freue mich jeden Tag, hier zu sein. Die Tatsache, einmal sterben zu müssen, ignoriere ich deshalb so gut wie möglich. Und jetzt verspüre ich auf einmal Angst.

Ach was, beruhige ich mich daraufhin selber, *das ist bestimmt nichts Schlimmes. In deinem Alter kannst du gar keinen Herzinfarkt haben.* Aber ein vages, unbewusstes Gefühl sagt mir, dass etwas gar nicht gut ist …

«Du warst aber ganz schön lange weg», meint meine Schulfreundin, als ich endlich wieder zurück bin. «Der Film ist ja schon fast fertig.»

Zwei Wochen später befinde ich mich im Zug nach Hause. Es ist ein Donnerstagnachmittag, wir hatten lange Schule, zwei Lektionen Biologieunterricht zum Schluss. Ich sitze lesend im Abteil, als urplötzlich, ganz ohne Vorwarnung, mein Herz zu rasen beginnt. *Oh Gott, es ist also doch was mit meinem Herz, ich hab's gewusst!* Ich fühle mich schrecklich und glaube, dass es jetzt fertig ist mit meinem Leben und ich gleich tot zusammenbreche.

Bitte, Gott, ich möchte noch nicht sterben, ich bin noch so jung. Aber wenn es jetzt Zeit ist, zu gehen, dann gehe ich. Ich bin fast erstaunt, mit welcher Ruhe dieser Gedanke über mich kommt, denn ich habe wirklich große Angst vor dem Tod. Aber ich breche nicht zusammen, mein Herz rast stattdessen unaufhörlich weiter. Und ich kann nicht mal aussteigen und Hilfe holen, ich befinde mich in einem Direktzug ohne Zwischenhalt.

Panikartig öffne ich das Zugfenster. Am liebsten möchte ich rausspringen.

«Mach das Fenster zu!», schnauzt mich die Frau auf dem Platz gegenüber an. «Geht's dir noch gut? Ist ja Winter, es zieht total.»

«Ich … mir … mir ist schlecht», stottere ich. «Ich glaube, ich werde ohnmächtig. Bitte helfen Sie mir.»

Die Frau starrt mich nur verständnislos an und schließt das Fenster wieder.

Mir wird gelb vor Augen, kleine gelbe Flecken, die vor den Augen hin und her tanzen. Notgedrungen lege ich mich in den Korridor des Zuges. Mein Herz rast immer noch, die zehn Minuten Zugfahrt nach Hause kommen mir wie eine Ewigkeit vor. Als der Zug in den Bahnhof unseres Dorfes einfährt, hat sich mein Herzschlag wieder etwas normalisiert.

Ich fühle mich aber noch ganz schwindlig, und als ich bei unserem

Haus ankomme, informiere ich sofort meine Eltern über das, was im Zug vorgefallen ist. Meine Mutter ist extrem beunruhigt und ruft gleich den Hausarzt an.

Bei der nachfolgenden Untersuchung meint der Arzt, es wäre alles bestens, mir seien wohl die Nerven etwas durchgegangen. Er verschreibt mir Magnesium, das mir sogar guttut. Und meiner Mutter gibt er den Ratschlag, sich keine allzu großen Sorgen zu machen, falls wieder so etwas geschehe.

Und solche Dinge geschehen in den nächsten Wochen und Monaten immer öfter. Den nächsten Herzanfall bekomme ich im Februar in den Bergen im Schneeschuhwanderlager der Schule. Außerdem fühle ich mich zunehmend erschöpfter, ich bekomme immer wieder Fieber, schlafe nach der Schule häufig fünf Stunden am Stück und schwitze meine Kleidung völlig durch. Vor kurzem bin ich in der wöchentlichen Reitstunde fast vom Pferd gefallen, weil mich die Sonne so total kaputt gemacht hat. Ich habe keine Ahnung, weshalb, aber ich scheine plötzlich die Sonne überhaupt nicht mehr zu vertragen. Ich habe mich so schwach gefühlt, dass ich die Zügel kaum mehr in der Hand halten konnte. Außerdem plagt mich seit einiger Zeit enormer Durst, und ich fühle mich innerlich ständig zittrig.

Es gibt Tage, an denen geht es mir wieder besser, aber diese Tage werden immer seltener. Dafür bekomme ich weitere Beschwerden wie Durchfall sowie Muskel- und Gelenkschmerzen. In der Schule hat es sich herumgesprochen, dass ich im Schneeschuhwanderlager einen Herzanfall hatte. Die Mitschüler fragen mich deshalb, ob ich nicht einmal während des Biologieunterrichts einen Anfall haben könnte, damit der langweilige Unterricht frühzeitig fertig wäre.

Und ich finde diese Idee sogar selber lustig. Ich bin ja ein kleines Schlitzohr und habe häufig dumme Einfälle. Vor kurzem musste ich nachsitzen, weil ich einer Stellvertreterin der Parallelklasse durchsichtigen Leim auf den Lehrerstuhl gestrichen habe. «Wie kann man bloß auf so eine Idee kommen, Claudia?!», rügte mich meine Klassenlehrerin anschließend bei einem ernsthaften Gespräch. Ich gebe zu, das war nicht clever von mir, aber ich bin noch jung und überlege häufig nicht, was ich tue.

Meine Persönlichkeit ist sehr sorglos und unbekümmert, und ich stolpere etwas blauäugig durch die Welt. Das ist aber auch nicht weiter erstaunlich, denn mein Leben verläuft unkompliziert, wir haben es schön zu Hause, es wird für alles gesorgt, und ich darf in meiner Freizeit so viel lesen und schreiben, wie ich möchte. Meine Mutter kümmert sich darum, dass immer alles reibungslos funktioniert. Und in der Schule habe ich auch keine Probleme, ich komme mit dem Stoff bestens zurecht.

Doch in diesen Wochen frage ich mich, was wohl los ist. Dass mit meiner Gesundheit etwas nicht stimmt, ist mir inzwischen auch klar. Der Hausarzt kann jedoch nichts finden und meint, ich sei völlig gesund. *Vielleicht sollte ich mir einfach nicht zu große Sorgen machen*, versuche ich mich zu beruhigen. *Bestimmt wird bald wieder alles von selber gut sein.*

4. Das Schicksal nimmt seinen Lauf

Mai 1994

Seit dem ersten Auftreten der körperlichen Beschwerden vor vier Monaten hat sich mein Gesundheitszustand dermaßen drastisch verschlechtert, dass ich gezwungenermaßen die Schule abbrechen musste. Ich bin nun genau 15½ Jahre alt und besuche zuletzt die 8. Klasse des Untergymnasiums.

Vom einst fröhlichen, optimistischen Mädchen mit dem reizenden Lächeln ist kaum mehr etwas zu sehen: Ich war schon immer schlank, doch nun habe ich enorm an Gewicht verloren und wiege gerade mal noch 30 kg bei einer Größe von 1,55 m. Die wochenlangen Durchfälle haben mich extrem ausgezehrt. Mein Teint ist ständig kreidefahl, und die Leute starren mich mitleidig an, wenn sie mich auf der Straße sehen.

Ich nehme die Blicke wahr, doch irgendwie stören sie mich nicht mehr groß. Denn ich fühle mich inzwischen körperlich so schlecht, dass ich nur noch daran denke, wie ich den Tag überstehe. Ohne zu starke Schmerzen, ohne Zusammenbrüche oder Herzanfälle. Ich bin immer dankbar, wenn ein Tag ohne allzu schlimme Zwischenfälle zu Ende geht.

Ich fühle mich so erschöpft, dass ich kaum noch gehen kann. Mein chronisches Fiebergefühl lässt mich die Welt sowieso nur noch wie in Trance, wie durch einen Schleier wahrnehmen. Ich fühle mich ständig, als ob ich 40 Grad Fieber hätte. Es klingt unglaublich, ist aber so. Mein

Kopf brennt, mein Körper glüht. Die Schmerzen pochen in den Schläfen und hinter der Stirn.

Mein Körper fühlt sich merkwürdig an. So, als ob der Kopf vom Rest des Körpers abgetrennt wäre. Ich habe seltsame Sinneseindrücke. Die Tage haben in meiner Wahrnehmung plötzlich unterschiedliche Stimmungen oder gar Farben. Ich bin psychisch völlig gesund, und diese Wahrnehmungen machen mir Angst, denn ich spüre, dass sie nicht meine sind, nicht zu mir gehören. Dennoch empfinde ich sie auf diese Weise. Es fühlt sich wie ein totaler Kontrollverlust an. Wenn ich überhaupt mal schlafen kann, habe ich horrormäßige Alpträume. Ich träume, dass ich in einem Sarg eingeschlossen bin und lebendig verbrannt werde. Oder ich sehe mich selber im Traum als Skelett.

Schlimm sind auch die wechselnden körperlichen Zustände. Im einen Moment fühle ich mich, als würde ich gleich zusammenbrechen und sterben; im nächsten Moment ist es wieder erträglich. Wie in Wellen wechseln sich diese Zustände alle paar Minuten ab, den ganzen Tag lang.

Meine Augenbindehaut ist entzündet. Ich kann die Helligkeit draußen nicht mehr ertragen, habe Probleme beim Sehen. Alles scheint ganz weit weg zu sein. Ich kann kaum mehr lesen, denn die Buchstaben rücken in weite Ferne, sobald ich einen Text anschaue.

Seit einem Monat habe ich auch starke Gleichgewichtsstörungen. Es fühlt sich seltsam an, so als würde mich etwas immer wieder auf die linke Seite hinunterziehen. Besonders unangenehm ist es vor dem Einschlafen, im Dunkeln. Ich habe dann stundenlang das Gefühl, als würde ich im Bett nach links kippen.

Mein Ruhepuls liegt bei 120 Schlägen pro Minute. Tag und Nacht höre ich mein Herz pochen, wie eine laute Maschine. Es ist so unerträglich, dass ich oftmals die ganze Nacht lang nicht einschlafen kann. Der ständige Druck auf der Brust ist unangenehm und macht mir Mühe beim Atmen.

Nicht nur beim Einatmen, auch beim Ausatmen habe ich Schmerzen in den Lungen und im ganzen Brustkorb. Jeder Atemzug wird zur Qual, und immer wieder setzt zudem die Atmung für Augenblicke aus. Manchmal, wenn ich es schaffe, dennoch zu schlafen, erwache ich sogar nachts, bekomme keine Luft mehr und denke, ich ersticke. Es verängstigt mich zutiefst. Während eines Gottesdienstes in unserer Pfarrei bekomme ich sogar einmal einen Erstickungsanfall wegen des Weihrauchs in der

Kirche. Die Predigt anzuhören ermüdet mich dermaßen, dass ich auf der Kirchenbank vornüberkippe.

Ich kann kaum mehr essen, denn ich habe Störungen beim Schlucken, mein Rachen brennt, und mein Magen schmerzt extrem. Dazu der andauernde Durchfall, die schmerzhaften Bauchkrämpfe, unter denen ich mich elend zusammenkrümme. Zucker kann ich übrigens gar nicht mehr essen. Ich zittere am ganzen Körper, sobald ich Zucker zu mir nehme. An Ostern habe ich einige Stunden lang ohne Pause gezittert, nachdem ich zwei Schokoladenhasen gegessen habe. Ich vertrage weder Sonne noch sonstige Hitze mehr. Bereits von einem warmen Bad werde ich fast ohnmächtig.

Die Muskel-, Nerven-, Knochen- und Gelenkschmerzen sind inzwischen so stark, dass auch starke Medikamente die Schmerzen nur noch dämpfen können. Ich zähle nicht mehr, wie viele Tabletten ich schlucke. Immer wieder kommt es vor, dass ich einen Augenblick lang ohnmächtig werde, weil die Schmerzen so enorm sind.

Als die Schmerzen in einer Nacht ganz unerträglich werden, muss ich an Jesus denken, wie er am Kreuz hängt, wie er leidet und zu Gott ruft: «Mein Gott, warum hast du mich verlassen?» In diesem Moment versuche ich tapfer zu sein. *Jesus*, denke ich für mich, *du musstest auch ganz schlimme Schmerzen erleiden. Wenn du das konntest, dann schaffe ich das auch.* Auf unerklärliche Weise gibt mir dieser Gedanke Kraft.

Das Schlimmste jedoch sind die wiederkehrenden schweren Herzanfälle. Drei Monate ist es her, seit ich den ersten erlebt habe, und immer noch empfinde ich jedes Mal Todesangst dabei. Blanke, pure Todesangst. Es ist immer dasselbe Szenario, wenn sich ein Herzanfall ankündigt. Erst werde ich nervös und unruhig, beginne hin und her zu laufen, möchte am liebsten aus dem Fenster springen.

Dann setzt das Herzrasen ein. Schnell und heftig. 160 Schläge pro Minute. Zwei Stunden lang nonstop. Meine Muskeln verkrampfen sich, ich beginne am ganzen Körper zu zittern. Und fühle mich, als müsste ich sterben. Ich weine, weine, weine. Aus Angst, Verzweiflung und Erschöpfung.

Oft beginnen die Herzanfälle auch während des Schlafes. Dann rufe ich im Schlaf um Hilfe. «Hilfe, Mami!» Oder: «Hilfe, Papi!» Erstaunlicherweise scheint mein Unterbewusstsein zu wissen, wer sich gerade in meiner Nähe befindet, denn ich rufe immer die Person zu Hilfe, die in diesem Moment gerade da ist.

Meine Mutter schreckt jedes Mal auf, wenn sie mich rufen hört, und kommt in mein Zimmer geeilt, um mich ganz fest zu halten. Sowieso schläft sie kaum noch, seit es mir so schlecht geht. Tag und Nacht muss sie sich um mich kümmern wie um ein kleines Kind, denn ich kann praktisch nichts mehr selber machen. Ich denke oft, es ist unglaublich, was eine Mutter nicht alles für ein Kind tut, das sie liebt und für das sie sich ein gutes Leben wünscht.

Doch die Sorge um mich kann sie nicht verstecken. Sie ist ein sehr sensibler Mensch und hat die Fähigkeit, die Schmerzen anderer Menschen wahrzunehmen, als wären es ihre eigenen. Ich spüre deshalb, dass sie unheimlich mitleidet, und möchte ihr doch jeglichen Kummer ersparen. Seit dem Beginn der Wechseljahre geht es ihr selber nicht gut, was sie in diesem Moment auf die Seite zu schieben versucht, um mich zu pflegen.

Meine Mutter unternimmt wirklich alles, was in ihren Kräften steht. Doch irgendwann ist sie am Ende, und diesen Monat ist der Punkt erreicht: Sie erleidet einen Nervenzusammenbruch. Sie sitzt auf der Terrasse draußen vor unserem Haus. Ich liege im Bett oben und höre, wie sie herzzerreißend weint: «Ich schaffe es nicht mehr», schluchzt sie immer und immer wieder. «Ich schaffe es einfach nicht mehr, ich habe keine Kraft mehr. Keine Kraft mehr.»

Mein Vater ist bei ihr und versucht sie zu beruhigen.

Sie wird noch unzählige weitere Jahre durchhalten. Das weiß sie zu diesem Zeitpunkt noch nicht. Vielleicht ist es besser so …

Und ich bete in diesem Moment. Mit einer kindlichen Naivität, wie sie für mein Alter normal ist: «Lieber Gott, bitte mach mich bald wieder ganz gesund! Damit ich wieder zur Schule gehen und meine Mutter wieder glücklich sein kann. Ich bitte dich ganz fest darum, mach, dass alles wieder gut wird! Danke, lieber Gott!»

Erstaunlicherweise habe ich – trotz meines schlimmen Zustandes – noch viel Hoffnung, dass schon bald alles wieder gut sein wird. Mein Vater besitzt ein Buch des amerikanischen Pfarrers Norman Vincent Peale, das *Die Kraft positiven Denkens* heißt. Dieses Buch habe ich mit zwölf Jahren schon einmal gelesen, und seit ich so krank bin, denke ich sehr häufig an das, was in diesem Buch steht.

«Glaube – und werde gesund», heißt ein Kapitel. «Es gibt nichts in der Welt, das nicht durch positives Denken und Vertrauen in Gott überwunden werden könnte», schreibt der Autor. Und: «Der Glaube ist ein macht-voller Faktor bei der Überwindung von Krankheiten und bei der Wieder-herstellung der Gesundheit. Glaube und Vertrauen können Berge verset-zen. Die biblische Lehre gipfelt in der Erkenntnis: ‹Alles ist möglich dem, der glaubt› (Markus 9,23). ‹Euch geschehe nach eurem Glauben› (Mat-thäus 9,29). ‹Wenn ihr Glauben habt … wird euch nichts unmöglich sein› (Matthäus 17,21).»

«Wenn es in der Bibel steht, wird es bestimmt nicht falsch sein», sage ich mir. Als Kind besitze ich noch nicht die Fähigkeit, Gelesenes zu diffe-renzieren und zu hinterfragen. Ich glaube einfach alles, was ich lese. Spä-ter werde ich die Gedanken in diesem Buch kritischer betrachten. Aber zu diesem Zeitpunkt glaube ich, was darin steht.

Und so versuche ich mir jede Nacht, sobald ich im Bett bin, vorzustel-len, dass Gott mich wieder vollständig gesund machen wird, dass die göttliche Heilkraft meinen Körper durchströmt und vor schlimmen Fol-gen bewahrt – so wie das im Buch beschrieben ist. Manchmal frage ich mich, ob mein kindlich naiver Glaube, mit dem ich an diese Thesen glau-be, letztlich nicht sogar ein Glück ist …

Ich höre später nämlich immer wieder, «dass es eigentlich ein Wunder ist, dass sich mein Körper trotz dieser schweren, langen Krankheit in ei-nem solch guten Zustand befindet».

Zu diesem Zeitpunkt bin ich so erfüllt von dieser Hoffnung, dass Gott mich wieder gesund machen wird, dass ich fast schon Freude darüber verspüre.

Genau dies erzähle ich auch Daniel, dem Sohn von Bekannten, bei de-nen ich im Mai eine Woche lang bleiben kann, damit meine Eltern etwas entlastet sind. Ich kenne ihn sehr gut, denn ich war mit zwölf schwer in ihn verliebt und bin damals nach der Schule oftmals zu ihm nach Hause gegangen, um in seinem Zimmer zu sitzen, Roxette oder Sinéad O'Con nor zu hören und zu diskutieren.

Und nun sind wir beide 15 Jahre alt. Er hat seit kurzem eine seltene Form von Knochenkrebs, und ich bin auch krank; es weiß nur noch nie-mand, was mir eigentlich fehlt.

«Weißt du», sage ich zu ihm, «man muss nur ganz fest daran glauben und sich immer wieder vorstellen, dass man völlig gesund wird, dann wird Gott einen wieder gesund machen.» (Dieser Junge wird übrigens auch wieder gesund werden und den Krebs überwinden. Kürzlich habe ich erfahren, dass er geheiratet hat und Vater geworden ist.)

Doch anscheinend bin ich die Einzige in der Familie, die wirklich Hoffnung hat. Denn auch meiner Schwester geht es nicht gut. Sie ist zwölf Jahre alt und zu diesem Zeitpunkt in der 5. Klasse. Sie weint in der letzten Zeit häufig, denn sie hat Angst, dass ich sterben muss. Wir beide hängen seit früher Kindheit sehr aneinander; ich bin ihr großes Vorbild, zu dem sie immer aufgeschaut hat.

Den Gedanken, dass sie mich verlieren könnte, kann sie kaum ertragen. In der Schule wird sie außerdem seit Anfang des Schuljahres von aggressiven Mitschülern gemobbt. Sie reagiert deshalb häufig gereizt, weil sie mit der ganzen Situation überhaupt nicht umgehen kann.

Meine Eltern haben kaum noch Zeit für sie, weil ich zu einem völligen Pflegefall geworden bin, und so frisst sie ihren Kummer und ihre Schwierigkeiten still in sich hinein.

In den letzten Wochen in der Schule haben wir im Unterricht Drogen und HIV durchgenommen. Irgendwie fasziniert mich dieses Thema, weil es so ein enormer Gegensatz zu der heilen Welt ist, aus der ich stamme. Wir haben uns in der Schule den Film «Wir Kinder vom Bahnhof Zoo» angeschaut, und das Buch dazu habe ich auch gelesen.

Schockierend, wie ein junger Mensch mit einem normalen Leben innerhalb von kürzester Zeit völlig abstürzen und in einen absolut elenden Zustand geraten kann, denke ich. Ich weiß nicht, ob es Ironie des Schicksals ist, dass ich selber nur wenig später ebenfalls in einen totalen Alptraum gerate …

Ich nahm auch andere Bücher zu diesen Themen nach Hause zum Lesen mit. Und nun merke ich eines Tages, dass ich noch ein Buch über HIV zu Hause habe, das ich der Klassenlehrerin zurückgeben sollte. Ich blättere das Buch nochmals rasch durch – und da fällt mein Blick zufällig auf die Symptomliste von HIV.

Oh mein Gott, mein Gott!, denke ich und breche plötzlich in Panik aus. *Ich hab ja die genau gleichen Symptome, sogar diese merkwürdige Lichtempfindlichkeit. Was für eine Katastrophe, ich habe bestimmt Aids!* Bei uns auf dem Schulgelände lagen zu dieser Zeit immer wieder gebrauchte Spritzen von Drogenabhängigen herum. Wir mussten extrem aufpassen, wo wir durchgehen.

HIV ist damals anfangs der 90er-Jahre allgegenwärtig in den Medien, und in Bern sind zu dieser Zeit überall Drogenabhängige anzutreffen, die ihren Abfall liegen lassen.

Ganz schlimm ist es vor der Kirche, wo mein Vater arbeitet, weil sich dort der Drogenstrich befindet. Ich sammle seit einiger Zeit Telefonkarten, und einmal habe ich in der Telefonkabine vor der Kirche eine Karte für meine Sammlung gefunden; dabei habe ich voll in eine gebrauchte Spritze hineingegriffen. Vielleicht habe ich mich aber auch unbemerkt irgendwo an einer Spritze angesteckt ... Ich habe in diesem Augenblick solche Angst, dass ich keinen klaren Gedanken mehr fassen kann.

Meine Mutter beruhigt mich zum Glück und erklärt mir, dass ich mich nirgendwo mit Aids angesteckt haben könne. Das sehe ich dann auch ein. Aber von diesem Zeitpunkt an stelle ich mir vor, dass ich vielleicht irgendeine Infektion haben könnte, weil meine Symptome so ähnlich sind wie bei der HIV-Infektion und ich mich ständig so fiebrig fühle.

Ich spreche meinen Hausarzt beim nächsten Besuch sogar darauf an, aber er nimmt den Hinweis nicht genügend ernst. Und so friste ich meine Tage gegen Ende des Monats Mai in einem Schaukelstuhl im Wohnzimmer und warte. Bis der Tag vorüber ist. Bis es mir vielleicht wieder besser geht.

Meine Mutter ist äußerst beunruhigt, denn sie hat vor kurzem ganz deutlich geträumt, dass ich eine heimtückische Krankheit habe; aber bisher konnte der Arzt keine Ursache finden, geschweige denn eine Diagnose stellen. Da niemand eine Ahnung hat, was mir fehlt, beginnen wir, mit entgiftender Kohlsalbe zu behandeln, worauf ich ganze Nächte komplett durchschwitze.

Meine Mutter besitzt aus privatem Interesse verschiedenste Medizin- und Naturheilkundebücher. Sie hat deshalb ein bisschen Ahnung und überprüft mögliche Behandlungen genau. Ihr Vater war zudem früher Chemiker und kann uns über Wirkstoffe und Medikamente Auskunft geben. «Niemals etwas ausprobieren, das gefährlich oder fragwürdig ist, keine Medikamente mit gravierenden Nebenwirkungen schlucken», ist unsere Einstellung. Was mich während der Krankheit glücklicherweise davor bewahrt, durch irgendwelche dubiosen Behandlungen, Mittel oder Operationen ernsthaften Schaden zu erleiden.

Der Hausarzt ist momentan immer noch ratlos, was mir fehlt. Er kennt mich schon seit vielen Jahren. Kurz nachdem wir nach Bern gezogen sind, sind wir im Wald zum ersten Mal von Zecken gestochen worden, am vorherigen Wohnort hatten wir nie Zecken. Da war ich sieben, acht Jahre alt. Aber jetzt beim Arzt kommt mir das nicht in den Sinn.

Bis auf eine unerklärliche Grippe mit Kniegelenk- und Hüftgelenkentzündungen im Alter von acht Jahren – die der Spezialist später als erstes Anzeichen der Borreliose-Krankheit deuten wird – war ich in meiner Kindheit praktisch nie krank. Obwohl sich, im Nachhinein betrachtet, die ersten Anzeichen der Borreliose-Erkrankung über die Jahre gehäuft haben, auch wenn ich mich noch gesund gefühlt habe.

«Seltsam», hat unser Hausarzt damals gemeint, «das scheint mir keine richtige Grippe zu sein.» Er hat irgendeinen unbekannten Virus vermutet und mich zur Untersuchung nach Bern zu einem Kinderarzt geschickt, aber bei der folgenden Blutuntersuchung ist nichts gefunden worden. Und die Entzündungen sind daraufhin von selbst wieder verschwunden. Ab dem Alter von etwa neun Jahren hatte ich – scheinbar grundlos – immer weniger Appetit, hab mich immer ein wenig schwächer gefühlt.

Mit elf Jahren ist zum ersten Mal ein Stechen in der Brust aufgetreten sowie ein Klemmegefühl zwischen den Rippen plus weitere Schmerzen im Brustkorb. Im Skilager habe ich zu dieser Zeit erstmals einen Schwächeanfall mit Schwindel erlitten. Mit 13 Jahren habe ich Augenbindehautentzündungen bekommen, die nicht mehr verschwunden sind. Ich hatte plötzlich Sehprobleme; es wurde eine Kinderweitsichtigkeit diagnostiziert, aber die daraufhin erstellte Brille hat dennoch nicht wirklich geholfen. Auf einmal hatte ich auch einen ganz hartnäckigen Reizhusten, der von da an nicht mehr wegging. Mit 14 Jahren folgten dann Episoden von mehrwöchigem Durchfall, Schwindelanfällen und enormen Kopfschmerzen. Aber zwischendurch war ich völlig gesund.

Und für all die momentanen körperlichen Beschwerden kann der Hausarzt keine körperlichen Ursachen finden und überweist mich deshalb nun zum Psychiater. Mir geht es körperlich sehr schlecht während dieser psychiatrischen Abklärung, starke Bauchkrämpfe plagen mich an diesem Tag. Ich muss während der Sitzung mehrere Male fluchtartig aufs Klo rennen und entschuldige mich damit, dass ich schweren Durchfall hätte.

Jeder, der schon mal Durchfall und Bauchkrämpfe hatte, weiß, wie schwierig es ist, in diesem Zustand etwas zu tun. Wenn man nun nicht nur Durchfall und Bauchkrämpfe, sondern auch noch unzählige andere unangenehme Beschwerden hat, ist man eigentlich praktisch handlungsunfähig. Man möchte sich nur noch hinlegen, zusammenkrümmen und schlafen.

Jede Tätigkeit bedeutet in diesem Zustand eine übermenschliche Anstrengung. Ich reiße mich bis zum Äußersten zusammen, um gegen außen doch noch einigermaßen zu funktionieren. Und so versuche ich auch, so gut wie möglich die Fragen des Psychiaters zu beantworten.

«Dieses Mädchen ist psychisch ganz gesund», schreibt er nach der Abklärung. «Es zeigt psychisch normale Verhaltensweisen und ist in der Lage, Fragen klar und vernünftig zu beantworten. Weitere Therapiesitzungen sind überflüssig. Hinter den Beschwerden scheinen andere Grunde zu stecken.»

Doch immer noch ist nicht klar, was mir denn nun fehlt. Wieder sind meine Eltern auf sich allein gestellt. Meine Mutter, die vor kurzem einen Nervenzusammenbruch erlitten hat, will nicht mehr so weitermachen. Auf ihr Bitten hin stellt der Psychiater eine Überweisung in eine Kinderklinik in den Bergen aus, damit ich mich etwas erholen könne. Ein kleiner Hoffnungsschimmer am dunklen Horizont?

5. Die Schwester der Autorin erzählt

Wenn ich mich an Claudi zurückerinnere, wie sie als Kind war, kommen mir verschiedene Eigenschaften in den Sinn: Still, lieb, introvertiert, verträumt.

Sie konnte aber auch ganz schön zickig und frech sein und mich mit ihren Sprüchen ganz wütend machen.

Ich wollte immer gerne mit ihr spielen, sie hat jedoch nie richtig mitgemacht. War abwesend oder in irgendetwas vertieft. Manchmal hat mich das schon traurig gemacht. Sie hat mir dann gesagt: «Einverstanden, ich helfe beim Spielen», hat dann aber teilnahmslos danebengesessen und wieder in irgendeinem Buch geblättert.

Wir waren halt grundverschieden: Ich war den ganzen Tag draußen spielen, sie war drinnen und las oder schrieb.

Dennoch hatten wir immer ein sehr gutes Verhältnis. Sie hat mir ständig Dinge gebastelt und super kreative Geburtstagsgeschenke gemacht, was ich sehr geliebt habe.

Ich habe lange Zeit zu ihr aufgeschaut und mich sicher gefühlt, wenn sie dabei war (in Ferienlagern z. B. oder mit fremden Kindern zusammen). Sie hatte nie Probleme, Kontakte zu knüpfen, und ich konnte deshalb von ihr profitieren. Wenn ich alleine war, war ich schüchtern, mit ihr zusammen nicht.

Dass meine Schwester ernsthaft krank ist, habe ich dann realisiert, als sie im Sommer 1994 in die Kinderklinik nach Davos eingewiesen wurde. In der Nacht vor ihrer Abreise habe ich in meinem Bett geweint. Ich habe gedacht, dass sie sterben muss und ich sie nie mehr sehe. Habe mir gewünscht, ich hätte diese Krankheit und nicht sie. Ich würde es mehr verdienen, könnte es besser ertragen. Im Nachhinein muss ich eingestehen, dass ich an dieser Krankheit zerbrochen wäre – Claudi hingegen konnte mit Hilfe ihrer Art, in einer Traumwelt zu leben, die Krankheit überstehen!

Enttäuscht haben mich die vielen menschlichen Verletzungen, die Claudi während der Krankheit ertragen musste! Da war sie schon krank und hatte dieses schwere Schicksal zu erdulden, und so vielen armseligen Menschen fällt nichts Besseres ein, als sie zusätzlich zu demütigen? Ich habe angefangen, mich überall für sie zu wehren: Einem Jungen, der sie in den Ferien geschubst hat, weil sie nicht mehr so schnell machen konnte, hab ich eine Ohrfeige verpasst. Leuten, die sie betreut haben, und Klassenkameraden von ihr, die sie schlecht behandelt haben, habe ich Frechheiten an den Kopf geworfen und ihnen gesagt, was ich von ihnen denke. Ich bin richtiggehend aggressiv und manchmal sogar handgreiflich geworden, wenn ich mitbekommen habe, dass Claudi wegen ihrer Krankheit gedemütigt wurde und überhaupt keine Kraft mehr hatte, sich selber zu wehren.

Dieses Verhalten legt man nicht mehr so leicht ab. Ich muss heute noch daran arbeiten, dieses Muster zu verändern. Meine Schwester ist nicht mehr krank, ich muss ihr keine Arbeiten mehr abnehmen, muss mich nicht mehr für sie wehren.

Durch eine solch lange Krankheit eines Angehörigen entsteht eine Gewohnheitsstruktur: Claudi bleibt krank, und wir anderen bleiben stark. Diese Struktur gilt es nun abzulegen, und das bedeutet, dass jeder in der Familie an sich und seinen Verhaltensmustern zu arbeiten hat! Wobei ich ganz ehrlich sagen muss: Ich habe manchmal den Eindruck, dass Claudi auch heutzutage aufpassen muss, ihre Krankheit, die sie ja gar nicht mehr hat, nicht als Ausrede zu benutzen. Auch sie steckt häufig noch in ihren alten Mustern und merkt es vielleicht nicht einmal.

Mit einer kranken Schwester steht man logischerweise an zweiter Stelle. Ich habe immer beteuert, dass mir das egal ist, denn das Herz meiner Mutter ist groß genug für zwei! Ganz tief drinnen jedoch habe ich auch gewisse Narben davongetragen. Immer stark sein, ja niemandem in der Familie zur Last fallen. Keine eigenen Bedürfnisse anmelden. Und das jahrelang. Die Mutter zusätzlich noch unterstützen, wenn sie am Ende ist. Die Beziehung der Eltern zusammenhalten. Der Schwester alle Arbeiten abnehmen, sie überall herumtragen. Manchmal war ich mir nicht sicher, ob sie wirklich nichts mehr tun kann oder ob die Krankheit den praktischen Nebeneffekt hat, das Geliebte selber zu erledigen und das Mühsame der Schwester oder Mutter zu überlassen? Ich glaube, häufig war Claudi nicht nur krank und schwach, sondern zusätzlich auch noch psychisch demotiviert.

Ich habe eine Verantwortung für meine Schwester übernommen, die für ein Kind meines damaligen Alters nicht üblich ist. Ich war bei Ausbruch ihrer Krankheit erst zwölf Jahre alt und musste von diesem Zeitpunkt an extrem vieles mittragen, weil wir keine Hilfe bekommen haben, was für ein Kind in diesem Alter eine große Belastung darstellt.

Später zu lernen, dass ich nicht immer stark sein muss, nicht immer alles alleine tragen muss, ist harte Arbeit und heutzutage für mich nur mit professioneller psychologischer Hilfe realisierbar. Ich muss nun lernen, dass ich mich auch einmal um mich selber kümmern darf.

Wir alle wissen, dass die schlimme Zeit der Krankheit vorbei ist. Es gilt nun, nach vorne zu schauen, das Erlebte abzulegen und positiv in die Zukunft zu blicken.

Meine Schwester und ich haben auch heute noch ein sehr gutes Verhältnis und helfen einander immer weiter. Die schwere Krankheit hat uns eigentlich nur noch fester zusammengeschweißt. Ich finde es außerdem super, dass Claudi wieder schreibt, denn ich habe mir immer gewünscht, dass sie das tut.

6. In der Höhenklinik

Juli 1994

Vor einem Monat haben mich meine Eltern in eine Höhenklinik für Kinder gebracht, die auf chronische Lungenkrankheiten wie Asthma und Cystische Fibrose (Mukoviszidose) spezialisiert ist. Ich habe hier bereits viele tolle Kinder kennen gelernt. Obwohl wir alle krank sind, haben wir es gut zusammen, und oftmals ist die Stimmung wie in einem Schulferienlager. Das ist das einzig Schöne hier. Alles andere erlebe ich als totale Katastrophe …

Die Krankenhauswelt ist so anders als die normale Welt da draußen, so erschreckend. Die kahlen weißen Gänge, die spärlich möblierten Patientenzimmer, die kargen Untersuchungsräume empfinde ich als total ungemütlich.

Die ständigen, teilweise schmerzhaften Untersuchungen machen mir Angst. Ich kann kein Blut sehen, geschweige denn eine Spritze. Mir wird jedes Mal schlecht während der Untersuchungen. Das hier ist etwas völlig anderes als die schöne Welt, in der ich sonst zu Hause bin, die Welt der Fantasie und der Geschichten.

Ich glaube, als Kind reagiert man mit einem besonders großen Schock auf einen solchen Krankenhausaufenthalt. Wer nicht gerade in kaputten Familienverhältnissen aufwächst, kennt als Kind diese anderen, schwierigen Seiten des Lebens noch nicht. Zudem hat man als junger Mensch noch kaum Kenntnisse über die Welt, kaum Wissen.

Ich kenne zu diesem Zeitpunkt die Hauptstädte von Europa auswendig. Im Geografie-Unterricht haben wir zuletzt die Planeten durchgenommen. In Geschichte die Französische Revolution. In Biologie haben wir in den letzten Monaten im Garten hinter der Schule verschiedene Pflanzen gesetzt. Kochen kann ich ein ganz kleines bisschen; zumindest schaffe ich es, «Grüße aus dem Wald» zuzubereiten. Das ist auch nicht so schwierig, denn dazu muss man eine halbe Tomate auf ein Ei setzen und diese mit Mayonnaise verzieren – fertig ist der Fliegenpilz. Ich kann außerdem lustige Geschichten schreiben und kenne bestimmt jedes Buch aus unserer Dorfbibliothek, weil ich da fast jeden Tag vorbeigegangen bin. Ich kann freihändig Fahrrad fahren und schaffe es, die Hitparade vom Radio auf Kassette aufzunehmen. Mehr weiß ich noch nicht vom Leben.

In diesem Alter, in dem ich mich gerade befinde, hat man kaum Möglichkeiten, Erlebnisse zu relativieren, man ist in der Entwicklung einfach noch zu wenig weit. Man nimmt alles ungefiltert auf – im Guten wie im Schlechten. So erlebe ich es zumindest. Diese Krankenhauswelt bricht deshalb nun mit voller Wucht über mich herein und überwältigt mich.

Auch wenn jeder erwachsene Mensch weiß, dass die Welt kein perfekter Ort ist, will er das seinen Kindern normalerweise vorenthalten. Nicht umsonst kaufen die meisten Eltern ihren Kindern Bilderbücher und Geschichten mit freundlichen, harmlosen Inhalten. Ich bekomme heutzutage als Kinderbuchautorin immer wieder ähnliche Rückmeldungen von Eltern: «Ihre Geschichten sind so niedlich, so was gebe ich meinem Kind gerne zu lesen.»

Man möchte seine Kinder möglichst unbeschwert aufwachsen lassen und versucht, sie vor schlimmen Erlebnissen, ja sogar vor unangenehmen Informationen zu bewahren. Deshalb empfinde ich diesen Klinikaufenthalt zum jetzigen Zeitpunkt einfach nur als total beängstigend.

Ich werde sechs Wochen lang fast täglich untersucht, muss immer wieder Blut abgeben und alles Mögliche über mich ergehen lassen. Die Ärzte teilen mir so gut wie nichts mit, lassen mich tagelang im Ungewissen. Nicht zu wissen, was mir fehlt, ob ich eine lebensgefährliche Krankheit habe, vielleicht sogar sterben muss, das hängt wie ein dunkler Schatten über mir.

Am meisten Panik habe ich jeweils vor der wöchentlichen Arzt-Visite, wenn alle Ärzte um mein Bett herumstehen und sich nach meinem Wohlbefinden erkundigen. Ich getraue mich gar nicht mehr zu sagen, dass ich mich noch kein bisschen besser fühle, denn jedes Mal wird mir mitgeteilt, dass die Untersuchungen keine Ergebnisse gebracht hätten und alles in bester Ordnung sei.

Ich muss hier auch ein strenges Sportprogramm und stundenlange Wanderungen mitmachen, obwohl ich körperlich kaum mehr dazu in der Lage bin. Ich kollabiere deshalb immer wieder – und werde vom Pflegepersonal liegengelassen. «Reiß dich zusammen, du brauchst nicht zu simulieren», bekomme ich dann zu hören.

Solche Sachen erleben zu müssen traumatisiert mich total. Ich bin so schwer krank, dass ich meinen Zustand kaum ertrage, und niemand nimmt es ernst. Und ich habe gar keine Kraft mehr, mich zu wehren, weil ich so extrem geschwächt bin. Ich glaube, das ist etwas vom Schlimmsten, was einem Menschen passieren kann: Schwerstkrank und in Lebensgefahr mit enormen Todesängsten sich selber überlassen werden; ganz besonders, wenn man noch ein Kind ist …

Ich muss ganz ehrlich gestehen, dass ich diesen Klinikaufenthalt als Traumafaktor hoch hundert erlebe – noch Jahre später breche ich in akute Panik aus, sobald ich ein Krankenhaus sehe, einen Mann in einem weißen Kittel erblicke oder nur schon das Wort «Arzt» höre. All die Erfahrungen, die ich hier mache, kann ich in meinem momentan noch kindlichen Entwicklungsstand eigentlich gar nicht verarbeiten. Ich werde später Jahre brauchen, um mich von diesen Erlebnissen psychisch wieder zu erholen …

Das Tragische ist: Einem Menschen mit einer ganz schweren Borreliose sieht man die Krankheit optisch kaum an. Im Gegenteil, er sieht praktisch gesund aus. Nur Angehörige erkennen vermutlich den Unterschied zwischen dem vormals gesunden und nun kranken Menschen. Ich hatte beispielsweise vor Ausbruch der Krankheit immer einen rosigen, strahlenden Teint. Nun bin ich dauerbleich. Aber ich sehe immer noch verhältnismäßig vital aus, obwohl ich mich absolut schwach und krank fühle.

Wie soll also ein Arzt erkennen können, dass ich schwer krank bin, wenn er mich ansieht? Ja, natürlich, mein Verhalten ist etwas seltsam. Durch das chronische, benebelnde Fiebergefühl und den starken Schwindel verhalte ich mich häufig ziemlich merkwürdig.

Außerdem krümme ich mich immer wieder zusammen vor Schmerzen und gerate in Panik, wenn mein Herzschlag plötzlich für einen Moment lang aussetzt. Aber die physischen Beschwerden, die erkennt man nicht von außen, und mein Körper sieht unversehrt aus. Zudem bin ich ein Mensch, der nicht gerne zeigt, wenn es ihm schlecht geht. Ich entwickle andere Taktiken, suche beispielsweise immer wieder das Klo auf, um Schmerzen, Herzprobleme oder andere unangenehme Zustände vor meinen Mitmenschen zu verbergen.

Wir glauben Bildern mehr als Worten, oder? Was man auf den ersten Blick nicht sieht, kann man auch schwer glauben. Was wir sehen können, halten wir hingegen für wahr. Ich erinnere mich beispielsweise, dass in früheren Zeiten eine Mitschülerin von mir nicht am Turnunterricht teilnehmen konnte.

«Ich habe Probleme mit dem rechten Knie», erklärte sie.

Komisch, man sieht ja gar nichts an diesem Knie. Weshalb hat sie denn Beschwerden?, war damals mein erster Gedanke.

Wir vertrauen unseren Augen am ehesten und beurteilen und behandeln andere Menschen hauptsächlich nach ihrem Aussehen. Das ist nicht erst seit Erich Kästners Buch *Drei Männer im Schnee* so, in dem der Millionär Tobler wegen seiner armseligen Kleidung für einen Bettler gehalten wird und eine ungeheizte Besenkammer als Hotelzimmer erhält – während man den attraktiven, aber armen Dr. Hagedorn für einen Millionär hält und ihm jeden nur erdenklichen Service zukommen lässt.

Bei einer schweren Borreliose sieht man den wenigsten Betroffenen an, dass sie richtig schwer krank sind, weshalb einem die Mitmenschen häufig auch nicht glauben, dass man sich wirklich schrecklich fühlt. Man zieht also ein schlechtes Los als Borreliose-Kranker. Denn dieses nach-vollziehbare Unverständnis der Mitmenschen bedeutet natürlich für ei-nen Betroffenen einen enormen Stress und kann zu Ängsten führen, weil er merkt, dass man ihn nicht ernst nimmt und er nicht auf Hilfe zählen kann. Zwangsläufig sind so traumatische Erlebnisse bereits vor-programmiert.

Vor wenigen Tagen ist nun eine Ärztin zu mir gekommen und hat mir mitgeteilt, dass man in meinem Blut etwas gefunden hätte: erhöhte An-tikörperwerte gegen sogenannte Borrelien. Ob ich schon einmal von ei-ner Zecke gestochen worden sei, wollte sie wissen.

Ich habe einen kurzen Augenblick überlegt … Seit Jahren habe ich im-mer wieder Zecken aufgelesen, denn wir wohnen in der Nähe eines Wal-des; auch von Schulausflügen bin ich bereits mehrfach mit Zecken nach Hause gekommen, als wir Schüler durch die Büsche gerannt sind. Des-halb habe ich geantwortet: «Ja, schon häufig.»

«Mmh», meinte sie.

«Ist das etwas Schlimmes?», wollte ich wissen. «Werde ich wieder ge-sund?»

«Man kann es problemlos behandeln», hat sie geantwortet.

«Oh super, super, toll!» Ich habe begonnen, übers ganze Gesicht zu strahlen. Was ich in diesem Moment gefühlt habe, war enorme Freude und Erleichterung. Darüber, dass der unbekannte Feind, der in meinem Körper sein Unwesen treibt, endlich einen Namen hat, und dass man et-was dagegen tun kann.

Ich kann es noch gar nicht richtig glauben: Nach sechs Monaten qualvol-lem Kranksein, nach so langer Ungewissheit weiß man endlich, was los ist. Und ich muss nicht sterben, sondern werde wieder gesund! Endlich ist dieser ganze Horror vorbei. Ganz schön erschreckend, plötzlich so schwer krank zu werden, wo ich doch noch gar nie im Leben krank war. Da hab ich ja noch mal echt Glück gehabt, dass nun alles wieder gut kommt. Ich freue mich schon darauf, nach den Sommerferien wieder in die Schule zurückzukehren.

Die Ärzte in der Kinderhöhenklinik entscheiden in diesem Monat, dass man meine Borreliose eigentlich nicht mehr behandeln müsse, weil sie wahrscheinlich schon gar nicht mehr aktiv und für meine momenta-nen Beschwerden nicht verantwortlich sei. Sie sind immer noch der

Überzeugung, dass mir nichts fehlt. Dennoch erhalte ich sieben Tage lang Antibiotika-Tabletten. Ich spreche zwar mit einer Verbesserung auf das Antibiotikum an, aber wie sich noch herausstellen wird, ist eine Woche Antibiotika viel zu wenig für meine bereits fortgeschrittene Borreliose.

Als mich meine Familie besucht, berichte ich ihnen, was ich alles erlebt habe: «Ich glaube, die würden mich hier echt sterben lassen.» Zum Glück reagiert meine Familie sofort und nimmt mich früher als geplant aus der Klinik. Nach zwei Monaten stationärem Aufenthalt holen sie mich deshalb nach Hause zurück.

Ich bin zwar überhaupt noch nicht gesund, aber nun haben wir wenigstens eine mögliche Diagnose. Meine Mutter macht sich sogleich auf die Suche nach einem Spezialisten. Sie erzählt auch meiner Klassenlehrerin am Gymnasium, welche Diagnose man bei mir gestellt hat, und diese reagiert zum Glück sofort, denn ihre Nachbarin hat zufälligerweise dieselbe Krankheit wie ich. So bekommen wir die Adresse von Dr. Satz in Zürich, einem bekannten Borreliose-Spezialisten, bei dem wir uns unverzüglich anmelden. Die Wartezeiten sind lang, aber für September bekommen wir einen Termin.

Ich denke im Nachhinein, die Tatsache, dass die Diagnose recht früh gestellt worden ist und meine Mutter daraufhin alle Hebel in Bewegung gesetzt hat, hat mich wohl vor schwerer Invalidität und noch Schlimmerem bewahrt. Als Kind war ich nicht immer begeistert davon, dass meine Mutter so engagiert und dynamisch ist. Beispielsweise wenn sie in der Schule angerufen und dem Lehrer verboten hat, uns Schülern einen Film zu zeigen, der nicht altersgerecht ist. Oder wenn sie sich irgendwo über falsch ausgeführte Aufträge beschwert hat.

Während der schweren Krankheit hat mir jedoch ihr mutiges, engagiertes Handeln wahrscheinlich das Leben gerettet. In diesem Sinne ist mir das auch eine Lektion fürs Leben geworden, dass es manchmal wirklich besser ist, nicht zu schweigen, nicht alles einfach hinzunehmen, sondern zu reagieren, wenn nötig auch zu hinterfragen und zu handeln.

Da wir relativ bald wussten, dass es sich bei meiner Krankheit um eine Infektion handelt, konnten wir – auch wenn es zu diesem Zeitpunkt noch kein spezifisches Behandlungsprogramm gegen eine schwere fortgeschrittene Borreliose gab – wenigstens Therapien durchführen, die bei Infektionen zur Anwendung kommen. Das mag auch dazu beigetragen haben, die Infektion Stück für Stück etwas zurückzudrängen.

Sowohl ich als auch meine Familie sind davon überzeugt, dass ich in Anbetracht der Schwere und Aggressivität der Infektion ohne die relativ frühe und pausenlose Behandlung nun invalid und geschädigt wäre.

7. Im Kinderkrankenhaus

September/Oktober 1994

Im September habe ich endlich meinen Termin beim Spezialisten. Meine Beschwerden sind so zahlreich, dass ich sie gar nicht auswendig aufzählen kann. Deshalb fertige ich vor dem Arztbesuch eine Liste an:
Meine Beschwerden:

- Kopfschmerzen
- Schwindelanfälle
- Augenschmerzen
- Druck und Schmerzen auf der Brust
- Probleme beim Atmen
- Herzrasen
- Herzrhythmusstörungen
- Untertemperatur (ca. 35 Grad)
- Fieberschübe (ca. 38 Grad, fünfmal in drei Wochen)
- Allgemeines Krankheitsgefühl
- Riesige Müdigkeit
- Erschöpfungszustand, kurz vor dem Kollaps
- Muskelschmerzen am ganzen Körper
- Gelenk- und Knochenschmerzen
- Zittern
- Steifer Nacken
- Steife Finger
- Taubheitsgefühle
- Rückenschmerzen
- Starke Magenschmerzen

- Übelkeit
- Durchfall
- Reizhusten

Ich habe sogar verschiedenste Beschwerden vergessen, weil sie so zahlreich sind. Der Spezialist notiert sich die Beschwerden, und nach einem ausführlichen Bluttest und einer genauen medizinischen Untersuchung ist der Fall nun klar.

Er teilt mir mit, dass ich eine Borreliose im fortgeschrittenen Stadium hätte und unverzüglich mit intravenösen Antibiotika behandelt werden müsse. Anschließend würde ich bald wieder gesund sein. Außerdem gibt er mir die Adresse von Vivienne, einer jungen Betroffenen, die in seiner Praxis in Behandlung ist.

«Nehmen Sie doch mal mit ihr Kontakt auf», rät er mir. «Es wäre bestimmt hilfreich, wenn Sie sich mit einer anderen jungen Betroffenen austauschen könnten.»

Vivienne, eine äußerst sympathische junge Frau und Spitzensportlerin, kämpft selber mit einer schweren Borreliose und wird eine gute Freundin von mir werden. Und ich bin so glücklich, dass nun alles wieder gut werden wird, und danke Gott, dass er meine Gebete erhört hat …

Da wir mit der Familie noch zwei Wochen in die Ferien fahren – eine Woche Tessin und eine Woche München –, wird die Therapie auf Oktober angesetzt. Der Aufenthalt in der Höhenklinik scheint trotz allem meinen Gesundheitszustand auch ohne richtige Behandlung ganz leicht verbessert zu haben. Auf jeden Fall ist mein Körper ein wenig stärker als im Frühling. Und die Aussicht auf die kommende Behandlung und die baldige Genesung verleiht mir einen psychischen Motivationsschub.

So erlebe ich diese Ferien besonders positiv und schaffe es sogar, kleine Spaziergänge mitzumachen, auch wenn ich natürlich noch alles andere als gesund bin. Meine Familie ist enorm erleichtert, dass die Strapazen der letzten Monate endlich ein Ende haben werden.

Vor einer Woche habe ich nun die Antibiotika-Therapie begonnen. Eigentlich sollte sie ambulant bei uns zu Hause durch einen Dorfarzt und eine Gemeindeschwester durchgeführt werden, welche mir zweimal täglich das Antibiotikum spritzt.

Doch einige Tage nach Beginn der Behandlung verschlechtert sich mein Gesundheitszustand dramatisch, und ich muss ins städtische Krankenhaus verlegt werden. Wie ich im Nachhinein erfahre, soll es sich bei dieser Verschlechterung um eine sogenannte Herxheimer-Reaktion handeln: Der Körper wird durch die absterbenden Bakterien mit einer großen Menge von Bakteriengiften überflutet und erleidet dadurch sozusagen eine akute Vergiftung, wodurch sich die schlimmen Beschwerden nochmals vervielfachen.

Kaum in der Klinik angekommen, stellen sich auch schon die ersten Schwierigkeiten ein: Die Ärzte des Krankenhauses weigern sich erst mal, die Diagnose des Spezialisten anzuerkennen und mich zu behandeln. Ich muss mich wiederum verschiedenen Tests unterziehen, und dies in meinem momentan absolut kritischen Gesundheitszustand. So sitze ich nun im Untersuchungszimmer. Dass ich Fieber und starken Schüttelfrost habe und kaum mehr aufrecht sitzen kann, realisiert anscheinend niemand.

Der Arzt fragt mich, was ich denn tun würde, wenn ich gar keine Borreliose hätte und man mich nun unnötigerweise mit Antibiotika behandeln würde. Mir ist das alles völlig gleichgültig, ich mag gar nicht mehr antworten, denn ich möchte nur noch schlafen, schlafen, schlafen …

Schließlich bekomme ich doch Antibiotika-Infusionen. Meine körperlichen Reaktionen darauf sind extrem stark. Es geht mir noch schlechter als im Mai, und schon da ging es mir sehr schlecht. Ich esse praktisch gar nichts mehr, weil ich kaum noch etwas hinunterbringe. Mein Magen brennt die ganze Zeit über wie Feuer, die Medikamente, die mir diesbezüglich verschrieben werden, bringen überhaupt keine Linderung.

Auch die Muskel- und Gelenkschmerzen haben sich vervielfacht und sind wirklich nicht mehr zu ertragen. Da ich fast nie Schmerzmittel bekomme, nehme ich die Schmerzen mit voller Wucht wahr. Sie sind so schlimm, dass sie mir regelrecht den Atem abschnüren und mich manchmal sogar bewusstlos werden lassen.

In einer Nacht habe ich so schlimme Schmerzen, dass ich glaube, ich müsse sterben. Nie zuvor und nie nachher in meinem Leben habe ich so starke Schmerzen erlebt, es war wirklich die absolute Hölle! Man kann ohne Zweifel sagen, dass die Schmerzskala bei einer Borreliose-Erkrankung nach oben offen ist, und ich habe verschiedene Bekannte, die deswegen mit Morphium behandelt werden mussten, denen sogar eine Morphiumpumpe ins Rückenmark eingesetzt wurde, damit sie die Schmerzen ertragen können. Ich weiß, dass sich der Grad von Schmerzen nicht so leicht beschreiben lässt, aber die Schmerzen bei einer schweren Borreliose sind so was von brutal – das fühlt sich an, als ob man pausenlos gefoltert würde!

Ich klingle nach einem Arzt. Minuten vergehen, es kommt niemand. Die Schmerzen im ganzen Körper werden immer stärker. Ich bekomme Angst, weil niemand vorbeischaut, und beginne zu weinen. Da kommt plötzlich die Mutter eines Patienten von nebenan in mein Zimmer, sie hat mich weinen gehört. Der Patient ist ein Jahr jünger als ich und liegt wegen Lymphdrüsenkrebs im Krankenhaus. Ich sage ihr, dass ich unglaubliche Schmerzen hätte und auf einen Arzt warten würde.

In diesem Moment muss ich mich übergeben. Auf meinem Nachttisch steht die ganze Zeit eine Nierenschale, da ich in diesen Wochen immer wieder erbrechen muss. Die Mutter des krebskranken Jungen hält meine Hand, versucht mir gut zuzureden. Es dauert fast eine Stunde, bis endlich ein Arzt eintrifft und mir ein Schmerzmittel gibt; bis dahin werde ich immer und immer wieder ohnmächtig wegen der starken Schmerzen.

Anstatt wegen meiner katastrophalen Schmerzen behandelt zu werden – worum ich mehrfach bitte –, werde ich während dieses Aufenthalts mit den Kleinkindern zum Krankenhausbasteln geschickt, wo ich mich jeweils zusammenkrümme, während ich irgendwelche Papierblumen ausschneide. Die Betreuung in der Klinik erlebe ich nicht wirklich als gut, und deshalb bin ich mehr als froh, als ich nach vier Wochen endlich wieder nach Hause gehen kann.

Im Januar des folgenden Jahres kehre ich nach der vierwöchigen Antibiotika-Behandlung wieder in die Schule zurück. Ich bin nun in der 9. Gymnasialklasse. Es geht mir ein wenig besser. Nicht wirklich gut, aber ich kann dem Unterricht so halbwegs folgen, auch wenn ich immer wieder mal fehle. Und ich habe Mühe mit dem Schulstoff, mein Gehirn reagiert nicht mehr so schnell, stelle ich fest, und ich werde sofort müde beim Lernen.

Mit den Lehrern gibt es Probleme, weil das Gymnasium nicht für kranke Schüler eingerichtet ist. Ich habe keine Möglichkeiten, verpassten Stoff nachzuholen. Und auch die neuen Mitschüler haben nicht so viel Verständnis, weil ich immer wieder mal fehle. Einige glauben, ich würde die Schule schwänzen. Sie versuchen mich auch immer anzutreiben, wenn ich eine Arbeit erledigen muss, und reagieren teilweise aggressiv, wenn ich dabei wieder mal fast einschlafe. Der Spezialist meint, ich müsse noch etwas Geduld haben, es könne noch ein Jahr dauern, bis ich wieder ganz gesund sei. Es brauche Zeit, bis die Entzündungen im Körper wieder abgeheilt seien. Jetzt bin ich schon seit über einem Jahr krank, da kann ich mich auch noch ein paar weitere Monate in Geduld üben.

Wie man nach heutigem Stand weiß, ist die Verabreichung von Rocephin (Ceftriaxon) allein ungenügend bei einer fortgeschrittenen Borreliose. Dieses Antibiotikum, das zur Gruppe der Cephalosporine gehört, wirkt nicht intrazellulär, also innerhalb der Zellen, sondern nur in den Gefäßen (Blutkreislauf, Lymphsystem, Knochen). Bei einer fortgeschrittenen Borreliose halten sich Erreger aber bereits intrazellulär auf, so dass diese dadurch nicht abgetötet werden. Davon hat man aber zu diesem Zeitpunkt noch keine Ahnung. Man hat auch noch nie etwas von der Biofilm-Bildung der Borrelien gehört, die sich auf diese Weise maskieren und schwerer anzugreifen sind. Deshalb ist die Rocephin-Therapie Standard zu dieser Zeit. Zum Glück weiß ich da nicht, dass ich noch viele weitere Jahre schwer krank sein werde …

März 1995

Ausgerechnet an jenem Tag, an dem ich das Aufnahmegespräch fürs Lehrerseminar habe, bekomme ich eine schwere Grippe. Seit vielen Jahren plane ich ja, nach der 9. Klasse mit dem Lehrerseminar zu beginnen, weshalb ich diesen Frühling eine Aufnahmeprüfung absolvieren muss.

Mein Vater fährt mich mit über 39 Grad Fieber zum Lehrerseminar. Und erstaunlicherweise verläuft das Aufnahmegespräch trotz meines schlechten Zustandes gut. Die Prüfer meinen, ich hätte eine freundliche und offene Persönlichkeit und würde mich als Lehrerin bestimmt gut eignen. Nach dem Lehrerseminar plane ich, Germanistik zu studieren, da ich ja als Schriftstellerin arbeiten möchte.

8. Der Vater der Autorin berichtet

Im Jahr 1994, als Claudia 15 war, klagte sie oft über Müdigkeit und Lustlosigkeit beim Lernen. Sie besuchte damals das Untergymnasium Neufeld in Bern.

Meine Frau und ich dachten erst an nichts Ernsteres, aber als es Claudia nicht besser ging, konsultierten wir den Hausarzt. Dieser fand anfänglich nichts Besonderes. Darauf schickten wir Claudia zunächst zu einer befreundeten Familie nach Köniz, die zwei Buben hat, damit sie sich ein bisschen erholen konnte. Zu dem Zeitpunkt nahmen wir sie auch aus der Schule, da sie zu müde war, um dem Unterricht zu folgen.

Im Sommer 1994 brachten wir sie in die Kinderklinik nach Davos, um sie genauer untersuchen zu lassen. Als wir sie dort in den Sommerferien besuchten, war sie unglücklich und erzählte, sie habe anstrengende Sporteinsätze leisten müssen, was fast über ihre Kräfte ging. Damals wurde auch erstmals Borreliose diagnostiziert. Schließlich nahmen wir sie wieder zu uns nach Hause und schickten sie für zwei Jahre in eine Privatschule nach Ittigen, später ins Internat nach Engelberg. Sie konnte die Schulen aber nicht durchgehend besuchen, weil sie immer wieder starke Krankheitsschübe hatte.

Meine Frau unternahm alle möglichen Anstrengungen, um ihr die beste medizinische Versorgung zukommen zu lassen. Je mehr sie tat, umso mehr gab ich es aus der Hand, weil ich spürte, dass für Claudia gesorgt war. Ich war in der Zeit voll mit Beruf und Konzerttätigkeit belastet und nahm nur am Rande wahr, was vorging.

Eine Verbesserung trat ein, als wir auf die Aeskulap-Klinik in Brunnen aufmerksam wurden, die offenbar mit Ozon-Therapien Erfolge in der Bekämpfung von Borrelien verzeichnen konnte. Von da an reisten wir regelmäßig nach Brunnen zur Therapie.

Ebenfalls hatten wir den Zürcher Zeckenspezialisten Dr. Nobert Satz konsultiert. Er half uns mit seinem Wissen und seinem Buch über Zecken.

Aber mit Claudia ging es nur schleppend aufwärts, immer wieder gab es Rückschläge. Mit der Zeit hatte ich das Gefühl, sie und meine Frau denken immerfort nur noch an Krankheit und übertreiben die ganze Sache.

Was mir nicht bewusst war und was ich erst heute langsam realisiere, ist die Tatsache, dass ich die Krankheit meiner Tochter nicht annehmen und umarmen konnte.

Irgendwie hatte ich vermutlich auch Angst, das alles könnte mich von meinem Beruf und meiner Konzerttätigkeit abhalten, deshalb habe ich es wohl verdrängt bzw. meiner Frau delegiert.

Wir waren beide massiv überfordert mit dieser Situation: meine Frau angesichts ihres starken Mitleids und psychisch ob der Belastung mit all den Therapien; ich mit der Zusatzbelastung, weil die Krankenkasse nicht alle Therapien zahlte und ich finanziell an meine Grenzen kam, auch mit der Finanzierung von Privatschulen für Claudia.

In der Zeit hat auch unsere Ehe sehr gelitten, wir konnten uns keine Zeit mehr füreinander nehmen.

Heute versuche ich die Beziehung zu meiner Tochter wieder zu intensivieren und «verpasste» Gefühle von damals aufzuarbeiten bzw. nachzuholen. Die Lektüre ihres Manuskripts hilft mir dabei.

9. Schon wieder ein Klinikaufenthalt …

Juni 1995

Es geht mir seit einiger Zeit leider wieder sehr schlecht. Nach der Grippe im Frühling habe ich einen schweren Rückfall erlitten, und mein Gesundheitszustand ist nun konstant so schlecht, dass ich die Schule erneut abbrechen muss. Ich habe wieder die alten Beschwerden, wie letztes Jahr auch schon, aber nun habe ich seit drei Monaten noch täglich Fieber dazu. Es ist wirklich kaum zu glauben, aber ich habe seit drei Monaten Tag für Tag Fieber, es hört gar nicht mehr auf.

Manchmal denke ich, ich drehe noch durch. Diesen Sommer ist es dazu so heiß, ich kann die Hitze kaum ertragen. Ich sitze dann stundenlang mit meiner Schwester zusammen im Luftschutzkeller unten, weil ich fast ohnmächtig werde, wenn ich im Haus oben bin.

Meine Schwester findet es zwar langweilig, mit mir im Luftschutzkeller zu sitzen, weil man dort nichts Spannendes tun kann. Aber sie hat Mitleid mit mir, deshalb kommt sie mit. Die Herzanfälle sind wieder schlimmer geworden, ich habe immer häufiger Attacken. Inzwischen reichen schon kleine Auslöser wie Aufregung, um einen Herzanfall zu verursachen. Vor kurzem gab es ein starkes Gewitter, und weil es so laut donnerte, habe ich gleich einen Herzanfall bekommen.

Und ein anderes Mal habe ich mit meiner alten Schulfreundin Simone das Kino in der Stadt besucht, und als ich die tiefen Basstöne aus dem Kino-Lautsprecher vernommen habe, hat das einen schweren Herzanfall ausgelöst. Ich war so verängstigt, dass ich aus dem Kino geflüchtet bin, um anschließend auf der Straße draußen zusammenzubrechen. Passanten haben sich daraufhin um mich gekümmert und mich zu den städtischen Betrieben gebracht. Dort hat man umgehend meine Eltern angerufen.

Ich habe da in diesem Häuschen der städtischen Betriebe gelegen. Mein Herz hat immer noch wie wild gerast. Ich habe gebetet, wie ich das automatisch bei jedem Herzanfall tue. Und da ist etwas sehr Seltsames geschehen ...

Ich habe plötzlich gespürt, dass jemand neben mir ist. Ich habe in diesem Moment sogar aufgeblickt, weil ich geglaubt habe, es würde jemand neben mir sein, aber es war niemand zu sehen. Mit einem Schlag habe ich eine enorm tiefe innere Ruhe verspürt. Ein Gefühl von Wärme, das mich durchströmt hat. In diesem Moment habe ich gewusst, dass ich nicht sterben muss, dass es wieder gut wird.

Ich weiß bis zum heutigen Tag nicht, was ich da wahrgenommen habe, denn ich besitze eigentlich keinen Sensor für «übersinnliche» Wahrnehmungen, wie das andere Menschen manchmal von sich berichten. Aber seit diesem Erlebnis glaube ich zutiefst, dass wir von einer höheren Macht beschützt werden und nicht alleine sind ...

Ich denke auch später immer wieder mal daran, vor allem in Zeiten, in denen ich kaum mehr Hoffnung habe. Diese «Gewissheit, dass es wieder gut kommt», die ich in dem Moment empfinde, wird mir auch Jahre später immer wieder Mut geben ...

Inzwischen lebe ich auch ziemlich isoliert, Freunde habe ich praktisch keine mehr, außer meiner alten Schulkameradin Simone, die nach wie vor mit mir Kontakt hat. Ich finde das sehr schade und denke oft darüber nach, wie toll es meine Gleichaltrigen haben, die ausgehen und sich amüsieren können. Bei uns im Dorf treffen sich die jungen Leute abends im Kirchgemeindehaus, um Spaß zu haben. Ich kann praktisch nirgendwohin gehen, schon gar nicht alleine. Ich habe auch keine Hobbys mehr. Ich spiele nicht mehr Klavier, tanze nicht mehr Ballett und reite nicht mehr wie früher.

Vor Ausbruch der Krankheit bin ich zudem jedes Jahr ins Pfarreilager unserer Gemeinde gefahren oder habe an Wochenendfreizeiten der Fokolar-Bewegung teilgenommen, an denen sich junge Leute aus der ganzen Schweiz, manchmal sogar der ganzen Welt, getroffen haben. All diese Aktivitäten mit Gleichgesinnten fallen wegen meiner Krankheit völlig ins Wasser.

Ich bin nun seit eineinhalb Jahren jeden Tag krank. Ich fühle mich also seit bald 500 Tagen so, als hätte ich eine Dauer-Grippe. (Eine extrem schwere Grippe wohlverstanden, keine leichte.) Jeden Tag ohne Pause eine schwerste Grippe, so was kann man kaum nachvollziehen. Die meisten Menschen reagieren ungläubig, wenn ich ihnen erzähle, ich würde mich fühlen, als hätte ich Tag für Tag Grippe. Das ist kaum vorstellbar. Und ich frage mich immer häufiger, wie ich das alles eigentlich überlebe. Ich glaube, wenn ich meinen Glauben an Gott und meine Familie nicht hätte, würde ich komplett austicken.

Neben der Hauptkrankheit habe ich auch immer wieder sonstige starke Infekte. Die schwere Borreliose zusammen mit einer schweren Grippe, das ist keine Seltenheit. Zwei Mal klettert mein Fieber sogar auf fast 41 Grad, meine Familie bangt um mein Leben, da ich sowieso schon extrem geschwächt bin, ruft notfallmäßig den Arzt …

Zusätzlich entwickle ich in dieser Zeit eine äußerst schmerzhafte Gürtelrose, die immer wieder auftritt. Das Virus, das in der Kindheit Windpocken verursacht hat, tritt später als Gürtelrose auf. Mein Immunsystem, das durch die schwere Borreliose völlig außer Gefecht gesetzt ist, kann diesen Virus nicht mehr in Schach halten, und ich erkranke immer und immer wieder an Gürtelrose.

In diesem Horror-Sommer merke ich auch, wie sich meine Beziehung zu Gott stetig intensiviert. Früher, als ich noch jünger war, war Gott für mich einfach so etwas wie ein Vater oder ein Freund. Ich habe mir nicht so viele Gedanken über ihn gemacht.

Und jetzt stelle ich fest, dass ich ihn richtig brauche, dass ich ohne ihn gar nicht überleben kann. In diesem Sommer führe ich sehr intensive Gespräche mit Gott. Wenn ich nachts wieder mal nicht schlafen kann, weil mein Ruhepuls auf 120 ist, spreche ich stundenlang mit ihm. Habe ich vor einem Jahr noch ganz fest daran geglaubt, dass ich wieder gesund werde, so flehe ich Gott inzwischen richtiggehend an, dass ich wieder gesund werden darf.

«Bitte mach mich wieder gesund! Ich kann so nicht mehr weiterleben! Ich halte das nicht mehr aus, es ist unerträglich! Ich habe keine Kraft mehr, um weiterzukämpfen. Es geht einfach nicht mehr!» In einer ganz schlimmen Nacht bete ich bestimmt tausend Mal verzweifelt zu Gott.

«Von guten Mächten wunderbar geborgen, erwarten wir getrost, was kommen mag – Gott ist bei uns, am Abend und am Morgen, und ganz gewiss an jedem neuen Tag.» Neben dem «Vaterunser» wird dieses Gebet von Dietrich Bonhoeffer in all diesen schlimmen Krankheitsjahren mein täglicher Begleiter. *Ja, Gott, bei dir bin ich geborgen, und ich weiß, dass du mich durch diese schreckliche Krankheit führst. Also erwarte ich getrost, was kommen mag, denn du bist bei mir und wirst schon aufpassen,* denke ich immer.

Damit meine Familie etwas entlastet ist, bin ich im Juli einige Wochen bei meinen Großeltern in Thun, denn wir bekommen null Pflege-Unterstützung. Also pflegen mich meine Großeltern – sie sind inzwischen 75 und 83 Jahre alt! – über Wochen hinweg immer wieder. Sie stehen sogar nachts auf, wenn ich wieder einmal um Hilfe rufe. Meine Oma sitzt jeden Abend an meinem Bett und betet darum, dass ich wieder gesund werde. Und am Schluss macht sie mir mit ihrem Weihwasser noch ein Kreuz auf die Stirn, wie sie es während meiner Kindheit schon immer gemacht hat, und küsst mich, bevor sie selber ins Bett geht.

Inzwischen kann ich auch kaum mehr gehen, es wird im Moment von Woche zu Woche schwieriger. Um die Treppenstufen zu schaffen, die in die Wohnung meiner Großeltern führen, brauche ich eine halbe Stunde. Früher als Kind bin ich diese Strecke in zwei Minuten hinaufgerannt. Nun muss ich nach jeder einzelnen Stufe minutenlang warten, weil ich vor Erschöpfung und Schwäche fast ohnmächtig werde und meine Beine kaum mehr spüre. Mein ganzer Körper fühlt sich an, als wäre er mit tausenden Tonnen von Blei beladen. Mein Opa versucht mich so gut wie möglich zu stützen. Dennoch komme ich kaum vorwärts.

Ja, die furchtbaren Nächte machen mir diesen Sommer auch zu schaffen. Ich erlebe die wahrscheinlich schlimmsten Nächte seit Beginn meiner Krankheit. Es gibt Zeiten, in denen ich ernsthaft den Eindruck habe, dass ich diese Nacht nicht überleben werde … Ich spüre, dass mein Körper mit letzter Kraft gegen die schwere Infektion kämpft.

Und mit aller Willenskraft, die ich noch habe, wehre ich mich dagegen zu sterben. Ich bete jeweils inständig darum, am nächsten Morgen wieder aufzuwachen. Außerdem spüre ich in solchen Nächten noch etwas anderes, das ich nicht genau erklären kann, das ich aber wahrnehme: Ich kämpfe nicht alleine, ich werde von Gott getragen, werde aufgefangen. In den allerschlimmsten Stunden ist mir Gott besonders nahe und trägt mich.

Meine Mutter muss sich, nachdem ich wieder von meinen Großeltern zurückgekehrt bin, Tag und Nacht um mich kümmern, wechselt täglich verschwitzte Bettwäsche, bringt mir Tee und warme Bettflaschen, wenn ich starke Schmerzen habe. Entlastung durch den Staat gibt es keine; es gibt überhaupt keine Einrichtungen für kranke Kinder, wie sie beispielsweise für Behinderte existieren.

Ein schwerkrankes Kind kann weder die Schule besuchen, noch kann es in ein Erholungslager gehen. Alle Last müssen die Angehörigen tragen, die Übermenschliches leisten. Ich kann praktisch nicht mehr gehen, neben den altbekannten Taubheitsgefühlen habe ich nun auch noch zusätzliche Lähmungen in den Beinen. Man muss mich überall hintragen, sogar auf das Klo. Ich schaffe nicht einmal mehr die zwei Meter von meinem Bett ins Bad alleine. Ich bin fast 17 Jahre alt und ein völliger Pflegefall!

Schlimm sind auch die ständig wechselnden Zustände, wie ich sie im Jahr zuvor auch schon hatte. In einem Moment fühle ich mich todkrank; einige Stunden später ertrage ich meinen Zustand ein wenig besser – um einige Zeit darauf wiederum fast zu kollabieren. Meine Eltern sind langsam aber sicher verzweifelt und wissen nicht mehr, was sie tun sollen. Die bis anhin glückliche Ehe beginnt zu kriseln. Zu groß sind die Belastungen durch die angespannte Situation.

Auch die finanzielle Belastung ist groß: Da ich nach der vierwöchigen Antibiotika-Therapie letzten Herbst alles andere als gesund bin und die Ärzte nichts mehr anbieten können, versuchen wir es mit Alternativmedizin. Diese muss jedoch zu einem Teil selber bezahlt werden. Mein Vater verdient nicht schlecht, ist aber gezwungen, angesichts der zusätzlichen finanziellen Kosten noch mehr zu arbeiten. Neben den ganzen aufwändigen Konzertvorbereitungen und den Konzerttourneen muss er nun noch mehr unterrichten, sein Arbeitspensum beträgt über 100%.

Mein Vater überarbeitet sich deshalb zwangsläufig, bekommt eine Zeitlang selber Herzprobleme. Das ganze Geld wird in meine Behandlungen gesteckt, um zu verhindern, dass ich noch kränker oder plötzlich sogar invalid werde. Für alles andere ist nichts mehr übrig – die Teppiche im Haus sind schon längst kaputt und sollten repariert werden; alles bleibt liegen, da ist kein Geld dafür.

Und trotz ständiger Behandlungen geht es mir diesen Sommer immer schlechter. Meine Mutter meint, ich könne so nicht weitermachen. Sie telefoniert überall herum, bis sie schließlich auf eine Klinik für ganzheitliche Medizin in der Innerschweiz stößt. Für weitere sechs Wochen komme ich nun wieder ins Krankenhaus. Einen Teil der Therapiekosten übernehmen meine Eltern.

Doch diesmal sind die Ärzte und das Pflegepersonal glücklicherweise sehr entgegenkommend. Man versucht mich mit meinen Beschwerden ernst zu nehmen, auch wenn man dort nicht genau weiß, was los ist und weshalb ich trotz der Antibiotika-Behandlung noch nicht gesund bin. Ich bekomme eine Unmenge von Therapieprogrammen verordnet – von Hyperthermie bis Heublumenwickel. Jeden Tag muss ich eine neue Therapie machen.

Da die Ärzte bei mir außer den erhöhten Antikörperwerten gegen Borrelien keine andere Krankheit diagnostizieren können, versuchen sie einfach, meinen körperlichen Zustand generell zu stärken. Das Therapieprogramm ist intensiv und setzt mir zu. Ich erlebe absolute Horrortage und -nächte – aber ich werde sehr nett betreut, und die Ärzte reagieren sofort, wenn ich sage, dass ich mich nicht gut fühle.

Auch das Essen ist toll, man kann als Patient aus der Speisekarte verschiedene Menüs auswählen. Es ist fast wie in einem Wellness-Hotel, und ich glaube, wenn ich nicht so schwer krank wäre, würde ich es sogar fast schon genießen, dort zu sein.

Zwischen den einzelnen Therapien sitze ich, wenn es mir kräftemäßig möglich ist und ich nicht gerade schlafe, am Tisch in meinem Patientenzimmer, lese Bücher über Skandinavien, das ich einmal bereisen möchte, und erstelle Listen mit Wünschen und Zielen, die ich in meinem Leben noch habe.

Wieder einmal lese ich im Buch von Norman Vincent Peale: «Es gibt nichts, was nicht durch positives Denken und Vertrauen auf Gott gelöst werden könnte.» Im Moment kann ich kaum noch gehen. Ich stelle mir deshalb in Gedanken immer wieder vor, wie ich wieder gehen und den Weg hinter unserem Haus entlangrennen kann. Außerdem stelle ich mir vor, wie es wäre, wenn ich eine gesunde junge Frau wäre, und was ich dann alles tun würde.

Ich bin irgendwie fest davon überzeugt, dass ich das alles einmal erreichen werde und dass Gott mich vor schlimmen Schäden bewahren wird. Diese Vorstellung gibt mir Mut und Kraft, weiter zu kämpfen.

Und einmal habe ich sogar ein echt witziges Erlebnis in der Klinik: Ich kehre nach einer Behandlung in mein Zimmer zurück und fühle mich so kaputt, dass ich gleich auf mein Bett falle. Ich bin fast schon eingeschlafen, als ich plötzlich realisiere, dass es im Zimmer extrem stark nach Rauch riecht. *Merkwürdig*, denke ich, *ich rauche ja gar nicht*. Ich schlage die Augen auf und stelle fest, dass sich gegenüber vom Bett ein Fernseher befindet.

Habe ich einen Fernseher?, frage ich mich. *Bei mir gibt es doch keinen Fernseher im Zimmer, oder?* Ich schaue mich genauer um und entdecke Männerkleider, die hinter der Zimmertür hängen. *Das sind bestimmt nicht meine! Das kann nicht mein Zimmer sein!* Ich stehe auf, schleppe mich zur Tür und öffne sie, um nachzuschen, welche Zimmernummer drauf steht. Nummer 1. Das Zimmer des Nachbarn! Ich schleiche mich in mein Zimmer zurück …

Nach sechs Wochen Klinikaufenthalt holt mich mein Vater ab.

Kurz darauf muss ich mich bei einem Herz-Spezialisten einem Check-up unterziehen, da meine Herzprobleme nach wie vor akut sind. Dabei wird auch ein körperlicher Leistungstest durchgeführt. Der Spezialist teilt anschließend meiner Mutter und mir mit, ich hätte gerade mal noch 40% der Muskelkraft einer gesunden jungen Frau in meinem Alter. Außerdem würde mein Herz unregelmäßig schlagen, aber das sei vermutlich normal nach einer schweren Krankheit.

Und dann teilt er uns noch mit, ich hätte eine Herzbeutelentzündung durchgemacht, die anscheinend von selbst verheilt sei. Er schaut mich nachdenklich an und meint: «Auf Sie haben wohl tausend Schutzengel aufgepasst. Eine Herzbeutelentzündung kann unbehandelt leicht tödlich verlaufen.» Der Schreck sitzt ziemlich tief. Ich hätte also wirklich sterben können, meine Krankheit ist alles andere als harmlos …

Ich habe mich natürlich häufig gefragt, wie viele Male ich in diesen ersten Krankheitsjahren eigentlich am Tod vorbeigeschrammt bin. Schwere Borreliose, unbehandelte Herzbeutelentzündung, dazu massive Grippen mit sehr hohem Fieber, extremes Untergewicht, totale körperliche Überforderung und sogar Sport in lebensbedrohlichem Zustand …

Es gab unzählige kritische Situationen. Und kalt hat mich das auf keinen Fall gelassen – diese ständige Angst, nicht zu wissen, ob ich nun überleben werde oder nicht, plus die Tatsache, überhaupt keine Prognose zu haben … das hat mich total fertig gemacht. Wenn ich gewusst hätte, ich muss sterben, dann hätte ich mich mental darauf eingestellt, auch wenn ich mir natürlich gewünscht hätte, noch weiterleben zu dürfen. Aber ich wusste überhaupt nichts, niemand wusste etwas. Die Schulmedizin selbst war über die langfristigen Auswirkungen dieser Krankheit nicht informiert und konnte deshalb nicht die geringste Prognose stellen. Wenn damals schon bekannt gewesen wäre, dass sich diese Infektion in ihrem Verlauf mit der Zeit abschwächen wird, wäre ich gelassener gewesen. Stattdessen habe ich unzählige katastrophale Situationen durchgestanden und in ständiger Unsicherheit gelebt, weil ich keine Ahnung hatte, was diese Bakterien in all der Zeit in meinem Körper anrichten werden. Das war psychisch eigentlich kaum zu überstehen.

Ich war nie ein ängstliches Kind, war sogar ausgesprochen mutig, bin immer offen und neugierig auf neue Situationen und Menschen zugegangen. Aber seit Ausbruch dieser Krankheit bin ich eigentlich nur noch ein wandelndes Angstbündel … und zum momentanen Zeitpunkt alles andere als gesund.

Nach diesem Klinikaufenthalt gelange ich dennoch an einen Wendepunkt: Von nun an wird es mir langsam und stetig ein wenig besser gehen. Sehr, sehr langsam und stockend zwar. So schlecht wie diesen Sommer wird mein Gesundheitszustand jedoch nie mehr sein.

10. Simone, Freundin der Autorin aus der Sekundarschule, berichtet

Ich begegnete Claudia zum ersten Mal, als wir ungefähr sieben Jahre alt waren. Damals besuchten wir noch nicht dieselbe Klasse, das kam erst später, ab der Sekundarschule. Das Erste, was mir an Claudia auffiel, waren ihr herzliches Lachen, ihre kindliche Neugier und ihre impulsive, quirlige Art. Als wir dann ab der fünften Klasse gemeinsam die Schulbank drückten, lernte ich dieses fantasievolle Mädchen besser kennen, und wir wurden Freundinnen.

Sie war gänzlich offen, ohne Vorurteile, dazu sehr intelligent. Ich übertreibe nicht, wenn ich sage, dass sie das gescheiteste Mädchen der Klasse war. Auch lockte sie mich mit ihrer ungezwungenen Art aus der Reserve und tat mir gut. Wir spielten oft zusammen, buken Weihnachtskekse, nahmen selbst erdachte Hörspiele auf oder träumten gemeinsam. Man konnte mit ihr alles Mögliche unternehmen.

Schon damals schrieb sie Geschichten, sie war voller Ideen. Beide liebten wir Pferde über alles und ritten gemeinsam durch die Umgebung unseres Dorfes. Ich erinnere mich sogar, dass wir zusammen ein Diplom über Pferdepflege erwarben! Claudia war eine sehr gute Freundin (sie ist es übrigens immer noch), mit der man wirklich Pferde stehlen konnte. Ich mochte auch ihre verträumte Art, die sie manchmal die Umwelt vergessen ließ. Ich war immer erstaunt darüber, dass sie in der Schule, obwohl in Gedanken versunken, immer die richtige Antwort parat hatte. Viele gute Erinnerungen habe ich an Claudia, und ich denke gerne an unsere gemeinsamen Zeiten in der Kindheit zurück.

Als Claudia plötzlich so krank wurde, habe ich sie stiller, nachdenklicher in Erinnerung. Aber sie war immer noch das liebenswerte Mädchen mit den leuchtend blauen Augen. Die Auswirkungen der heimtückischen Krankheit Borreliose erlebte ich zum ersten Mal während eines Kinobesuches mit ihr. Damals waren wir ungefähr 16 Jahre alt.

Wir wollten uns «Forrest Gump» ansehen. Mir fiel auf, dass Claudia während des Vorspanns wiederholt zur Toilette musste. Dazu muss gesagt werden, dass der Vorspann sehr laut war, es wurde die Vorschau eines Actionfilms gezeigt, und auch mir war das Geballere ein bisschen zu viel. So begleitete ich Claudia zur Toilette. Dann warteten wir gespannt auf den Beginn des Filmes. Claudia sagte mir, dass sie nochmals zur Toilette müsse. Ich blieb diesmal sitzen. Doch meine Freundin kam nicht wieder. Langsam begann ich mir Sorgen zu machen. Als ich zu den Toiletten ging, fand ich diese leer vor. Nun bekam ich es mit der Angst zu tun. Die Angestellten im Kino konnten und wollten mir auch nicht weiterhelfen, lediglich telefonieren durfte ich. Damals hatten wir noch keine Handys.

Ich war hilflos und blieb auf der Kinotreppe sitzen, bis Claudias Mutter eintraf. Ich erfuhr, dass Claudia zum City-Notfall gegangen war, da sie einen Herzanfall hatte und zusammengebrochen war. Ich wusste damals noch nicht viel über Borreliose und was für Auswirkungen sie haben konnte. Aber ich war sehr erleichtert, zu erfahren, dass Claudia Hilfe gesucht hatte und gut aufgehoben war.

Als wir 18 Jahre alt waren, unternahmen wir eine Reise nach Sion. Es war sehr lustig, doch ich bemerkte, dass Claudia wegen der Krankheit auch geschwächt war, sensibler, nachdenklicher auch. Wir unternahmen einen Ausflug zur Burg und besuchten das Kino. Wir verbrachten eine schöne Zeit zusammen, mussten aber früher nach Hause, da sich Claudia nicht wohlfühlte.

Es tat mir leid, dass es ausgerechnet Claudia getroffen hatte. Ich wünschte, ich hätte ihr mehr helfen können. Ich wusste so gut wie nichts über diese Krankheit, konnte mir nicht vorstellen, wie eine kleine Zecke so eine heimtückische Krankheit übertragen konnte.

Trotz der Krankheit war Claudia immer sehr liebenswürdig zu mir und eine gute Zuhörerin. Sie war sicher zerbrechlicher als früher, hat gelitten, aber sie zeigte es nicht so sehr vor mir. Ich habe sie eigentlich als starkes Mädchen erlebt, das die Bürde der Krankheit tapfer getragen hat. Es tat mir leid, dass sie wegen der Borreliose so viele Abstriche machen musste. Claudia war immer so intelligent und hatte beste Lebensaussichten, und ich bin stolz auf sie, dass sie es trotz der Widrigkeiten geschafft hat, zu studieren und nun auch wieder zu schreiben.

Wir haben vor drei Jahren gemeinsam die frühere Wohnung meiner Oma renoviert, Claudia hat tatkräftig mitgeholfen. Ich schätze Claudia sehr, sie lässt sich nicht unterkriegen, ist mit allen immer freundlich und verliert kein Wort über ihr Schicksal.

11. Zurück in die Schule

Januar 1996

Nach meinem Klinikaufenthalt verbringe ich die Zeit zu Hause. Ich kann immer noch nicht viel tun und langweile mich oft. Wenigstens kann ich wieder lesen – die starken Sehstörungen haben sich gebessert –, auch wenn ich dabei rasch ermüde und einschlafe. Aber Tag für Tag so leben zu müssen isoliert mich. Auch für meine Eltern ist es eine Belastung, mich ständig um sich zu haben. Und der Spezialist meint, es sei nicht gut für einen jungen Menschen, einfach nur zu Hause herumzusitzen.

In die öffentliche Schule kann ich nicht gehen, weil ich wegen meines Gesundheitszustands das Programm nicht schaffe. Also suchen meine Eltern nach einer Lösung: Eine Privatschule bietet sich an, in der man keine Noten bekommt und folglich nicht so viel Leistung erbringen muss. Und die Schule ist – im Gegensatz zu den öffentlichen Instituten – bereit, mich auch unter diesen schwierigen Bedingungen aufzunehmen. Meine Eltern müssen das Schulgeld selber bezahlen, finanzielle Unterstützung bekommen sie keine.

Ich steige also im Winter in eine 10. Klasse ein. Die Lehrer sind sehr hilfsbereit und entgegenkommend, aber das Verhältnis zu den Mitschülern gestaltet sich nicht so einfach. Die Situation ist zugegebenermaßen auch sehr speziell: Ich habe ein eigenes Bett im Schulzimmer, in dem ich jeweils schlafen kann, wenn ich zu erschöpft bin, um dem Unterricht zu folgen.

Und ich kann dem Unterricht meistens auch nur sehr mühsam folgen:

Jeden Tag in der Schule verbringe ich mit unerträglichen Schmerzen und Beschwerden. Mein Kopf fühlt sich ständig so extrem heiß an, dass ich glaube, er müsse gleich explodieren. Ich kippe immer wieder weg, kann mich kaum aufrecht halten. Häufig sitze ich im Schulzimmer und schlottere von oben bis unten, weil ich so starken Schüttelfrost habe.

Die Mitschüler sind wie ich 17 Jahre alt, mitten in der Pubertäts-Endphase und mit ihren eigenen Problemen und Stimmungsschwankungen beschäftigt, wie das vermutlich jeder während dieser Zeit erlebt. Nur ich bekomme von den Auswirkungen der Pubertät kaum etwas zu spüren – mal abgesehen davon, dass ich neuerdings Pickel habe –, denn ich fühle mich immer noch, als hätte ich jeden Tag Grippe. Aber ich kann wieder besser gehen und ab und zu auch am Tagesgeschehen teilnehmen.

Ich werde von einem Behindertenfahrdienst der Gemeinde in die entfernt liegende Schule gefahren und wieder abgeholt, da die Bahnreise im Moment viel zu anstrengend für mich ist. Ich schaffe es nicht einmal mehr alleine von unserem Haus an den Bahnhof. Tragischerweise sieht man mir auch jetzt von außen nicht an, wie schlecht mein Zustand ist. Ich bin sehr bleich und dünn, und meine Wangen sind durch den dauerfiebrigen Zustand stets stark gerötet – aber sonst würde man kaum vermuten, dass ich krank bin.

Und so reagieren die meisten Schüler mit Unverständnis. Einige fragen mich immer wieder, ob ich wirklich krank sei oder ob ich nur so tun würde. Häufig werde ich auch angegriffen, wenn ich eine Aufgabe erledigen sollte: «Los, ein bisschen vorwärts, nicht so energielos!» Manche machen sich sogar richtiggehend lustig über meine «scheinbare» Krankheit.

Als ich an einem Morgen in die Schule komme, hat mir irgendwer Totenköpfe auf mein Prüfungsblatt gekritzelt. In Anbetracht meines schlimmen Gesundheitszustandes kann ich nicht wirklich darüber lachen. Es kommen viele Aggressionen von Seiten der Mitschüler, die nicht verstehen können, weshalb ich im Unterricht immer wieder zusammenbreche und kaum arbeiten mag, obwohl man mir ja gar nichts ansieht.

Auch das macht mir sehr zu schaffen, denn ich bin eigentlich ein umgänglicher junger Mensch und hatte während der früheren Schulzeit meistens ein gutes Verhältnis zu meinen Mitschülern; habe auch immer wieder Kinder zum Spielen nach Hause gebracht oder bin von anderen zum Spielen oder Essen eingeladen worden. Nun plötzlich in der Schule solche Schwierigkeiten zu erleben, weil ich eine Krankheit habe, die niemand kennt und versteht, macht mich total fertig. Als ob ich nicht schon genug Probleme hätte wegen dieser schrecklichen Krankheit ...

Außerdem höre ich häufig die Frage: «Weshalb kommst du überhaupt zur Schule, wenn du so krank bist? Solltest du nicht besser ins Krankenhaus gehen und dich behandeln lassen, bis du wieder gesund bist?» Und im Grunde genommen haben sie recht. Es ist wohl das Naheliegendste, dass ein kranker Mensch so lange behandelt werden müsste, bis er einen akzeptablen Gesundheitszustand erreicht.

Aber bei meiner Krankheit gibt es zu dieser Zeit so wenig Erfahrungen, so wenig Möglichkeiten, dass ich gar nichts anderes tun kann, als schwer krank zur Schule zu gehen. Das ist halt einfach Schicksal.

«Es tut mir leid, aber ich kann Ihnen im Moment wirklich keine andere Therapie anbieten, die wirksam wäre», erklärt mir mein Spezialist jeweils, wenn ich einen Termin in seiner Praxis habe. «Aber ich finde es gut und unterstütze Sie dabei, wenn Sie alternative Behandlungsmöglichkeiten in Betracht ziehen, solange Sie sich gesundheitlich nicht gut fühlen.»

Die Therapie mit Rheumamitteln, einige der wenigen Behandlungen, die zu diesem Zeitpunkt gegen eine fortgeschrittene Borreliose angeboten werden, möchte ich lieber nicht anwenden. Ich bin erst 17 Jahre alt und weiß nicht, ob es wirklich gut wäre für meinen jungen Körper, jahrelang Rheumamittel zu schlucken. Außerdem töten ja solche Medikamente gegen Rheuma keine Borrelien ab. Also wende ich mich der Alternativmedizin zu.

Dennoch empfinde ich es zu diesem Zeitpunkt natürlich nicht als angenehm, krank zu sein und nicht zu wissen, wie man erfolgreich behandeln kann. Das Unverständnis der Umwelt, das ständige Sich-wehren-Müssen, das zehrt zusätzlich an meiner Kraft. Ich beginne mich gefühlsmäßig zu schützen, lasse all die «Vorwürfe» nicht mehr an mich heran. Nur so schaffe ich es, psychisch zu überleben.

Folgen haben diese Erlebnisse trotzdem. Einerseits lebe ich in ständiger Angst, weil man mir anscheinend nicht glaubt, dass es mir nicht gut geht. Ich könnte wahrscheinlich tot zusammenbrechen, und man würde es mir immer noch nicht glauben. Andererseits gelange ich dadurch auch zur Überzeugung, dass ich niemandem von meiner Krankheit erzählen darf. Das hat weitreichende Folgen für die Zukunft, denn ich entwickle die Einstellung, dass ich generell keine persönlichen Bedürfnisse anmelden darf, weil mich ja sowieso niemand ernst nimmt.

Stellen Sie sich folgendes Beispiel vor: Sie haben eine Grippe mit 39 Grad Fieber. Sie wissen bestimmt, wie man sich dabei fühlt, nicht wahr? Sie sind völlig erschöpft, haben starke Kopfschmerzen, Gliederschmerzen und andere Schmerzen und möchten am liebsten die ganze Zeit nur noch schlafen. Jetzt stellen Sie sich vor, dass sich die üblichen Schmerzen einer Grippe noch intensivieren, bis sie so stark sind, dass Sie kaum mehr atmen können und fast ohnmächtig werden. Stellen Sie sich nun vor, Sie haben nicht nur diese starke Grippe mit diesen brutal starken Schmerzen, sondern es geht Ihnen noch schlechter, denn zusätzlich haben Sie weitere extreme Beschwerden wie schwere Herzprobleme, Atemlähmungen, Sehstörungen, Gleichgewichtsstörungen, Lähmungen in den Beinen und Armen, Blasenentzündungen, Durchfall, Hirnhautreizungen, Knochendeformierungen, Halluzinationen und vieles mehr. Sie sind sozusagen von Kopf bis Fuß krank; es gibt fast nichts mehr in Ihrem Körper, das noch richtig funktioniert.

Jetzt stellen Sie sich vor, Sie haben diese «Super-Grippe» nicht nur eine Woche lang, sondern über Monate und gar Jahre hinweg, und zwar jeden Tag. Am Morgen, wenn Sie aufwachen, am Abend, wenn Sie ins Bett gehen, andauernd haben Sie diese extremen Beschwerden, ohne Pause. (Im Übrigen schlafen Sie entweder gar nicht mehr nachts oder vielleicht noch maximal zwei bis drei Stunden.) Konnten Sie mir bis hierher folgen? Gut. Fahren wir fort.

In diesem Zustand müssen Sie nun arbeiten oder in die Schule gehen, müssen lernen, Ihren Haushalt erledigen usw. Und weil kaum jemand Ihren Zustand ernst nimmt, da Sie relativ gesund aussehen, müssen Sie dazu ständig um Verständnis und Unterstützung kämpfen. Häufig werden Sie auch von anderen angegriffen, obwohl Sie sich derart elend fühlen, dass Sie ernsthaft glauben, im nächsten Augenblick sterben zu müssen.

Sie bekommen zudem weder richtige medizinische Behandlung noch Hilfe vom Staat noch Rentengeld für Ihre Krankheit. Ihr Alltag ist geprägt von nicht endenden Kämpfen mit den Behörden um Unterstützung; wohlgemerkt in einem Zustand, in dem Sie eigentlich nur noch tot umfallen möchten. Sie leben am Existenzminimum und wissen häufig nicht, wie Sie Ihre Rechnungen bezahlen und wovon Sie überhaupt noch Essen kaufen sollen. Sie sind ganz auf sich allein gestellt und auf Ihre Angehörigen angewiesen, falls Sie Angehörige haben, die sich um Sie kümmern können. Macht Ihnen diese Vorstellung Angst? Ja?

Dann können Sie nachvollziehen, wie sich ein Mensch mit einer schweren, langandauernden Borreliose fühlt und welchen Ängsten er ausgesetzt sein kann. Vielleicht können Sie jetzt auch verstehen, weshalb die meisten chronisch Borreliose-Kranken diese schlimme Krankheit und ihre Folgen nur mit einem psychischen Trauma überleben. Den Betroffenen geht es – im extremsten Ausmaß der Erkrankung – vermutlich nicht viel besser als den aidskranken Patienten in Afrika, um die sich niemand kümmert …

Mir kommt immer ein Zitat aus einem Horrorfilm in den Sinn, wenn ich an die Lyme-Borreliose denke: «Lauf um dein Leben, denn du hast keine Ahnung, was dich erwartet!» Was mir so Angst macht, ist die Tatsache, dass es jeden treffen kann, auch Menschen, die völlig gesund und robust sind. Es mag bestimmt Menschen geben, die bereits vor Ausbruch der Borreliose geschwächt waren, aber ich habe verschiedenste Menschen kennen gelernt, die wirklich gesund waren und die diese Krankheit völlig umgehauen hat. Da die Krankheit in der Natur draußen aufgelesen wird, fallen ihr nicht selten gerade gesundheitsbewusste Menschen und auch Sportler zum Opfer.

Ich hatte niemals Angst, in meinem Leben schwer zu erkranken, ich war immer sicher, dass mich mein gesunder Lebensstil vor Schlimmem bewahren würde … Eine Lyme-Borreliose kann jedoch so heimtückisch sein, dass einen nichts davor bewahrt. Man ist diesen Bakterien völlig hilflos ausgeliefert, sobald sie mal zugeschlagen haben. Das ist ja das Schlimme.

In den 1990er-Jahren weiß man hier in der Bevölkerung nicht mal um die Existenz dieser Krankheit, was meine Situation natürlich auch nicht erleichtert.

Meine Mitmenschen können deshalb kaum nachvollziehen, wie es mir wirklich geht. Das führt auch dazu, dass ich immer wieder in brenzlige Situationen gerate, weil mein Zustand nicht genügend ernst genommen wird. Einmal fahre ich beispielsweise mit meiner Klasse in ein Biologielager in den Schweizer Bergen. Als wir an einem Tag eine Wanderung machen, merke ich, dass ich es einfach nicht mehr schaffe. «Tut mir leid, aber ich kann keinen Schritt mehr weiter den Berg hinauf gehen, sonst werde ich ohnmächtig», teile ich meiner Klassenlehrerin mit, meine Beine zittern extrem.

«Schaffst du es alleine zum Lagerhaus zurück?», fragt sie mich.

«Ich … ich bin nicht sicher, ich fühle mich gar nicht gut», erwidere ich.

«Das schaffst du schon, du musst ja nur den Weg hinunterlaufen, das ist höchstens eine halbe Stunde zu Fuß», meint sie.

Und so trete ich gezwungenermaßen den Rückweg zum Lagerhaus alleine an. Ich gehe einige Schritte, muss mich setzen, weil ich mich so schwach fühle. Es ist Herbst, und zu dieser Zeit ist es in den Bergen bereits ziemlich kalt. Mein fiebrig heißer Kopf glüht in der kühlen Luft. Ich gehe weiter, alles den Weg entlang, den wir hergekommen sind.

Das Lagerhaus ist so weit entfernt, dass man es von hier aus noch nicht erblicken kann, aber ich weiß, wo es sich ungefähr befindet. Weit und breit kein Mensch, Alpenblumen am Wegesrand sind meine einzigen Begleiter. Und da zieht plötzlich Nebel auf. Zuerst nur ganz leicht; dann wird er immer dichter, so dicht, dass ich irgendwann nur noch den Weg vor mir sehen kann. Ich verliere verständlicherweise irgendwann die Orientierung, beginne mich zu verlaufen, denn ich sehe nicht mehr, in welcher Richtung das Lagerhaus liegt. Seit Ausbruch der Krankheit habe ich sowieso Probleme mit der Orientierung. Und kein Mensch in der Nähe, den man um Hilfe bitten könnte.

Meine Beine zittern immer noch, und nun bekomme ich es auf einmal mit der Angst zu tun. *Wenn ich jetzt in meinem desolaten Zustand zusammenbreche, findet mich niemand*, denke ich. *Zuletzt schaffe ich es nicht mehr nach Hause und erfriere hier draußen irgendwo.* Ich muss mich wieder für einen Moment hinsetzen, weil ich kurz vor dem Zusammenbrechen bin. Und ich habe weder zu essen noch zu trinken dabei, da die Lehrer sowie einige Schüler den Proviant für die Klasse mitgenommen haben. Krank und alleine im Nebel in den Bergen, dazu gnadenlos verirrt – das ist die totale Horror-Vorstellung. Und in dieser Situation befinde ich mich jetzt gerade.

Ich versuche mich selber zu beruhigen: «Halt durch, du wirst das Lagerhaus schon wieder finden», aber die Tränen laufen mir nur so runter vor lauter Angst. Ich schaffe nicht nur den Weg kaum mehr, weil es mir so schlecht geht, sondern habe mich auch noch verlaufen und kann wegen des dichten Nebels kaum noch etwas sehen.

Irgendwie … und ich habe im Nachhinein keine Ahnung mehr, wie … treffe ich mit zwei Stunden Verspätung schließlich doch beim Lagerhaus ein. Die Erleichterung, die ich empfinde, als die Unterkunft plötzlich vor meinen Augen auftaucht, ist nicht in Worte zu fassen.

Seit einigen Jahren lebt meine Mutter in einem ständigen Panikzustand, denn etwa alle ein bis zwei Wochen bekommt sie von irgendwoher einen Anruf, dass ich zusammengebrochen sei oder einen schweren Herzanfall erlitten habe und man mich dringend holen kommen müsse. Die Schule ist eigentlich viel zu anstrengend für mich, und so breche ich regelmäßig zusammen.

Ich habe aber auch gute Erlebnisse an dieser Schule. Ich besuche viele spannende Fächer, die an der öffentlichen Schule nicht angeboten werden, wie etwa Bildhauen, Instrumentenbau oder Buchbinden. Ich stelle unerwartet fest, dass ich ein besonderes Talent fürs Gestalten habe, was mir bis dahin gar nicht richtig bewusst war, da ich als Kind ja hauptsächlich nur geschrieben habe.

Eine einmalige Erfahrung ist auch ein obligatorisches dreiwöchiges Sozialpraktikum in einem Behindertenheim, wo ich behinderte Kinder betreuen kann – wobei ich so krank bin, dass die Pfleger eher mich betreuen müssen, als dass ich die Behinderten umsorgen kann. Dennoch ist die Arbeit mit behinderten Kindern eine schöne Erfahrung.

12. Ferien in Loppiano

Juli 1997

Nach eineinhalb Jahren in dieser Privatschule hat sich mein Gesundheitszustand leicht verbessert. Die kontinuierlichen Osteopathie-Behandlungen in dieser Zeit haben dazu beigetragen, dass ich körperlich ein wenig stärker geworden bin. Meine Eltern überlegen sich, ob es jetzt nicht wieder möglich wäre, das Gymnasium fortzuführen.

Da ich jedoch immer noch krank bin, beschließen sie, mich in ein Klosterinternat in den Bergen zu schicken. So bleibt mir der tägliche Schulweg erspart, und ich bin gut betreut. Wiederum fallen hohe Schulkosten an, die meine Eltern übernehmen. Bevor ich jedoch ins Internat ziehe, verbringe ich mit den «Jugendlichen für eine geeinte Welt» der Fokolar-Bewegung eine Ferienwoche in Loppiano, einem christlichen Modelldorf in der Toskana, in dem Menschen aus der ganzen Welt zusammen leben und arbeiten. Ich bin im Grunde genommen nur schlecht urlaubs- und reisefähig. Aber meine Eltern meinen, es würde mir guttun, in den Ferien mal mit jungen Leuten etwas zu unternehmen.

Bei den Jugendlichen für eine geeinte Welt sind junge Leute verschiedenster Konfessionen dabei, aber auch solche, die nichts glauben – jedoch alle mit dem Ziel, durch verschiedene Aktionen für eine bessere, geeinte Welt einzutreten.

Und so schicken mich meine Eltern guten Gewissens mit diesen jungen Menschen in die Ferien. Obwohl es mir eigentlich nicht besonders gut geht, erlebe ich diese Ferien als besonders eindrücklich. Die jungen Leute kümmern sich wirklich rührend um mich. Sie stützen mich beim Gehen, bringen mir zu essen und zu trinken, nehmen besondere Rücksicht, weil ich krank bin. Ich werde nie allein gelassen, es wird dafür gesorgt, dass immer jemand bei mir ist.

Im Modelldorf Loppiano besuchen wir verschiedenste Produktionsstätten, unter anderem die «Fantasy Loppiano», welche wunderschöne Baby- und Kindermöbel herstellt. Wir fahren in dieser Woche auch nach Florenz, Siena, San Gimignano und Assisi, wo uns ein Führer eindrücklich das Leben und Wirken des heiligen Franz von Assisi schildert. Und wir sprechen in dieser Woche auch über den Glauben. Verschiedene Jugendliche berichten, wie sie versuchen, den Glauben in jeder Situation des Alltags umzusetzen.

«Das ist mein Gebot: Liebt einander, so wie ich euch geliebt habe» (Johannes 15,12). «Ich war hungrig, und ihr habt mir zu essen gegeben; ich war durstig, und ihr habt mir zu trinken gegeben» (Matthäus 25,35). «Alle sollen eins sein …, Vater» (Johannes 17,21). Diese Zitate aus der Bibel sind unter anderem Leitmotive der Spiritualität der Fokolar-Bewegung: «Gott ist Liebe» – «Jesus im Nächsten sehen» – «Gemeinsam auf dem Weg zu Gott».

Ich habe mich früher als Kind nicht groß damit beschäftigt, bin einfach zu den Kinderveranstaltungen der Bewegung gegangen. Nach den intensiven Erfahrungen mit dem Glauben, die ich durch meine Krankheit in den letzten drei Jahren gemacht habe, wecken diese Zitate jedoch nun mein Interesse. Jesus im Nächsten sehen? Was könnte das konkret bedeuten?

«Wo ich im Alltag auch hingehe, wenn ich jemanden treffe, denke ich, dass in dieser Person Jesus ist, und dann überlege ich mir, wie ich diesem Menschen etwas Gutes tun kann. Das ist die größte Glückseligkeit überhaupt für mich und erfüllt mich mit enormer Freude», erzählt eine junge Frau.

Das klingt gut, denke ich. *Aber ist so etwas im täglichen Leben wirklich umsetzbar?* Ich weiß nicht, ob das so einfach ist. Wie häufig ärgert man sich im Alltag mal über diesen, dann über jenen. Das ist doch menschlich. Und wenn man nun in jedem dieser Menschen Jesus sehen würde? Würde man sie dann alle gleich behandeln?

Die Überzeugung, dass jeder Mensch von Gott gewollt und geliebt ist, verändert von da an mein Leben. Als ich wieder aus den Ferien zurückkomme, versuche ich das auch zu verwirklichen. Obwohl es mir selber alles andere als gut geht, versuche ich von da an, anderen etwas Gutes zu tun. Ich laufe nicht mehr achtlos vorbei, wenn ich in der Stadt einen Drogenabhängigen treffe, sondern versuche, etwas aus seinem Leben zu erfahren, kaufe ihm sogar etwas zu essen und zu trinken. Im Bus sitzt eine Frau mit traurigem Gesicht? Vielleicht kann ich sie etwas aufmuntern? Die Dame am Postschalter scheint immer müde zu sein, wenn ich vorbeikomme. Was kann ich ihr Gutes tun? Kann ich ihr etwas schenken?

Wenn ich mir vorstelle, dass Jesus im Nächsten ist, verändert sich plötzlich alles. Ich bin selber erstaunt, was für eine Dynamik diese Einstellung im Alltag erzeugt. Ich habe die Bibel früher als Kind einfach als eine Sammlung von schönen Zitaten und Geschichten betrachtet. Nun stelle ich fest, dass in diesen Zitaten eine enorme Kraft steckt, die alles verändern kann, wenn man sie auf sein tägliches Leben anwendet. Von da an lese ich auch häufig das monatliche «Wort des Lebens», in dem jeweils ein anderes Bibelzitat mit der konkreten Bedeutung für das Leben erörtert wird.

13. Das Klosterinternat in den Schweizer Bergen

August 1997

Nach den Ferien trete ich also wie geplant ins Klosterinternat ein. Ich bekomme ein kleines Zimmer im Mädcheninternat, das ich mit persönlichen Gegenständen ergänzen darf. 20 weibliche Schüler und ungefähr 120 männliche Schüler leben hier.

Der Internatsalltag ist sehr anstrengend: Morgens vor dem Frühstück steht eine Stunde Lernen im Studiensaal auf dem Programm. Nach dem Frühstück im Speisesaal ist Unterricht. Anschließend gibt es Mittagessen im Speisesaal, danach eine Stunde Pause. Ich gehe jeden Tag in der Mittagspause in mein Zimmer, lege mich hin und stelle den Wecker, damit ich nicht den ganzen Nachmittag durchschlafe.

Nach der Mittagspause ist nämlich eine weitere Stunde Lernen angesagt, bevor der Unterricht am Nachmittag weitergeht. Anschließend gibt es Abendessen, Pause, und nochmals eine Stunde Lernen, bevor um 21.15 Uhr Nachtruhe ist. Am Samstag ist auch Unterricht, und sogar sonntags gibt es obligatorisches Lernen. Viel zu anstrengend für mich, das ganze Programm. Als Folge bekomme ich ständige extreme Kopfschmerzen, mein Körper kann sich wegen der fehlenden Pausen überhaupt nicht mehr regenerieren.

Da ich zudem die ganze Zeit im Internat bleiben muss und deshalb keine spezialisierten Therapien mehr machen kann, verschlechtert sich mein sowieso schon miserabler Gesundheitszustand zunehmend. Schwere Herzprobleme, Fieberschübe, Durchfall und starke Schmerzen machen mir zu schaffen.

Es gibt aber auch gute Erlebnisse während der Zeit im Internat: Ich bin in einer sehr netten Klasse, mit den Mitschülern verstehe ich mich gut, und einige von ihnen helfen mir weiter, sobald es Probleme gibt – beispielsweise wenn ich aus gesundheitlichen Gründen mit dem Stoff nicht nachkomme. Und auch wir Mädchen im Mädcheninternat verbringen eine gute Zeit zusammen.

Trotz meines havarierten Gesundheitszustandes versuche ich, an nächtlichen Zimmerpartys teilzunehmen, die stattfinden, sobald die Präfektin das Stockwerk verlassen hat. Aus mir unerklärlichen Gründen geht es mir abends körperlich immer etwas besser als den Tag durch. Und manches interessante Gespräch führe ich auf dem Areal vor dem Kloster mit den Jungs aus dem Jungeninternat.

Während dieser Internats-Zeit in den Schweizer Bergen lerne ich viele junge Leute kennen, mit denen ich auch Jahre später noch befreundet bin. Wie etwa Nadine, die wie ich im Mädcheninternat lebt und ebenfalls nicht gesund ist. Mit ihr führe ich viele tiefgründige Diskussionen über Gott und die Welt und den Sinn des Lebens. Oder Tamara, die in Zukunft eine meiner besten Freundinnen werden wird. Sie stammt von einem Bergbauernhof, hat viele Geschwister. Zu diesem Zeitpunkt ist sie eine schüchterne, aber sehr freundliche junge Frau.

In Zukunft werde ich ihre Familie immer wieder mal besuchen. Einmal nimmt mich Tamara im Sommer sogar auf die Alp mit, wo ihre Eltern während der Sommermonate leben und heuen. Wer jemals *Heidi* von Johanna Spyri gelesen hat, kann sich vielleicht vorstellen, wie es auf einer Schweizer Alp aussieht. Es ist wirklich postkartenmäßig schön. Da erwacht man morgens und blickt zum Fenster hinaus: Der Tag beginnt langsam, noch liegt Dunst über der Landschaft, aber nun geht die Sonne hinter den Bergen auf und wirft ihre Lichtstrahlen über die Alpenkette. Der Ausblick von so weit oben ist phänomenal, winzig liegt einem das Dorf im Tal zu Füßen.

Neben der ganzen gesundheitlichen Überforderung durch das strenge Programm im Internat profitiere ich also von wertvollen menschlichen Kontakten, die in Zukunft mein Leben bereichern werden. Mein Gesundheitszustand verschlechtert sich jedoch zusehends. Im November rufe ich meine Mutter weinend aus dem Internat an: «Ich schaffe das hier nicht, es ist viel zu anstrengend!» Meine Mutter reagiert verzweifelt: «Du musst durchhalten! Was willst du anderes tun?»

Ich mache noch drei Monate weiter, bis ich im Februar 1998, ein halbes Jahr nach Schulbeginn, einen Zusammenbruch habe. Notfallmäßig holen mich meine Eltern aus dem Internat, worauf ich zu Hause erst mal drei Tage lang praktisch durchschlafe.

14. Gedanken von Tamara, Freundin aus dem Klosterinternat

Ich habe Claudia im Gymnasium in Engelberg kennen gelernt. Sie war eines der ersten und einzigen Mädchen im damals neu eröffneten Mädcheninternat. Ich selber bin in Engelberg aufgewachsen, und so war es für mich immer spannend, neue Leute aus anderen Teilen der Schweiz kennen zu lernen. Claudia war mir schon damals sehr sympathisch, denn sie schien immer sehr tolerant, ohne Vorurteile, innerlich ausgeglichen und vielseitig. So haben wir immer mal wieder etwas zusammen unternommen und viel geredet.

Mir gefiel sehr, dass Claudia künstlerisch so begabt und interessiert war. Sie verstand sehr viel von Musik und von Ästhetik. So hat sie z. B. immer wieder mal jemanden geschminkt und so das Schönste und Beste aus den Leuten herausgeholt. Claudia hat auch mich ein paarmal gestylt, und da ich damals nicht so selbstbewusst war und mich auch nie schminkte, war dies für mich eine sehr schöne Erfahrung, welche mir half, mich auch in einem anderen Licht zu sehen und mehr Mut zu bekommen.

Ich bewunderte Claudia stets, denn sie schien viel über das Leben zu wissen. Da sie älter war als die meisten Klassenkameraden, brachte sie auch eine gewisse Reife mit. Trotzdem hat sie sehr jung ausgesehen und war auch immer für einen Spaß zu haben. Damals hat sie mir schon etwas von ihrer Krankheit erzählt, jedoch konnte ich das nicht genau nachfühlen, da dies für mich komplett neu war.

Eines Morgens haben ich und meine Klassenkameraden dann die Klassenzimmer-Wandtafel vollgeschrieben angetroffen. Dort hat Claudia uns eine Nachricht hinterlassen und die Klasse informiert, dass sie aus Krankheitsgründen die Schule abbrechen müsse. Das war ein Schock für mich, und ich begriff, dass diese Krankheit wirklich enorm ernst war.

Ich wollte aber mit Claudia in Kontakt bleiben, und so haben wir uns daraufhin immer mal wieder getroffen. Dabei war ich jedes Mal erstaunt über die Stärke von Claudia, denn sie hat sich nie anmerken lassen, dass sie leidet. So haben wir auch nicht lange über die Krankheit gesprochen, sondern haben Abenteuer unternommen wie normale Teenager in diesem Alter.

Es war immer sehr aufbauend, mit Claudia zu sprechen, und wenn ich heute darüber nachdenke, habe ich eine tiefe Bewunderung für sie, dass sie dieses jahrelange Leiden so tapfer und ohne je die Hoffnung zu verlieren durchgehalten hat. Das würden wahrscheinlich nicht alle Leute schaffen.

Über die Jahre haben wir uns immer wieder getroffen und miteinander telefoniert, und es hat sich eine sehr schöne und unkomplizierte Freundschaft daraus entwickelt. Claudia hatte stets einen unglaublichen Kampfgeist, ist trotz vieler Hindernisse wegen ihrer Krankheit immer wieder aufgestanden und hat ihre Ziele verwirklicht. Schulisch hat sie so am Ende alles erreicht, was sie wollte, doch im Berufsleben wird es nicht immer einfach gewesen sein, denn viele Therapien und Schwächephasen haben sie daran gehindert, jeden Tag voll da zu sein im Beruf. Dennoch hat sie auch dort nie aufgegeben und immer wieder das Beste daraus gemacht. Sie musste unglaubliche Durststrecken überwinden und hatte oft nicht genug Geld, um über die Runden zu kommen. Für mich war es daher stets eine Selbstverständlichkeit, ihr finanziell zur Seite zu stehen.

Vor einigen Jahren ist mein Vater selber unerwartet an einer Borreliose erkrankt. Er wurde beim Heuen von einer Zecke gestochen, und kurz darauf entstand rund um seinen Bauch eine rote, juckende Entzündung. Er fühlte sich
plötzlich müde und energielos und wurde von Tag zu Tag schwächer. Die Erkrankung schritt bei ihm sehr schnell voran und schwächte ihn dermaßen, dass er
kaum noch dazu in der Lage war, den Bauernhof zu führen. Innerhalb eines Monats hatte er fast schon 20 kg Gewicht verloren, so dass er nur noch liegen konnte. Die Ärzte waren ratlos, da keine der vorgeschlagenen Behandlungen Wirkung
zeigte.

Dank Claudia konnten wir schnellstmöglich die besten Therapien finden und
so meinen Vater retten. Dafür bin ich ihr ewig dankbar. Claudia hat es mehr als
verdient, endlich wieder gesund zu sein, denn sie hat so viel dafür gekämpft, dass
sie ein normales Leben führen kann. Ihre Lebens- und Leidensgeschichte kann
vielen Betroffenen Hoffnung schenken und sogar Leben retten.

15. Durststrecken

Juli 1998

Seit Februar bin ich wieder zu Hause, gehe überhaupt nicht mehr zur
Schule. Ich liege praktisch den ganzen Tag nur noch im Bett herum,
höre Musik. Meine Mutter muss mich regelrecht zwingen, ab und zu
aufzustehen. Einerseits geht es mir zu wenig gut, um etwas Rechtes zu
machen, andererseits bin ich nun auch psychisch völlig demotiviert.
Keine Schule, keine gleichaltrigen Mitschüler, keine positiven Erlebnisse
– und vor allem keine Aussicht, wieder zur Normalität zu finden.

Zu den bereits vorhandenen Beschwerden gesellen sich in dieser Zeit
neue Symptome: Ich habe verschiedenste kognitive Probleme, vergesse
laufend, was ich gehört habe, bekomme Wortfindungsstörungen, kann
nicht mehr richtig schreiben, meine Sätze klingen unlogisch und wirr.
Außerdem habe ich wiederholt komplette, minutenlange Blackouts, in
denen ich nicht mehr weiß, wo ich bin und weshalb ich mich an diesem
Ort befinde.

Diese neuen Symptome ängstigen mich, und als ich in einem Fachbe-
richt über Borreliose lese, dass die Krankheit zu irreparablen Hirnschäden und gar zu Schizophrenie und Psychosen führen kann, bin ich erst

recht beunruhigt. Die Angst, einen schweren Hirnschaden zu bekommen oder plötzlich geisteskrank zu werden und nichts dagegen tun zu können, ist von nun an mein ständiger Begleiter.

Ich suche erneut meinen Spezialisten auf. Er ist wie immer sehr verständnisvoll, sagt mir aber auch, dass es momentan keine weiteren Behandlungsmöglichkeiten gäbe und dass ich mich vielleicht damit abfinden müsse, nicht mehr komplett gesund zu werden.

Ich muss mich in Folge bei der Invalidenversicherung, der IV, melden, um abzuklären, welche Möglichkeiten es noch für mich gibt, eine Ausbildung zu machen. Meine Eltern hoffen, dass die IV eine Fernschule für mich bezahlen würde, damit ich überhaupt einen Abschluss machen kann. Durch die kostspielige Privatschule und das teure Internat sind ihre Ersparnisse noch mehr geschrumpft.

An dem Tag, an dem ich die Beratung aufsuche, geht es mir sehr schlecht. Ich bin kaum in der Lage, die Fragen der Beraterin zu beantworten. Ich fühle mich so erschöpft, dass mein Oberkörper immer wieder nach vorne kippt. Die Beraterin sagt zu mir, ich solle sie doch anschauen, während ich mit ihr spreche, und nicht die ganze Zeit umfallen. Aber das schaffe ich in diesem Moment nicht.

Beim anschließenden IQ-Test, den ich ausfüllen muss, schlafe ich nach dem ersten Drittel ein, mein Kopf bleibt einfach auf dem Tisch liegen. Als ich den Test abgeben muss, weckt mich die Beraterin – verständlicherweise habe ich mehr als die Hälfte nicht ausgefüllt. Beim nächsten Beratungstermin teilt mir die Dame mit, mein IQ-Test sei sehr schlecht ausgefallen. Mit einem solchen Resultat könne ich unmöglich ein Gymnasium besuchen.

«Waren Sie wirklich jemals im Gymnasium?», fragt mich die Beraterin skeptisch. Sie meint, allenfalls könne man eine Hilfslehre in Betracht ziehen. Aber das ist für mich wegen der körperlichen Anforderungen noch undenkbarer als eine Schule. Vor allem machen in der Schweiz hauptsächlich Menschen eine Hilfslehre, die so schlechte Schulleistungen aufweisen, dass sie keinen normalen Beruf erlernen können. *Das ist irgendwie schon unfassbar, was mein Leben für eine Wende genommen hat*, denke ich bestürzt. *Vor einigen Jahren habe ich noch damit gerechnet, bald als Autorin zu arbeiten, und nun will man mir eine Hilfslehre anbieten.*

Es gibt anscheinend überhaupt keine Möglichkeiten mehr im Moment: Ich kann nicht mehr gesund werden, Ausbildung kann ich auch keine machen und erst recht nicht arbeiten. Aber ich bin nun 19 Jahre alt und kann doch nicht mein Leben lang bei den Eltern wohnen⸮!

Erschreckende Bilanz der aktuellen Situation: Es gibt keine anderen Möglichkeiten mehr als eine Invalidenrente. Besonders meiner Mutter macht die Tatsache, dass ihr einst gesundes, intelligentes und talentiertes Kind praktisch keine Optionen mehr hat, sehr zu schaffen.

Meine Eltern müssen mich bei der IV anmelden. Dies bedeutet, unzählige Formulare auszufüllen, unzählige Abklärungen machen zu lassen. Ich muss in eine Klinik reisen, in der medizinische Abklärungen durchgeführt werden. Diese Klinik ist leider nicht im Geringsten auf Borreliose spezialisiert, man weiß dort nicht einmal genau, was das für eine Krankheit ist. Monate des Wartens folgen, dann endlich der Bericht: Es gibt keine Unterstützung durch die IV für mich.

Wieder einmal bleibt alles an mir und meinen Eltern hängen. Und ich fasse in diesem Moment einen Entschluss: Ich werde um mein Leben kämpfen, koste es, was es wolle! Irgendwann einmal werde ich wieder ein gutes Leben haben. Wenn mir schon niemand helfen will, dann helfe ich mir halt selber!

16. Höhenflüge und Talfahrten

August 1999

«Ich bin mit Olivier zusammen! Ich bin ja so glücklich und kann es noch gar nicht glauben!», steht in meinem Tagebuch vom 8. August 1999. Und weiter: «Gestern Abend waren wir am See unten, auf einer Bank inmitten vieler Bäume. Und da hat er mich gefragt, ob er mich küssen darf. Und ich habe geantwortet: ‹Ähm ja, doch, das wäre okay.› Was für eine dumme Antwort! Aber ich war so nervös, dass ich gar nicht mehr richtig überlegen konnte, denn ich habe ja noch niemals jemanden geküsst. Wir haben drei Stunden lang geküsst. Ich finde, er kann fantastisch küssen!»

Ich bin schon seit einem Jahr in Olivier verliebt und hätte es mir nie träumen lassen, dass dieser wunderschöne, intelligente und höfliche junge Mann wirklich jemals Interesse an mir haben könnte.

«Es ist ein Gefühl von … von Heimat … genau, das ist es, ich fühle mich bei ihm zu Hause», erkläre ich einer Freundin.

«Schöner Gedanke … irgendwie», erwidert sie.

Ich bin in den Augen anderer anscheinend nicht völlig unattraktiv, und man sieht mir die Spuren der bereits fünf Jahre dauernden schweren Krankheit wie den meisten anderen Betroffenen nicht groß an. Trotz der schwierigen Umstände scheint immer noch etwas von meiner früheren sonnigen, fröhlichen Art bei den Mitmenschen rüberzukommen.

Deshalb werde ich häufig von jungen Männern angesprochen, die mich kennen lernen möchten – mich aber sofort wieder fallenlassen, sobald sie merken, dass ich schwer krank bin. Ich kann das natürlich verstehen: Fast niemand möchte gerne freiwillig etwas haben, das ihm Aufwand und Mühe bereitet. Wir Menschen entscheiden uns in der Regel am liebsten für Dinge, die uns am meisten Vorteile, am meisten Glück und Wohlbefinden bringen – oder von denen wir glauben, dass sie das tun.

An der Universität werde ich viele Jahre später lernen, dass der Mensch – laut wissenschaftlichen Studien – Beziehungen zu anderen Menschen mit der Motivation eingeht, dass diese sein Leben positiv beeinflussen werden. Attribute wie beispielsweise Attraktivität, körperliche und psychische Gesundheit, eine angenehme, positive Art, Intelligenz, Bildung, guter gesellschaftlicher Status – und eine Gegenseitigkeit des Nutzens – sind häufig Gründe, weshalb wir uns anderen Menschen zuwenden.

Wie viele dieser Attribute kann ich als Borreliose-Kranke, die seit längerer Zeit krank ist, anbieten? So gut wie keine mehr. Es gibt sozusagen keinen plausiblen Grund, weshalb ein normaler, gesunder, erfolgreicher, gesellschaftlich gut integrierter junger Mann eine Beziehung mit mir eingehen sollte – wenn man davon ausgeht, dass Menschen allgemein Beziehungen eingehen, um ihr Leben positiv zu bereichern.

Jetzt mal ganz ehrlich: Ich liege fast den ganzen Tag nur herum und schlafe, habe ständig unerträgliche Schmerzen und Beschwerden. Ich weiß nicht, wie ich mit jemandem zusammen sein könnte, wenn ich die Hälfte des Tages gar nicht anwesend bin. Und was sollte ich einem jungen Mann überhaupt mitteilen, wenn ich dann mal gerade nicht schlafe? Dass ich seit vielen Jahren jeden Tag krank bin und mit kaum vorstellbaren Störungen leben muss? Ich will doch einem jungen Mann, den ich soeben erst kennen gelernt habe, nicht erzählen, was ich alles für extreme Beschwerden habe; da würde ich mich ja zu Tode schämen …

Oder soll ich etwa sagen, dass ich keine Ausbildung machen kann, keinen Schulabschluss habe, dass ich es kaum mehr schaffe, beim Schreiben ein paar anständige Sätze zustande zu bringen, und dass ich andauernd die Orientierung verliere und Durchfall habe? Dass ich meine Freizeit im Krankenhaus und bei unzähligen Ärzten und Therapeuten verbringe? Dass es bei meiner Krankheit bis jetzt keine erfolgreiche Therapie gibt, dass ich vielleicht gar nie mehr gesund werde und keine Berufschancen habe?

Es gibt nicht viele «normale» Dinge, über die ich mich auf Dauer unterhalten kann, denn mein Leben besteht seit Jahren aus einem völligen Extremzustand. Seit ich von der Schule weg bin, bekomme ich vom normalen Leben da draußen erst recht nur noch wenig mit und kann nicht über viel Spannendes sprechen, weder über Kultur, Politik, Sport noch sonst was …

Man sieht mir wie gesagt die Krankheit so gut wie nicht an; wenn ich Make-up trage, überhaupt nicht. Ich sehe auch nicht irgendwie verwahrlost aus, bin gut angezogen und gepflegt. Für einen Augenblick kann ich Small-Talk betreiben, meine extremen Beschwerden verstecken und schauspielern, sogar lachen, wenn ich auf andere Leute treffe – manchmal kommt auch wieder ein kleines Stück von der früher mal vorwitzigen Claudia zum Vorschein. Das sind dann die Augenblicke, in denen die jungen Männer glauben, eine fröhliche junge Frau getroffen zu haben, und nach meiner Adresse fragen, aber sobald man mich besser kennen lernt, stellt man fest, wie ich mein Leben in Wahrheit verbringe. Und ständig etwas über Krankheit zu hören ist nicht unbedingt das, was sich die meisten jungen Menschen wünschen …

Was antwortet also ein junger Mann, wenn ich ihm all das erzähle? «Oh, toll, das ist die Traumbeziehung, die ich mir immer gewünscht habe!» Wohl kaum … Es ist praktisch chancenlos, überhaupt auf eine Beziehung zu hoffen, es geht einfach nicht in diesem Zustand.

Das große Problem ist: Man ist mit einer schweren, nicht adäquat behandelten chronischen Borreliose nicht einfach nur ein bisschen krank – man ist so sehr krank, dass man praktisch nicht mehr lebensfähig ist … Also lebe ich zwangsläufig Tag für Tag, Jahr für Jahr immer alleine, ohne die geringste Aussicht auf eine Beziehung …

Es gab während sehr vieler Jahre keinen einzigen Geburtstag oder Valentinstag, kein einziges Weihnachtsfest, geschweige denn sonst einen

Tag, an dem ich jemals ein Geschenk von einem nicht mit mir verwandten Mann bekommen hätte ...

Ich habe während meiner Jugendzeit nie erlebt, wie sich das wohl anfühlen mag, mal eine Einladung für ein Wochenende, für irgendeine Überraschung oder für Ferien zu bekommen. Oder gar mit jemandem gemeinsam Zukunftspläne zu schmieden. Das war zugegebenermaßen nicht einfach, immer leer auszugehen, während andere glücklich sind ...

Würden Sie – wenn Sie eine neue Beziehung eingehen und die freie Wahl haben – einen Partner wählen, der chronisch krank ist, dadurch keine Ausbildung machen und nicht arbeiten kann und kein Geld hat? Den Sie kaum irgendwohin mitnehmen können? Den Sie womöglich noch pflegen und finanziell unterstützen müssen, der psychisch traumatisiert ist, weil er seit Jahren ein Horror-Erlebnis nach dem anderen hat und keine adäquate Behandlung und Betreuung erhält? Antworten Sie mal ganz ehrlich auf diese Frage ...

Wahrscheinlich können Sie durchaus nachvollziehen, wo die Probleme eines schwer kranken Borreliose-Patienten hinsichtlich einer Beziehung liegen.

Eine weitere Schwierigkeit ist mir in all diesen Jahren auch bewusst geworden – zumindest in der Schweiz; in anderen Ländern mag das nicht so sein. Es ist hier nicht unbedingt üblich, dass jemand aus der akademischen Gesellschaftsschicht, die häufig von starkem Erfolgsstreben geprägt ist, über Jahre hinweg überhaupt kein Geld hat. Die meisten dieser Menschen in der Schweiz können sich in den 1990er-Jahren einen angemessenen Lebensstandard leisten.

Eine der ersten Fragen, die man hierzulande in solchen Kreisen häufig hört, wenn man jemanden besser kennen lernt, lautet: «Was arbeitest du, wie viel verdienst du dabei ungefähr?» Und dann: «Hast du irgendwelches Vermögen auf der Seite?» Oder: «Besitzt du ein Auto?» Sowie: «Hast du eine eigene Wohnung?»

Ich musste immer wieder die Erfahrung machen, dass man in der Schweiz als möglicher Partner schnellstens abgeschrieben wird, wenn man gar kein Geld hat. Diese Tatsache habe ich übrigens von anderen Menschen, die durch einen Schicksalsschlag in Armut abgerutscht sind, ebenfalls mehrfach bestätigt bekommen.

Wenn ein Mensch nicht nur gar kein Geld hat, sondern auch nicht richtig arbeiten kann, zusätzlich gesundheitliche Schwierigkeiten aufweist und zudem noch psychisch traumatisiert ist – da kommen gerade mehrere belastende Faktoren zusammen. Jeder für sich allein wäre vielleicht noch tragbar, aber alle zusammen? In diesem Fall überlegen sich, realistisch gesehen, schon viele Menschen: «Ist mir das nicht zu anstrengend, zu aufwändig, mit so jemandem eine Beziehung aufzubauen, auch wenn ich diese Person eigentlich sympathisch und attraktiv fände?»

«Kennt ihr das auch, dass einem die chronische Borreliose die Partnersuche erschwert?», fragt ein attraktiver, sympathischer junger Betroffener in einem Internet-Forum. Und fügt hinzu: «Welche Frau will schon einen 25-jährigen chronisch Kranken, der jederzeit ausfallen kann?»

Ich kenne persönlich verschiedenste Leute, die seit Jahren ständig alleine leben. Gerade junge Betroffene haben häufig kaum Chancen, eine dauerhafte Beziehung aufzubauen, da junge Menschen, noch eher als ältere, einen geeigneten Partner für Zukunfts- und Familienplanung suchen. Dass chronisch Borreliose-Kranke durch die Infektion zudem gravierende Persönlichkeitsveränderungen durchmachen, die von Aggressionen über starkes Misstrauen bis zu Verfolgungswahn reichen, dass gar irreparable Hirnschäden entstehen, ist nicht selten und kann erst recht dazu führen, dass sich mögliche Partner von ihnen abwenden. Das ist eine weitere tragische Folge, wenn die Krankheit unbehandelt bleibt.

Ich bin zum jetzigen Zeitpunkt gerade mal 20 Jahre alt und seit über fünf Jahren Tag für Tag krank. Vor wenigen Monaten bin ich von zu Hause ausgezogen. Meine Mutter konnte es nicht mehr mit ansehen, dass ich immer nur daheim herumliege und nichts tue. Sie war mit ihren Kräften wieder einmal am Ende, die Situation war angespannt wegen der nicht endenden Belastungen.

Einmal habe ich meine Eltern zufällig diskutieren gehört.

«Was machen wir bloß mit diesem Kind?», meinte meine Mutter. «Es ist schwer krank, und die Situation wird überhaupt nicht besser.»

«Ich weiß auch nicht mehr weiter», erwiderte mein Vater, «ich bin völlig ratlos.»

Und mir hat es nicht nur zu schaffen gemacht, dass ich krank bin, ich habe mich zugegebenermaßen auch gelangweilt. Ich bin nun in einem Alter, in dem man von daheim auszieht und spannende Dinge erlebt. Stattdessen habe ich in unserem Haus auf dem Land gelebt und konnte nichts Schlaues machen. Ich habe den ganzen Tag lang nur Musik gehört und im Bett herumgelegen. Manchmal bin ich aufgestanden und habe etwas gebastelt. Häuschen aus Zahnstochern z. B., die ich bunt bemalt habe.

Lesen mochte ich überhaupt nicht mehr, und schreiben konnte ich auch kaum noch, da meine kognitiven Fähigkeiten stark beeinträchtigt sind. Aber so wollte ich auf Dauer nicht weiterleben. Deshalb haben meine Eltern sich nach einer Möglichkeit umgeschaut, dass ich ausziehen kann. Bei einer Bekannten in der Stadt ist zu diesem Zeitpunkt gerade ein Zimmer in ihrem Haus frei geworden.

Das wäre eine gute Gelegenheit, fanden wir. *So kann ich als junger Mensch in der Stadt wohnen und bin trotzdem nicht ganz alleine*, dachte ich. *Und meine Familie ist zudem nur 15 Minuten entfernt.* Meine Eltern haben den Umzug organisiert, ich habe die Möbel aus meinem Kinderzimmer mitgenommen. Wie üblich wollten meine Eltern auch für die Miete aufkommen.

Ich habe mich sehr auf den Umzug gefreut, denn ich habe als Kind immer davon geträumt, als Erwachsene einmal in der Stadt Bern zu wohnen. Das Viertel, in dem ich nun lebe, heißt «Obstberg». Und als ich in meinem neuen Zimmer zum ersten Mal zum Fenster hinausgeblickt habe, habe ich tatsächlich einen Garten voller Obstbäume entdeckt. *Wie schön*, habe ich gedacht, *hier wird es mir gefallen.* Und habe wieder etwas neue Motivation geschöpft.

Eigentlich kann man sagen, dass mein Leben ein kontinuierliches Auf und Ab zwischen Hoffnung und Resignation ist. Und im Moment ist wieder einmal Hoffnung angesagt. Meine Schwester beginnt, mich ab und zu mal mitzunehmen, wenn sie ausgeht. Es ist zwar anstrengend für mich, aber ich fühle mich sicher mit ihr, weil sie weiß, was zu tun ist, wenn es mir schlecht geht. Sie hat unzählige Herzanfälle und Zusammenbrüche von mir miterlebt und weiß, wie sie reagieren muss.

Früher war sie meine kleine Schwester, um die ich mich gekümmert habe – jetzt sind die Rollen vertauscht, und sie passt auf mich auf. Unser Verhältnis, das seit jeher schon eng ist, wird durch meine Krankheit noch enger.

Ich versuche wieder einmal, meine Ausbildung fortzusetzen, beginne ein Fernstudium, damit ich zu Hause lernen kann. Die hohen monatlichen Schulkosten zahlen wiederum meine Eltern, sie schränken sich finanziell noch mehr ein. Doch ich schaffe es kaum zu lernen, vergesse laufend alles, was ich gelesen habe. Ich habe keine abgeschlossene Ausbildung, keine Arbeit, kein Geld.

Da ich ungelernt bin, beginne ich am Wochenende in einem Supermarkt an der Kasse zu jobben. Die Arbeit ist eigentlich viel zu anstrengend für mich, ich bin überfordert. Das grelle Licht im Supermarkt ertrage ich wegen der Hirnhautreizungen, die ich seit Jahren habe, nur schlecht. Mein Kopf erhitzt sich immer mehr während der Arbeit, und ich spüre meinen Puls in den Schläfen pochen. Mir ist total schwindlig, manchmal verschwimmt sogar das Laufband mit den Waren vor meinen Augen. Ich bin jedes Mal kurz vor dem Ohnmächtigwerden, während ich an der Kasse sitze.

Bevor ich ganz zusammenbreche, flüchte ich jeweils aufs Klo. Dort lasse ich mir minutenlang kaltes Wasser über den heißen Kopf laufen, bevor ich zur Arbeit zurückkehre. In der Pause werde ich dann zum Filialleiter beordert. «Wenn Sie weiterhin während der Arbeit ständig aufs Klo gehen, können Sie bald aufhören, hier zu arbeiten», ermahnt er mich.

Glücklich bin ich nicht wirklich über diese Situation. Seit meiner Kindheit träume ich davon, so bald wie möglich Bücher zu schreiben und zu veröffentlichen, und nun bin ich 21 Jahre alt und arbeite an einer Supermarktkasse. Da ich ungelernt bin und nicht mal weiß, ob ich überhaupt eine Ausbildung schaffe, muss ich zwangsläufig diese Arbeit annehmen. Ich habe gar keine Alternative und brauche Geld.

Manchmal reicht das wenige Geld nicht mehr, um Essen zu kaufen; dann helfen mir meine Eltern aus. Ich finde, es ist ein unangenehmes Gefühl, als erwachsene Person die Eltern immer wieder um Geld bitten zu müssen, weil ich sonst am nächsten Tag nichts mehr zu essen habe.

Damit ich noch ein wenig mehr verdiene, beginne ich deshalb, ab und zu auf die Kinder der Nachbarin aufzupassen. Auch ziemlich riskant, wenn man bedenkt, dass ich immer extrem erschöpft bin und mich kaum konzentrieren, geschweige denn reagieren kann.

Und so versäume ich es eines Tages in meinem fiebrigen Zustand wirklich, während einer Busfahrt die Bremsen des Kinderwagens anzuziehen. Und als sich die Bustür an der nächsten Haltestelle öffnet, setzt sich plötzlich der Kinderwagen in Bewegung – was ich in meiner benebelten Wahrnehmung zuerst nicht einmal bemerke – und fährt mit dem

Baby die Stufen runter, direkt auf die Straße zu, und droht sich zu über-
schlagen, da er nur drei Räder besitzt und somit nicht sehr stabil ist.

Die Passagiere im Bus schreien auf, und erst da kapiere ich, was geschieht. «Um Himmels willen, das Kind stirbt ja!», ruft eine ältere Frau
entsetzt, und nun erlebe auch ich eine Schrecksekunde. Als ich voller Panik aus dem Bus eile, um mich um das Baby zu kümmern, starrt es mich
nur mit großen, erschrockenen Augen an, nachdem der Kinderwagen auf
der Straße draußen endlich zum Stillstand gekommen ist. Zum Glück ist
nichts Schlimmes geschehen …

Nicht ungefährlicher sind vermutlich die Autofahrstunden, die ich zu
dieser Zeit nehme. Ich habe wegen meines kontinuierlichen Erschöp-
fungszustandes große Mühe mit dem Autofahren und muss ständig aufpassen, dass mein Kopf nicht aufs Lenkrad sinkt und ich während des
Fahrens nicht einschlafe. Taubheitsgefühle und gelegentliche Lähmungs-
erscheinungen in Armen und Beinen führen dazu, dass ich es häufig weder schaffe, das Steuer gerade zu halten, noch Kupplung oder Bremse
richtig zu drücken.

Meine Arme und Beine zittern immer extrem beim Autofahren. Fiebergefühl, Konzentrationsstörungen, Schwindel und Gleichgewichtsstörungen wirken sich auch nicht gerade hilfreich aus im Fahrunterricht.
Und so übersehe ich häufig Straßenschilder, Ampeln, Verkehrslinien
und sogar Passanten – oder bin nicht mehr in der Lage, rechtzeitig zu
bremsen, weil ich mein Bein in diesem Moment nicht koordinieren kann.
Ich möchte es zwar runterdrücken, aber es reagiert nicht mehr.

«Jetzt passen Sie doch mal auf, Sie sind ja eine Gefahr für den Straßen-
verkehr!», poltert der Fahrlehrer, während er eine Notbremsung macht.
«Haben Sie denn nicht gesehen, dass da soeben eine Frau über den Zebrastreifen gegangen ist?!»

«Tut mir leid, ist mir irgendwie entgangen», entschuldige ich mich
murmelnd.

Ich bin sicher, wenn der Fahrlehrer nicht ständig eingreifen würde,
würde ich wirklich unzählige Fußgänger und Fahrradfahrer überfahren
sowie Autos, Leitplanken und Randsteine rammen. (Im Nachhinein
habe ich keine Ahnung, wie ich nach über 50 Fahrstunden die Autoprü-
fung bestanden habe, denn ich habe mich während der Prüfung gefühlt,
als ob ich gelähmt wäre.) In einem Slapstick-Film mögen solche Vorfälle
vielleicht witzig sein, aber in Realität ist es nicht amüsant, mit einer

schweren Borreliose den Alltag zu meistern. Vor allem kann es auch gefährlich sein, in einem solchen Zustand arbeiten zu müssen. *Das ist ja Wahnsinn, in dieser Situation überhaupt Auto zu fahren,* werden Sie nun bestimmt denken. Das sehe ich auch so. Doch das große Problem ist: Ich muss ALLES in diesem Zustand tun, ich muss mein ganzes Leben so bewältigen, Tag für Tag. Ich habe keine andere Wahl, denn bis zu diesem Zeitpunkt ist keine wirksame medizinische Therapie gegen meine fortgeschrittene Borreliose bekannt, weshalb ich einfach mit dieser schweren Infektion und den unerträglichen Auswirkungen leben muss. Ich habe keine Aussicht darauf, dass es mir im nächsten Jahr gut geht und ich dann all das tun könnte, was heute noch kaum zu schaffen ist. Und ich kann ja auch nicht einfach jahrelang nur herumliegen und warten, das wäre noch schlimmer. Die Tatsache, dass ich überhaupt irgendetwas schaffe, gibt mir wenigstens noch ein wenig Freude und Motivation. Deshalb mache ich alles in diesem Extrem-Zustand: Lernen, Haushalten, Arbeiten, Autofahren …

Wenn ich nicht gerade schlafe, weil ich mich so erschöpft fühle, verbringe ich meine Tage hauptsächlich damit, Musik zu hören. Am Wochenende höre ich immer die Live-Übertragung einer Disco in der Nähe. Das gibt mir wenigstens das Gefühl, unter jungen Menschen zu sein und die tolle Musik mithören zu können.

Oder ich fahre mit dem Bus in die Stadt, um die Geschäfte anzuschauen. Die Strukturlosigkeit meines Alltags, die fehlenden Hobbys und die Nichtexistenz einer Aufgabe, die mich erfüllt, all das macht mir zu schaffen. Ich gehöre nirgendwo richtig dazu, bin nirgendwo integriert.

Über Jahre hinweg immer wieder für längere Zeit isoliert zu sein, hinterlässt Spuren – man wird immer mehr ein Einzelgänger, wird immer weniger gesellschaftsfähig, verlernt, mit anderen Menschen zu kommunizieren. Man kann keine Verantwortung für andere übernehmen, kann nicht am Leben anderer teilhaben und auch nicht andere an seinem Leben teilhaben lassen.

Verschiedene Psychologen sagen, Beziehungen zu anderen Menschen würden dem Leben Sinn geben: Der Mensch würde sein Leben als sinnvoll empfinden, wenn er gute soziale Kontakte habe, unabhängig davon, ob er seinem Leben nun einen Sinn zuschreibe oder nicht. Im Gegenzug dazu würden Menschen, die keine oder keine guten sozialen Beziehungen haben, ihr Leben als sinnlos empfinden, auch wenn ihr Leben theoretisch natürlich trotzdem einen Sinn hätte. Das rein «subjektive, emotionale» Gefühl, dass man sein Leben als sinnvoll empfindet, soll also mit dem Vorhandensein von guten sozialen Kontakten in direktem Zusammenhang stehen. Aufgrund einer schweren Krankheit in langandauernde soziale Isolation zu geraten, ist deshalb – wenn man nicht gerade Autist ist – vermutlich etwas vom Schlimmsten, das einem Menschen widerfahren kann …

Ich besitze die Eigenschaft, mich stundenlang in etwas vertiefen zu können und dabei die Umwelt um mich herum völlig zu vergessen – eine Art «Abschalten von äußeren Einflüssen». Ich konnte beispielsweise als Kind völlig in meine Fantasiewelt abtauchen, und alles andere war dann in diesem Moment nicht mehr wichtig für mich. Ich glaube, diese Charaktereigenschaft rettet mir während der schweren Krankheit mental das Leben – denn man muss sehr stark sein, um mit einem solchen Alltag nicht irgendwann psychisch zum Wrack zu werden, vor allem wenn er Jahre andauert.

Irgendwann beginnt man zu abstrahieren, zu banalisieren, all die jahrelangen, nicht endenden katastrophalen Erlebnisse ins Unterbewusstsein zu verdrängen. Muss man irgendwie auch. Sonst würde man vermutlich irgendwann schizophren werden oder sonst wie austicken.

Meine Schwester, die noch feinfühliger ist als ich und meine Krankheit miterlebt hat, hat mir mehrere Male beteuert, dass sie so etwas nicht durchgestanden hätte, ohne in eine psychiatrische Klinik eingeliefert zu werden …

Ich war schon als Kind ziemlich hartnäckig und habe nicht so schnell aufgegeben, wenn sich mir Schwierigkeiten in den Weg gestellt haben, sondern unbeirrt weitergemacht.

Gleichzeitig ist es mir auch immer leichtgefallen, von anderen Menschen Hilfe und Unterstützung anzunehmen. Ich habe mich nie gescheut, um Hilfe zu bitten, und habe auch jeweils so lange weitergesucht, bis ich Menschen gefunden habe, die mir geholfen haben. Ich habe jede Hand ergriffen, die sich mir entgegengestreckt hat.

Ich glaube, diese beiden Eigenschaften haben ebenfalls dazu beigetragen, die eigentlich unerträgliche Krankheit so gut zu überstehen: einerseits stark zu bleiben und immer weiterzukämpfen, andererseits jede nur mögliche Hilfe zu suchen und anzunehmen. (Dass ich nicht immer Hilfe bekommen habe, ist eine andere Sache.)

Aber ich habe von mir aus stets wieder von Neuem nach den best-möglichen Therapien gesucht, ich habe eine Psychologin aufgesucht, da-mit ich meine Erlebnisse aufarbeiten kann, ich habe eine Sozialarbeiterin engagiert, damit sie mir hilft, wieder in einen normalen, regelmäßigen Alltag zurückzukehren, da ich ja so viele Jahre alles andere als normal leben konnte (ich hab ja nicht mal richtig kochen gelernt). Ich bin über-zeugt, dass ich es durch diese Verhaltensweisen geschafft habe, trotz al-lem heute wieder ein so gutes Leben zu führen.

Aber angenehm finde ich die krankheitsbedingte Absonderung zu die-sem Zeitpunkt nicht, und da ich gerne in der Gesellschaft anderer Men-schen bin und kommuniziere, macht mir besonders die oft Monate an-dauernde soziale Isolation extrem zu schaffen.

Häufig fühle ich mich auch antriebslos, weil ich in all diesen Krank-heitsjahren manchmal tagelang mit niemandem direkt sprechen kann. Und ich kenne Betroffene, welche all diese Belastungen und die Isolation nicht so gut überstehen und in der Folge psychisch krank werden – und bleiben. Mir sind verschiedenste Betroffene bekannt, die jahrelange Psy-chotherapien hinter sich haben, um all die schlimmen Erlebnisse, die durch die Borreliose entstanden sind, halbwegs verarbeiten zu können.

Nur schon die Tatsache, jahrelang krank zu sein und Schmerzen zu haben, ist psychisch belastend. Sich jahrelang so zu fühlen, als hätte man Tag für Tag eine Grippe, praktisch jede Nacht durchzuschwitzen und nie richtig schlafen zu können, ist kaum zu ertragen und kann einen fast in den Wahnsinn treiben. Und die Tatsache, nirgendwo richtige Hilfe zu bekommen, bringt einen noch zusätzlich um den Verstand.

Die Schulmedizin kann zu diesem Zeitpunkt immer noch keine be-währte Therapie gegen eine fortgeschrittene Borreliose anbieten. Aber ich kann in diesem Zustand auf Dauer nicht weiterleben, ich habe jeden Tag starke Schmerzen und wieder vermehrt Herzrhythmusstörungen. Mehrere Stunden am Stück setzt mein Herz immer wieder für einen Schlag aus und macht Mehrfachschläge, was sich extrem unangenehm anfühlt.

Auch das chronische Fieber- und Krankheitsgefühl ist immer noch da sowie die ständig wiederkehrenden Fieberschübe. Neuerdings machen mir auch Blasenentzündungen zu schaffen, so dass ich nachts zehn Mal aufs Klo muss und erst recht nicht mehr schlafen kann. (Wobei ich auch sonst seit Jahren nachts entweder gar nicht oder nur ganz wenig schlafe –

fünf Stunden sind vermutlich schon das absolute Maximum, und vor drei, vier, fünf Uhr morgens schaffe ich es kaum, einzuschlafen.) Einige Male mache ich während des nächtlichen Schlafes sogar ins Bett, da die Infektion auch Inkontinenz zur Folge hat.

Eine weitere unangenehme Störung ist die, dass ich nicht aus dem Schlaf aufwachen kann, weil ich akute Gleichgewichtsstörungen habe. Ich befinde mich dann in einem Zustand zwischen Träumen und Aufwachen und versuche verzweifelt, aufzuwachen – aber es gelingt mir nicht, weil mir total schwindlig ist. In den ersten Krankheitsjahren trat diese Störung alle paar Tage auf.

Wenn ich es genau nehme, sind zum jetzigen Zeitpunkt eigentlich praktisch alle Beschwerden noch da, die ich seit Ausbruch der Krankheit hatte, wenn auch etwas schwächer. Die «Super-Grippe» hat sich zu einer mittelschweren Grippe gewandelt.

Dafür sind neue Symptome dazu gekommen, die ich vorher noch nicht hatte, wie etwa die starken Blasenprobleme. Und die kognitiven Störungen sind nach wie vor extrem. Ich kann kaum noch richtig schreiben, es fällt mir total schwer, meine Gedanken zu ordnen und korrekte, verständliche Sätze zu formulieren. Lernen geht auch so gut wie nicht mehr, und das Lesen strengt mich ebenfalls sehr an. Die Blackouts nehmen zu.

Einmal sitze ich in einem Wartezimmer einer Praxis. Und auf einmal weiß ich nicht mehr, weshalb ich jetzt hier bin, und wo ich überhaupt bin. Ich habe völlig die Orientierung verloren.

Minutenlang überlege ich, was ich hier tue. Ständig starre ich die halbgeöffnete Jalousie und die Zeitschriften auf dem Tisch an und versuche herauszufinden, was das für eine Jalousie ist, was das für Zeitschriften sind. Was das für ein Mann ist, der mir gegenübersitzt. Und weshalb bin ich in diesem Raum, was will ich hier überhaupt? Ich versuche angestrengt nachzudenken, aber es fällt mir einfach nichts ein. Ich gerate in Panik, möchte am liebsten aus diesem Zimmer rennen, habe aber keine Ahnung, wohin … Erst einige Zeit später wird mir wieder klar, dass ich im Wartezimmer einer Arztpraxis sitze.

Ein anderes Mal bin ich an einem Samstagabend zu einem Geburtstagsfest außerhalb von Bern eingeladen. An der Straßenbahn-Endhaltestelle verwechsle ich die Richtungen, gehe nicht wie auf der Einladung angegeben zur Autobahnbrücke, sondern zur Eisenbahnbrücke, verlaufe mich komplett. Ich bin total durcheinander, weiß nicht mehr, wo ich bin.

Das Schlimmste ist, ich kann nicht mal mehr umkehren und zur Station zurückgehen, weil ich so verwirrt bin und völlig die Orientierung verloren habe. Deshalb gehe ich einfach immer weiter geradeaus. Zu allem Übel wird es auch noch zunehmend dunkler draußen, und es beginnt zu regnen. Ich passiere eine dunkle, unbeleuchtete Unterführung, bin ganz alleine – weit und breit kein Mensch, weiß nicht mehr, wo ich bin und wo ich hinmuss – und habe zugegebenermaßen total Angst … Das Einzige, was ich in diesem Moment denke, ist: *Wenn ich nun überfallen werde, habe ich null Chancen, mich zu wehren. Hoffentlich befindet sich kein Psychopath in dieser langen, dunklen Unterführung …*

Ich gerate auf ein Feld, gehe kreuz und quer durchs Unkraut, einfach immer weiter … Völlig durchnässt, erschöpft und mit Schlamm vollgespritzt erreiche ich schließlich nach einer Stunde einige Wohnhäuser, bitte dort um Hilfe und erfahre, dass ich in einem Nachbardorf gelandet bin. Als mir niemand weiterhelfen will, gehe ich gezwungenermaßen einfach weiter den Häusern entlang.

Irgendwo neben der Straße, an einer Bushaltestelle, entdecke ich schließlich eine Telefonkabine. Zum Glück finde ich eine Telefonkarte in meiner Geldbörse – und rufe unter Tränen und total verängstigt meine Bekannten an, damit sie mich holen kommen …

Ich weiß nicht genau, wie viele Male ich die Orientierung verliere, aber solche Dinge geschehen immer wieder. Und mit solch unangenehmen Störungen kann ich auf Dauer einfach nicht leben.

Ich lese mich deshalb selber in das Fachgebiet Borreliose ein, recherchiere im Internet und durchforste mit meinem bescheidenen Biologiewissen medizinische Sachbücher zum Thema, um zu verstehen, wie sich die Krankheit auswirkt und was man dagegen tun könnte. Besuchte ich vor einigen Jahren noch fast täglich die Schulbibliothek und fragte die Bibliothekarin, ob schon jemand den «Schwarzen Jack» zurückgebracht habe, oder ob «Jan als Detektiv, Band 5» wieder auszuleihen sei, so hole ich nun in der Universitätsbibliothek gezwungenermaßen Bücher über die Symptomatik der Borreliose.

Ich möchte nicht behaupten, dass ich die Medizin als Fachgebiet überhaupt nicht spannend finde, doch meine große Liebe gilt hauptsächlich der Welt des Schreibens, der Kultur im Allgemeinen. Mich nun die ganze

Zeit mit Themen beschäftigen zu müssen, die mich nicht besonders interessieren, und nicht das tun zu können, was mir am meisten zusagt und wofür ich das größte Talent habe, macht mich auch nicht glücklicher.

Wenn sich die Krankheit weniger gravierend auswirken würde – so dass ich trotzdem noch einigermaßen lebensfähig wäre und weiterhin schreiben könnte –, wäre die Situation erträglich. In diesem Fall könnte ich auch mit der Krankheit leben, sie akzeptieren. Doch diese Infektion hat dermaßen schwerwiegende Folgen, dass sie mir alles raubt, was mich ausmacht, und mir gar keine Möglichkeiten mehr lässt.

Jahrelang fühle ich mich, als hätte mir das Schicksal ein Leben aufgezwungen, das mir so was von fremd vorkommt. Ich beginne an diesem Punkt aber auch Verständnis zu empfinden für Menschen, die nie etwas tun können, das ihnen Freude macht, die vielleicht eine Arbeit ausüben müssen, die ihnen zuwider ist, und den Eindruck haben, «in einem falschen Leben zu stecken».

Da ich in der Behandlung der Krankheit sozusagen auf mich alleine gestellt bin, beginne ich sogar, mir Therapien zusammenzustellen. Ich bin erst 20 Jahre alt und muss mir selber Behandlungen verschreiben, da kein Arzt weiterweiß! Das Finden geeigneter Therapien ist nicht nur anstrengend, es geht auch viel Geld drauf für Dinge, die im besten Fall nutzlos, im schlimmsten Fall kontraproduktiv sind.

Auch durch sorgfältiges Überprüfen der angebotenen medizinischen Behandlungen lassen sich für Laien die Wirkungen nicht immer voraussehen. Einige Therapien lösen bei mir katastrophale körperliche Reaktionen aus …

Bei einer schweren Krankheit selber herumtherapieren zu müssen, kann also durchaus gefährlich sein. Die Tatsache, dass der Arzt als ausgebildete Fachperson den Patienten nicht behandeln kann, ist im Grunde genommen verheerend, denn es bedeutet konkret: Der chronisch schwerkranke Patient, der mit seinen extremen Beschwerden nicht leben kann, versucht verständlicherweise weiterhin, Heilung zu finden. Also probiert er irgendwelche Therapien aus, ohne die genauen Auswirkungen abschätzen zu können. Oder – nicht weniger schlimm – er fällt sogar einem Scharlatan in die Hände, der ihm sein ganzes Geld abknöpft oder seine Gesundheit gänzlich ruiniert.

Die kontinuierlichen Behandlungen strengen mich an, irgendwann mag ich kaum noch; mein Körper fühlt sich austherapiert an.

Für die Ozontherapie in einer spezialisierten Klinik muss ich jeweils sechs Stunden Zugreise auf mich nehmen, dies manchmal bis zu drei Mal pro Woche. Meine Eltern können mich wochentags aus beruflichen Gründen nicht jedes Mal mit dem Auto hinfahren, weshalb ich die Reise zu diesem Zeitpunkt häufig selber antrete.

Eine zu große Anstrengung für meinen kranken Körper. Nach den Behandlungen bin ich jeweils so erschöpft, dass ich auf der Rückfahrt im Zug im besten Fall in Tiefschlaf falle – im schlechtesten Fall zusammenbreche. Wenn ich so schweißgebadet und im Fieberrausch im Zug am Boden liege, kommt es zudem vor, dass ich von den Leuten für eine Drogenabhängige gehalten werde. «Oh Gott, schau mal, da liegt ein Junkie, die ist ja noch total jung», bemerkt eine Frau einmal zu ihrer Begleiterin. «Fass die auf keinen Fall an, lass sie liegen», erwidert diese.

Und die Fahrkartenkontrolleure wecken einen, wenn man im Tiefschlaf ist: «Sie dürfen nicht einfach im Zug herumliegen. Was machen Sie eigentlich hier? Haben Sie überhaupt eine Fahrkarte?» Mit misstrauischen Blicken werde ich von oben bis unten gemustert. Ich schäme mich, in öffentlichen Verkehrsmitteln immer wieder zusammenzubrechen und von fremden Leuten entsetzt angestarrt zu werden.

Ich empfinde es zudem als unangenehm, für Therapien jahrelang fast pausenlos herumzureisen. Ich fühle mich irgendwie heimatlos, habe kein richtiges Zuhause mehr und muss, da ich wegen der Krankheit nirgendwo integriert bin und keine Ausbildung machen und keine Arbeit ausüben kann, immer wieder umziehen.

Ich lebe etliche Jahre buchstäblich aus dem Koffer, bin ständig unterwegs. In all den Krankheitsjahren bin ich über 20 Mal umgezogen, weil ich wieder die Schule oder die Arbeit wechseln oder neue Therapien beginnen musste oder weil ich wegen der Krankheit die Miete nicht mehr bezahlen konnte.

Es hat mir eigentlich immer Freude gemacht, neue Menschen kennen zu lernen. Aber wenn man jahrelang mit so extrem vielen fremden Menschen zu tun hat, wie ich das während der Krankheit habe, wird das irgendwann ein mühsames Leben. Ich kann gar nicht mehr zählen, wie viele verschiedene Ärzte, Krankenschwestern, Therapeuten, Behördenangestellte, neue Mitschüler und neue Mitarbeiter ich kennen gelernt habe durch all die krankheitsbedingten Umstände und Wechsel.

Die Persönlichkeit beginnt dann irgendwann, sich zu zersplittern – ein

Teil ist in dieser Stadt, ein anderer in jener Stadt, ein Teil ist in diesem Krankenhaus, ein anderer in jenem. Das Leben wird unerträglich hektisch und unruhig, man wird völlig überreizt durch all die vielen neuen Menschen und Situationen, auf die man sich immer wieder von neuem einstellen muss.

Ein «normales» Leben beschränkt sich meistens auf die eigene Beziehung oder Familie, auf die eigene Wohnung, auf die Schule, auf den Arbeitsplatz, auf den Freizeitclub usw. Solche «Fixpunkte» gibt es bei mir seit Ausbruch der Krankheit schon lange keine mehr, mein Leben ist ein unerträglicher, niemals endender Stresszustand …

Und trotz der unglaublich vielen Menschen, die ich in all der Zeit oberflächlich kennen lerne, ist mein Alltag während unzähliger Jahre geprägt von enormer Einsamkeit. Einer Einsamkeit, die so unerträglich wird, dass ich mich häufig frage, ob es wirklich noch Sinn macht, auf diese Weise weiterzuleben …

Nicht viel weniger anstrengend als das ständige Therapieren ist in meinem Zustand das unaufhörliche Erledigen von Arztrechnungen. Da es weder eine spezialisierte Klinik noch sonst irgendeine Einrichtung gibt, wo man eine schwere Borreliose gezielt behandeln könnte, erhält man unzählige Abrechnungen von verschiedensten Ärzten, Kliniken, Labors und Therapeuten, die man alle einzeln bezahlen und dann auch noch zwecks Rückerstattung zur Krankenkasse schicken muss. (Anders als in Deutschland muss in der Schweiz der Patient meist alle Rechnungen selbst zahlen, um dann von der Kasse das Geld minus Selbstbehalt wieder erstattet zu bekommen.)

Zu diesem Zeitpunkt kann ich die Rechnungen häufig noch meinen Eltern abgeben, aber später versuche ich alles alleine zu begleichen. Ich glaube, mein Alltag besteht während vieler Jahre in fast nichts anderem als darin, herumzureisen, Therapien durchzuführen, Therapie-Rechnungen zu erledigen und Anträge zu stellen. Und das in einem Zustand, in dem ich am liebsten tot umfallen möchte, weil ich mich so schlecht und auch so einsam fühle …

Demotivierend empfinde ich auch die Tatsache, dass es zu diesem Zeitpunkt kein Buch eines Betroffenen gibt, das mir Mut machen könnte, auch kein nützliches Buch mit möglichen Therapien und Adressen drin. Alles muss ich mir selber zusammensuchen, und manchmal mag ich nicht einmal mehr das, möchte nur noch schlafen und die Schmerzen vergessen.

Im Internet stoße ich zudem auf Horror-Berichte von Borreliose-Kranken, die unter schrecklichsten Umständen leben: Menschen, die bereits seit Jahrzehnten krank sind. Betroffene, die wegen der Krankheit ihren Job und ihre Wohnung verloren haben und auf der Straße gelandet sind. Oder ganze Familien in den USA, die von Borreliose betroffen sind: Mutter, Vater, Kinder, alle schwer krank. Kein Bericht eines Betroffenen, der wieder ein gutes Leben hat. Im Gegenteil, haufenweise Patienten, die nun von der IV oder von Frührente leben. Und immer wieder Leidende, die sich das Leben nehmen, weil sie mit der Krankheit nicht mehr leben können.

Ich habe selber keine Suizidabsichten, da ich wirklich an meinem Leben hänge. Aber ich kann sehr gut nachvollziehen, wie man mit dieser Krankheit zum Entscheid gelangen kann, nicht mehr leben zu wollen. Das Leid kann wirklich das erträgliche Maß übersteigen, so dass der Tod als Erlösung angesehen wird, vor allem, wenn man jahrelang keine Hilfe bekommt und es nie besser wird.

«Einmal stand ich kurz davor, mir das Leben zu nehmen», berichtet mir eine Bekannte, die ebenfalls schwer borreliosekrank ist. «Ich war so fertig, ich konnte nicht mehr. Ich habe extrem mit mir gerungen, denn ich glaube an Gott und wollte so etwas eigentlich nicht tun. Und vom Sport her bin ich es gewohnt, zu kämpfen und mich durchzubeißen. Aber ich hatte keine Kraft mehr, noch länger weiterzukämpfen. Die Krankheit mit all ihren schlimmen Folgen hat mich so zerstört, ich dachte, nun geht es nicht mehr weiter. Ich bin mit dem Fahrrad einen Hang runtergefahren, voll auf einen Lastwagen zu, mit der Absicht, mich überfahren zu lassen. Habe das Fahrrad einfach laufen lassen. Kurz bevor ich mit dem Lastwagen zusammengestoßen bin, sind mir meine Eltern in den Sinn gekommen und dass es ihnen das Herz brechen wird, wenn ich nicht mehr da bin. Da hab ich im allerletzten Moment eine Notbremsung gemacht. Es war wirklich haarscharf.»

Ich schweige betroffen, während sie mir das erzählt.

All diese schlimmen Berichte ziehen mich völlig runter. «Es ist das Prinzip der Ansteckung», wird unsere Philosophieprofessorin viele Jahre später an der Uni erzählen. «Beschäftigen wir uns mit negativen Dingen, sind wir anschließend auch schlecht drauf. Hingegen fühlen wir uns automatisch besser, wenn wir mit positiven Dingen zu tun haben.» Und zu diesem Zeitpunkt habe ich so viele negative Erlebnisse, dass ich mich zwangsläufig nicht gut fühle.

Hatte ich nach meinem Umzug noch Hoffnung, dass sich vielleicht etwas ändern wird, so stelle ich nun fest, dass alles beim Alten ist. Ich bin praktisch auf mich alleine gestellt mit meinen Beschwerden, meiner Situation. Ich weiß nicht genau, wie man erfolgreich therapieren kann – wenn überhaupt. Ich weiß nicht, wie ich meine Ausbildung schaffen soll – wenn überhaupt. Ich weiß nicht, wie ich es schaffe, in ein normales Leben zurückzukehren – wenn überhaupt. All diese Fragezeichen, diese Unsicherheit.

Diese Erlebnisse haben auch gravierende psychologische Auswirkungen auf mein Verhalten. Die Situation, in der sich ein Borreliose-Betroffener zwangsläufig über Jahre hinweg befindet, löst weitreichende Folgen aus. Man lebt nämlich in einem Zustand totaler Panik: Man hat unerträgliche Beschwerden und Schmerzen, die einem extrem Angst machen, und niemand kann oder will einem helfen.

Zusätzlich wird man unaufhörlich von A–Z hin und her geschoben. Das alles kann dazu führen, dass man regelrecht panisch und hysterisch wird und nicht mehr klar denken und überlegen kann, was sich auch auf andere Lebensbereiche überträgt. Ich mache zudem ständig die Erfahrung, dass ich tun kann, was ich will, und sich doch nichts an meiner Situation ändert.

Während der Jahre entwickle ich deshalb eine enorme Kampfhaltung und gehe an Dinge mit der allgemeinen Einstellung heran, dass ich extrem viel Aufwand betreiben muss, um überhaupt etwas zu erreichen, was mit der Zeit auch zu einer großen Überanstrengung führt.

Irgendwann verliere ich auch das Vertrauen ins Leben, bin überzeugt, dass es sowieso schiefläuft.

Dazu kommt noch, dass die Krankheit selber schwere kognitive Störungen auslösen kann, was das logische Denken auch nicht gerade erleichtert, und die Borrelien-Toxine die Persönlichkeit und die Stimmung gravierend verändern können, so dass jede Anforderung eine totale Überforderung ist.

Und da es keine Hilfe gibt, gerät man mit der Zeit kontinuierlich in eine Art «Abwärtsspirale» und stolpert von einer katastrophalen Situation in die nächste – so wie man das häufig bei Menschen beobachten kann, die aus dem sozialen Netz gefallen sind. Zusammengefasst: Eine Borreliose kann einen Menschen völlig aus der Bahn werfen, und man sollte als Betroffener allerdringendst in jeder Hinsicht professionelle Unterstützung bekommen.

Im Grunde genommen ist es ein absoluter Wahnsinn, welche Eigeninitiative ein Borreliose-Betroffener in seinem Zustand entwickeln muss, wie er sich jahrelang Tag für Tag selber medizinisch und psychologisch helfen und mit all den Überforderungen und den vielen Ängsten klarkommen muss.

Eine weitere Schwierigkeit gesellt sich dazu: Über Jahre hinweg besteht mein Alltag aus dem einzigen Ziel, den Tag irgendwie zu überleben. Das führt dazu, dass ich ganz viele Dinge, die man in diesem Alter lernt, nicht lerne, weil ich mich überhaupt nicht damit beschäftigen kann und mag: Wie geht man mit Geld um? Was ist realistisch, was nicht? Wie plant man ein Projekt? Wie organisiert man einen eigenen Haushalt? Diese «Fähigkeitsdefizite» werden mir dann von anderen immer wieder vorgehalten, was mich nur noch mehr unter Druck setzt.

Zu diesem Zeitpunkt gibt es scheinbar keine Hoffnung auf ein besseres Leben. Man kann auf ganz vieles verzichten im Leben, aber nicht auf die Hoffnung. Hoffnung ist das, was einen weiterträgt und einem Mut macht: dass es besser wird, dass irgendwelche Türen aufgehen, dass es neue Möglichkeiten geben wird. Mir kommt wieder in den Sinn, was mir der Spezialist vor einiger Zeit gesagt hat: «Ich kann Ihnen nicht versprechen, dass Sie jemals wieder ganz gesund werden. Sie müssen sich damit abfinden, vielleicht nie mehr ein normales Leben führen zu können.»

Immer häufiger falle ich deshalb in depressive Zustände. In mir baut sich zudem immer größere Wut und auch Trauer auf. Ich hatte so viele Träume und Ziele für mein Leben, so einen guten Start, so eine schöne Kindheit. Wieso wird mir alles genommen, was das Leben noch lebenswert macht?! Wut über die ganze Ungerechtigkeit ist von da an mein ständiger Begleiter, Wut über ein völlig verpfuschtes Dasein ohne Aussichten, das jenseits jeglicher erträglichen Lebensqualität liegt.

«Das ist nicht das Leben, das ich mir gewünscht habe; das ist nicht mein Leben und darf auf keinen Fall für immer so bleiben.» Dieser Satz geht mir immer und immer wieder durch den Kopf. Ich hatte viele Pläne für meine Zukunft: einmal als Kinderbuchautorin arbeiten, vielleicht mal eine eigene Familie und eine schöne Wohnung haben, die Welt entdecken, reisen, am Wochenende etwas Spannendes unternehmen. Aber so was wie diese schreckliche Krankheit mit all ihren Folgen, nein, das habe ich mir nicht im Geringsten erhofft oder ausgemalt. Manchmal bin ich richtiggehend vor dem Verzweifeln. Und dann schlägt im nächsten Moment wieder mein Optimismus durch: *Irgendwann wird bestimmt alles wieder gut kommen!* Eben: ein einziges Auf und Ab zwischen Hoffnung und Resignation …

Ich bin bestürzt, dass bei den Ärzten und in der Gesellschaft so wenig Wissen über eine Krankheit, die sich jedermann auflesen kann, und ihre möglichen schwerwiegenden Folgen vorhanden ist. «Weißt du», erzählt mir ein guter Freund meines Vaters, der Chirurg ist, «die Borreliose ist eine Krankheit, die nicht so einfach zu diagnostizieren ist. Das beginnt bereits im Medizinstudium», erklärt er.

«Die Borreliose wird nicht spezifisch als eigene Krankheit durchgenommen. Da lernt man etwas über ein bestimmtes Krankheitsbild. Und am Schluss heißt es: Eine Borreliose könnte diese Beschwerden übrigens auch auslösen. Also gibt es verschiedenste, ganz unterschiedliche Beschwerden, die alle auch durch eine Borreliose verursacht sein könnten. Dann bei einem Patienten, der mit irgendwelchen Beschwerden kommt, gerade auf eine Borreliose zu tippen, ist aus all diesen Gründen eigentlich fast schon ein Glücksfall», meint er.

«Vielleicht bräuchte es also einfach noch besseres Wissen über diese Krankheit», denke ich mir.

Für andere Krankheiten gibt es gut organisierte Beratungsstellen, Unterstützung und breite Aufklärungskampagnen. In der Schweiz, wo ich lebe, ist beispielsweise in den letzten 20 Jahren hervorragende Arbeit geleistet worden, um Suchtmittelabhängige wieder zu integrieren und ihre Lebensbedingungen zu verbessern.

Wer als Betroffener wirklich motiviert ist, von seiner Sucht loszukommen, von der Straße wegzukommen, findet ein breites Angebot vor: medizinische, psychologische, soziale Betreuung, betreutes Wohnen, Re-Integrationsmaßnahmen mit Arbeitsprojekten, schulischer Ausbildung und Weiterbildungsmöglichkeiten. Viele Jahre später werde ich in einem Projekt für betreutes Wohnen mit Suchtmittelabhängigen arbeiten: Die

Betroffenen erhalten einwandfreie Wohnungen, in denen sie leben können. Jede Woche kommen Sozialarbeiter vorbei, um nachzuschauen, wie es den Leuten geht.

«Wie geht es dir heute?», fragen sie. «Wie ist es diese Woche gelaufen, wo gab es Probleme? Wie geht es mit deiner Therapie vorwärts, verträgst du die Medikamente? Gibt es irgendwelche Schwierigkeiten bei der neuen Arbeitsstelle? Übrigens, ich habe dir noch etwas zu essen und Vitamintabletten mitgebracht.»

Ich bin sicher, dass wahrscheinlich die meisten chronisch Borreliose-Betroffenen in kürzester Zeit zurück in einem normalen Leben wären, wenn sie so hervorragende medizinische und soziale Betreuung bekämen ... Jeder Borreliose-Kranke würde so etwas vermutlich mit Freude und Dankbarkeit annehmen.

Von einem solchen Angebot kann ich zu diesem Zeitpunkt als Borreliose-Kranke nämlich nur träumen. Es gibt so gut wie keine Möglichkeiten. Für Borreliose gibt es einige wenige Verbände, die hauptsächlich von Menschen geleitet werden, die selber von der Krankheit betroffen sind. Dies führt zwangsläufig dazu, dass diese Leute nicht mit vollem Einsatz arbeiten können.

Und es gibt die Selbsthilfegruppen für Betroffene. Das Wort «Selbsthilfe» sagt es ja schon: Die Kranken müssen sich gegenseitig selber helfen. Ich hatte damals häufig den Eindruck, dass die Betroffenen in den Selbsthilfegruppen – wie ich selber auch – psychisch traumatisiert sind durch all ihre schlimmen Erlebnisse und dringend Unterstützung durch eine Fachperson wie einen Sozialarbeiter oder einen Psychologen bräuchten. Wenn Menschen, die schwer krank und psychisch traumatisiert sind, anderen Menschen helfen müssen, die ebenfalls in diesem Zustand leben, ist das ohne zusätzliche Unterstützung von Experten im Grunde genommen eine Überforderung ...

In der Zwischenzeit ist in den Selbsthilfegruppen viel Erfahrungswissen angehäuft worden. Im Jahr 1999 erlebe ich in der Selbsthilfegruppe, der ich mich anschließe, jedoch viel Verzweiflung und Hoffnungslosigkeit. Es gibt zu diesem Zeitpunkt in der Schweiz auch noch keine Zeckenliga, und kaum jemand hat eine Ahnung, was man gegen die Krankheit tun könnte. Ich lerne andere Menschen kennen, die noch weitaus schlimmere Schicksale haben als ich:

Alleinerziehende Mütter mit Kindern, die Borreliose haben – oder alleinerziehende Mütter, die selber Borreliose haben und durch die Krankheit völlig mittellos sind. Patienten, die bereits als Baby infiziert wurden und nun seit 30 Jahren krank sind. Junge Menschen in meinem Alter, die im Rollstuhl sitzen, schwer hirngeschädigt sind und nicht mehr richtig sprechen können. Betroffene, die ihr Haus verkaufen mussten, um die Behandlungen zu bezahlen. Kranke Familienväter, die ihre ganze Familie durchbringen müssen. Patienten mit großen finanziellen Problemen, die ihr Leben zwischen Sozialamt und Invalidenstelle fristen, immer am Kämpfen, immer am Limit. Ich lerne Betroffene kennen, die in einer regelrechten Müllhalde wohnen, weil sie keine Kraft mehr haben, sich auch noch um das Geringste zu kümmern – nicht einmal mehr um ihre Körperhygiene.

Da man sich vor einer Borreliose nicht immer optimal schützen kann – nur schon, weil man Zecken häufig übersieht –, kann die Krankheit natürlich auch jeden treffen. Und nicht jeder Borreliose-Betroffene ist wie ich ein Kind aus einer wohlsituierten Familie. Trifft die Krankheit jemanden, der bereits in problematischen oder armen Verhältnissen lebt, oder ist der Betroffene erwachsen und verpflichtet, sich selber um seinen Lebensunterhalt (oder sogar den seiner Familie) zu kümmern, hat er aufgrund der mangelnden Unterstützungsmöglichkeiten meistens kaum noch Chancen, stelle ich fest.

Und auch Menschen aus «optimalen» Verhältnissen rutschen langfristig oftmals ab, denn die Betroffenen werden schwerkrank jahrelang hin und her geschoben – von Arzt zu Arzt, von Schule zu Schule, von Arbeitsplatz zu Arbeitsplatz, von Arbeitsamt zu Sozialamt, IV und Rentenversicherung.

Nach einigen solchen Jahren ist man körperlich und psychisch echt am Ende, häufig nicht mehr gesellschaftsfähig und auch nicht mehr in der Lage, etwas Konkretes zu arbeiten. Einige Betroffene, die ich persönlich kenne, sind geradezu «ausgeklinkt» – ein solches Dasein überlebt man meistens einfach nicht, ohne ernsthaft Schaden zu nehmen. Ich kenne sogar Betroffene, die seit Jahren völlig isoliert leben und praktisch keine Bezugspersonen mehr haben …

Die größte Schwierigkeit ist vor allem: All den Betroffenen geht es zu dieser Zeit schlecht. Und da niemand darüber informiert ist, dass sich die Krankheit über die Jahre hinweg abschwächt, hat auch niemand eine Ahnung, dass es in Zukunft anders aussehen wird. Viele der damals schwer

Erkrankten werden 15 Jahre später wieder lebensfähig sein. Eine Bekannte, die zu dieser Zeit im Rollstuhl sitzt, kann heute wieder gehen und hat zwei Kinder. Ein weiterer Kollege, dem es lange Zeit schlecht ging, führt heute sogar eine eigene Firma. Auch meine Freundin Vivienne ist heutzutage wieder in der Lage, zu arbeiten und Spitzensport zu betreiben. Aber das weiß zu diesem Zeitpunkt niemand von uns, und so ist viel Verzweiflung und Mutlosigkeit, aber auch Frust in der Selbsthilfegruppe zu spüren.

Zu diesem Zeitpunkt bin ich zugegebenermaßen mehr als schockiert über diese Zustände. Wie kann man so was überhaupt psychisch überleben? Da muss man ja einfach wahnsinnig werden! Auch wenn ich mein Leben nicht wirklich als lebenswert empfinde, so werde ich immerhin noch durch meine Familie mental und finanziell unterstützt; das Sozialamt ist mir bisher glücklicherweise erspart geblieben. Meine Eltern sind gutverdienend, sie können mir teure Therapien und Schulen bezahlen – und im schlimmsten Fall könnten wir uns sogar einen Anwalt leisten.

Aber andere Betroffene haben überhaupt keine Möglichkeiten. Da zu dieser Zeit keine bewährten, erprobten Therapien und keine öffentliche Unterstützung existieren, gibt es Betroffene, die mehr Chancen als andere haben – weil sie oder ihre Angehörigen mehr Möglichkeiten haben, um selber Therapien, Ausbildungen usw. zu bezahlen. Andere müssen hilflos zuschauen, wie sie oder ihre Angehörigen invalid werden, weil sie keine Behandlungen bezahlen können, die das verhindern könnten – oder auch, weil ihnen schlicht jegliches medizinische Wissen fehlt. Nicht jeder Mensch hat in seiner Ausbildung medizinische Kenntnisse erworben; in diesem Fall ist er einfach vom Urteil und von den Entscheidungen des Arztes abhängig.

Diese Ungerechtigkeiten zu erleben und nichts dagegen tun zu können, das macht mir sehr zu schaffen. Ich engagiere mich deshalb eine Zeitlang in der Selbsthilfegruppe meiner Region, um Treffen zu organisieren und anderen Patienten weiterzuhelfen – und werde in dieser Zeit auch von einem Journalisten einer Zeitung für ein Interview angefragt. Ich sage zu.

Da ich eine der Borreliose-Betroffenen bin, die einen schweren Verlauf der Krankheit durchmachen, und der Artikel anscheinend ziemlich schockierend wirkt, ruft mich bereits eine Woche nach Erscheinen eine Verantwortliche des Schweizer Fernsehens an:

«Wir haben Ihr Interview gelesen und möchten Sie gerne in die Sendung ‹Gesundheitsmagazin Puls› einladen», erzählt sie. «Wenn möglich möchten wir in der Sendung auch Bilder aus Ihrem Leben zeigen. Es wäre schön, wenn eine Betroffene einmal über die Krankheit berichten würde, denn die Öffentlichkeit weiß immer noch sehr wenig darüber.»

Das Schweizer Fernsehen plant eine wirklich gut gemachte Story: Erst möchten sie Bilder aus dem Familienalbum zeigen, um den Zuschauern zu verdeutlichen, dass ich einmal ein ganz schönes, normales Leben hatte. Und dann möchten sie mich erzählen lassen, wie mein Leben jetzt verläuft, damit die Zuschauer realisieren, welche Auswirkungen eine schwere chronische Borreliose auf einen Menschen und seine Angehörigen haben kann.

Ich freue mich sehr über die Anfrage, denn ich kenne diese Sendung gut. Aber: Mein Gesundheitszustand ist einfach zu schlecht, ich werde so eine Fernsehsendung nicht überstehen. Weiß Gott, was da alles passieren kann: Ich könnte während der Sendung ohnmächtig werden, ich könnte mich vor Schmerzen krümmen, unerwartet Durchfall oder Herzrhythmusstörungen haben. Also sage ich schließlich ab.

Dass ich mittlerweile eine junge Frau geworden bin, realisiere ich hauptsächlich dadurch, dass ich auf einmal von jungen Männern angesprochen werde, denn ich habe kein Gefühl mehr für mich selber. Ich kann nicht sagen, wie ich mich mental fühle, ob als Kind oder als Erwachsene; ich fühle mich in erster Linie einfach sehr krank.

Übrigens eine weitere Folge der Krankheit: Ich verliere mit der Zeit mein Identitätsgefühl. Mein eigener Leib wird zu einem Fremdkörper. Ich kann nicht mehr auf ihn vertrauen. Der Körper produziert unkontrollierbare, unangenehme Zustände, was ich als beängstigend erlebe. Die Grenzen zwischen dem Selbst und der Krankheit verschwinden zunehmend.

Zusammenfassend würde ich das so formulieren: «Ich bin die Krankheit, und die Krankheit ist ich.» Mich selber mit meinen Wünschen und Bedürfnissen gibt es irgendwie nicht mehr. Ich kann nicht mehr formulieren, was ich möchte und was nicht. Außerdem fühle ich mich die ganze Zeit so erschöpft und benebelt, dass ich gar nicht mehr dazu in der Lage bin, irgendwelche Diskussionen oder Erörterungen zu führen.

Ich habe auch starke Stimmungsschwankungen, breche wegen Kleinig-

keiten sofort in Tränen aus oder reagiere unangemessen wütend. Jede Anforderung von außen ist eine Überforderung für mich. Ich bin irgendwie
nicht mehr ich selber … Wie ich später erfahre, sollen diese merkwürdigen
Phänomene Auswirkungen von Toxinen sein, welche die Borrelien im Körper absondern; Toxine, die hochgiftig auf den Körper wirken.

Zu diesem Zeitpunkt, an dem meine Gleichaltrigen völlig selbstverständlich Beziehungen knüpfen, habe ich also in jeder Hinsicht schlechte
Voraussetzungen, um überhaupt eine normale Beziehung führen zu können. Im Grunde genommen weiß ich das, auch wenn ich es lieber ver-
dränge. Und die ständigen Ansprechversuche von jungen Männern – verbunden mit dem bereits erwähnten Desinteresse nach Feststellen meiner
Krankheit – verunsichern mich völlig.

Die jungen Männer teilen mir verständlicherweise nicht offen mit,
dass eine kranke junge Frau keine optimale Beziehungskandidatin ist.
Nachdem sie festgestellt haben, dass ich schwer krank bin, keine Ausbildung machen und nicht arbeiten kann, höre ich einfach nie wieder etwas
von ihnen.

Mit der Zeit geschieht dadurch etwas Fatales: Ich beginne nämlich, die
«abweisenden» Reaktionen auf mich selber zu beziehen. In der Folge
werde ich Männern gegenüber immer misstrauischer, und mein Selbst-
wertgefühl geht zunehmend kaputt, was ich mit einer dicken Schicht
von Make-up, adretten Frisuren und tollen Kleidern geschickt zu verstecken versuche.

Diese ständig sich wiederholenden «Misserfolge» prägen mich für die
Zukunft auf gravierende Weise. Ist mein Verhalten gegenüber den gleichaltrigen Jungs vor der Krankheit mit 14, 15 noch locker, schlagfertig und
selbstbewusst, so beginne ich mit der Zeit zu glauben, dass ich vielleicht
unattraktiv oder sonst zu wenig gut bin.

Deshalb versuche ich von da an, meine vermeintlichen Mängel zu
kompensieren, indem ich mir einrede, dass ich etwas Besonderes erreichen muss, damit sich überhaupt jemand für mich interessiert.

Im Moment fühle ich mich also total verunsichert und wertlos. Deshalb
erstaunt es mich umso mehr, dass Olivier, dieser tolle junge Mann, Interesse für mich zeigt, obwohl er weiß, dass ich nicht gesund bin. Ich
kenne ihn bereits seit einiger Zeit und habe ihn schon immer sehr sympathisch gefunden.

Im letzten Jahr war ich fast nie von zu Hause weg, aber im Jahr davor haben wir einmal mit der Familie Bekannte besucht, deren Kinder mich in die Stadt mitgenommen haben.

Und da habe ich Olivier ganz unerwartet angetroffen. Als wir daraufhin gemeinsam durch die Stadt gezogen sind, habe ich plötzlich ein ganz merkwürdiges Kribbeln im Bauch gespürt, als er mich so angeschaut hat. Auf einem Fest einige Monate später habe ich ihn wiedergesehen. Wir haben lange miteinander gesprochen und über alle möglichen Dinge gelacht. Und ich hab ihm erzählt, dass ich mich in ihn verliebt habe. Er hat mir geantwortet, er würde auch etwas für mich empfinden, wisse aber nicht genau, was. Ich solle ihm noch etwas Zeit lassen …

Das wird wohl nichts, habe ich gedacht. Wieder sind sie da, die Zweifel. Es gelingt mir nicht, sie auf die Seite zu schieben. Einen Monat später hat er seinen Geburtstag gefeiert. Ich habe hin und her überlegt, gezögert. Soll ich mich melden? Soll ich den Kontakt weiterführen? Ja? Oder doch besser nicht? *Das kommt nicht gut,* hat mein Verstand gemeint. *Du bist ja so krank, dass du die Hälfte des Tages verschläfst. Wie willst du da überhaupt dazu in der Lage sein, mit jemandem eine Beziehung einzugehen?*

Aber ich möchte doch so gerne!, hat mein Gefühl gesagt.

Seit ich krank bin, habe ich immer wieder diese Momente, in denen ich mir wünsche, am Morgen aufzuwachen, und alles ist wieder gut, ich bin völlig gesund. Habe nur schlecht geträumt. Im Moment verspüre ich diesen Wunsch besonders stark. Wenn ich doch nur gesund sein und ein normales Leben führen könnte! Ich habe also überlegt, was ich tun soll, und mich schließlich dazu entschieden, Olivier ein Geschenk zu schicken.

Er hat sich sehr darüber gefreut und sich mit einem Brief bedankt. «Wenn du zurückschreibst, bekommst du einen längeren Brief», hat er mir geschrieben.

«Mag er mich wohl doch?», habe ich mich gefragt.

Und dann ist dieses Wochenende Anfang August gekommen. Ich war bei einem Jugend-Kongress in der Nähe seines Wohnortes, es waren immer noch Sommerferien. Und ich habe meinen ganzen Mut zusammengenommen und ihn spontan angerufen.

Ich habe in einer Telefonkabine gestanden, seine Nummer, die ich auf einem Zettel notiert hatte, lag auf dem Telefonapparat. Ich habe den Hörer umklammert gehalten, mein Herz hat bis zum Hals geklopft. *Was mache ich bloß, wenn seine Eltern oder die Geschwister abnehmen?*, habe ich mir überlegt. Fast hätte ich wieder aufgehängt, weil ich solche Angst hatte … Nach einigem Klingeln ertönte am anderen Ende der Leitung eine Stimme, ich habe realisiert, dass er selber dran ist.

Vor lauter Nervosität konnte ich erst gar nicht sprechen. Schließlich habe ich es doch noch geschafft, etwas zu sagen, und so haben wir uns für Samstagabend verabredet …

Als er beim Nachhausegehen meine Hand genommen hat, war für einen kurzen Augenblick alles gut in meinem Leben. Es war ein Gefühl von Heimat; ja, das war es.

Ende gut, alles gut? Wie zu erwarten nicht, nein. Es ist zum jetzigen Zeitpunkt völlig unmöglich für mich, eine Beziehung führen, es geht mir viel zu schlecht. Die Erkenntnis, dass ich nicht nur keine Aussicht habe, gesund zu werden, sondern in meinem Zustand nicht mal ansatzweise dazu in der Lage bin, eine Beziehung zu haben, lässt mich nur noch mehr resignieren. Was fange ich bloß mit einem solchen Leben an? Ich bin zu gesund, um zu sterben, und zu krank, um zu leben.

Ich gelange an einen Punkt, an dem ich wütend auf Gott werde und an seinem guten Willen und seiner Fürsorge zweifle. «Nicht einmal ein Quäntchen Glück gönnst du mir», klage ich ihn verbittert an. «Was gibt es in meinem Leben außer Schmerzen und Problemen? Kümmerst du dich denn gar nicht um mich? Ist es dir eigentlich egal, wie es mir geht?»

Ja, die Frage, weshalb gerade ich so schwer krank werde, weshalb die Krankheit ausgerechnet bei mir so aggressiv verläuft, die stelle ich mir jetzt immer wieder. Ich bin bei Ausbruch der Borreliose nicht nur jung, sondern auch völlig gesund. Seit meiner Geburt haben meine Eltern Lebensmittel im Bio-Markt gekauft – sie haben sogar überdurchschnittlich viel Geld ausgegeben für qualitativ hochwertiges Essen.

Auch sonst haben wir sehr gesund gelebt. Waren wir Kinder ganz selten mal krank, hat uns die Mutter mit Tee, Zwieback und harmlosen Naturheilmitteln therapiert. Infektionen habe ich als Kind rasch und gut mit hohem Fieber überwunden. Ich war kein Kind, das für Infektionen anfällig ist. Im Gegensatz zu anderen Schulkameraden, die immer wieder mal krank waren, habe ich praktisch nie in der Schule gefehlt.

Niemand raucht oder trinkt bei uns zu Hause, wir sind in der Freizeit sehr häufig wandern gegangen und haben auch sonst viel Sport gemacht.

Weder gravierende finanzielle, berufliche noch private Probleme haben unsere Familie jemals belastet.

Viel gesünder konnte man folglich wirklich nicht mehr leben, und ich war absolut fit als Kind.

Ich habe so gesehen beste Voraussetzungen mitgebracht, um ein Leben lang gesund zu bleiben. Und dennoch hat mich die Krankheit völlig umgehauen und aus dem Leben gerissen. Ich hätte nie, wirklich niemals geglaubt, dass man als gesunder Mensch, der bewusst gesund lebt, überhaupt so schwer krank werden kann. Die Borreliose, die ich durchgemacht habe, hat an Beschwerden alles überstiegen, was ich mir in meinen schlimmsten Alpträumen jemals hätte ausmalen können.

Waren wenige vorhandene Schwermetallbelastungen in den Zähnen mögliche Krankheitsauslöser? Oder dass ich wie die meisten Kinder eine Windpockenerkrankung durchgemacht habe, bei der die Viren im Körper verbleiben und das Immunsystem belasten können? Oder war der Autounfall mit dem darauffolgenden Schock der finale Auslöser der schweren Krankheit?

Bin ich vielleicht sogar mehrfach mit Borrelien infiziert worden, und ist damit die Last für das Immunsystem irgendwann zu groß geworden? Bei ungefähr 20 Zeckenstichen in meiner Kindheit und der Tatsache, dass etwa jede zweite bis dritte Zecke mit Borrelien infiziert ist, wäre das durchaus möglich. Oder ist die Borreliose einfach eine heimtückische, nicht zu unterschätzende Krankheit, die sogar völlig gesunde Menschen niederstrecken kann?

Ich habe kürzlich in einem Artikel gelesen, Forscher hätten herausgefunden, dass gewisse Borrelien-Stämme nur eine Wanderröte hervorrufen würden, während andere einen schweren symptomatischen Verlauf auslösten. Habe ich also unglücklicherweise einfach die bösen Buben erwischt? Oder habe ich sogar weitere Co-Infektionen, weshalb meine Erkrankung einen so schweren Verlauf genommen hat? (Zecken können nicht nur Borrelien, sondern auch eine Vielzahl weiterer Erreger übertragen. Bis zu 50 Keime sind weltweit bekannt wie z. B. Babesia, Bartonella, Ehrlichia. Werden Menschen durch einen Zeckenstich mit mehreren Keimen gleichzeitig infiziert, bricht das Immunsystem verständlicherweise irgendwann zusammen, wird es doch von einer regelrechten Erregerflut überwältigt. Gerade heutzutage haben die Co-Infektionen stark zugenommen. Viele Betroffene, die sich neu infizieren, tragen nicht mehr «nur» Borrelien, sondern einen ganzen Erreger-Cocktail in sich. Ich habe glücklicherweise keine, was zu diesem Zeitpunkt jedoch noch nicht untersucht worden ist.)

Ich glaube, als Mensch versucht man immer, einen Grund für etwas zu finden, einer Sache einen Sinn zu geben.

«Man hat sich zu wenig angestrengt, deshalb ist diese Situation eingetroffen.» – «Man hat total ungesund gelebt, deshalb ist man krank geworden.» – «Man hat ein großes Risiko auf sich genommen, deshalb ist dieser Unfall geschehen.» – «Man hat nicht genügend aufgepasst, hat sich nicht genügend informiert, deshalb war mit dieser Folge zu rechnen.»

Zu verstehen und auch zu akzeptieren, dass etwas scheinbar sinn- und grundlos das Leben zerstört, ist nicht einfach. Ich habe keine Ahnung, weshalb ich letztlich so schwer krank geworden bin. Und vielleicht bringt es im Nachhinein auch nichts, zu viel darüber nachzudenken, «wer» oder «was» nun schuld daran war. Besser ist es, zu versuchen, das Beste aus der Situation zu machen und einen Weg aus der Krankheit zu finden.

Ich ziehe vorübergehend in eine Wohngemeinschaft in der Innerschweiz, damit ich für meine Therapien nicht immer so viel Fahrzeit aufzuwenden habe. Als ich kurz darauf zum fünften Mal die Schule abbrechen muss, gelange ich an einen totalen mentalen Tiefpunkt. Nach all den Jahren des unermüdlichen Kämpfens habe ich nullkommanichts erreicht …

«Wie ist es eigentlich, in einem Land voller Möglichkeiten ein Leben ohne Möglichkeiten zu leben?», wird sich mancher fragen. Ein Leben ohne Aussicht auf beruflichen Erfolg und ohne Chance auf eine Beziehung, die einen trägt? Ein Alltag mit schweren körperlichen Beschwerden und psychischer Überlastung? Am stetigen finanziellen Abgrund, begleitet von ständiger Angst und Sorgen?

Es fällt mir nicht leicht, auf diese Fragen eine passende Antwort zu geben. Ich weiß nämlich nicht einmal, ob ich dies überhaupt als Leben bezeichnen kann. Es fühlt sich mehr wie ein Überleben an. Ein Überleben von Tag zu Tag, von Woche zu Woche, von Monat zu Monat. Echte Lebensfreude – das gibt es kaum noch. Man ist zwar physisch noch da, aber irgendwie fühlt man sich, als ob man tot wäre – tot mitten im Leben, wie ein Automat, der einfach noch irgendwie weiterfunktioniert.

Ich fühle mich innerlich schon lange abgestumpft, so als ob ein Teil von mir abgestorben wäre. Mein Leben ist – wenn ich ganz ehrlich bin – seit Jahren Tag für Tag ein niemals endender Alptraum. Nur mein Glaube und die unerschütterliche Überzeugung, dass irgendwann einmal wieder alles gut kommen wird, tragen mich durch diese Zeit hindurch. Wenn ich keine Kraft mehr habe, um weiterzumachen, gebe ich Gott einfach alle Sorgen ab. Ich muss ganz offen zugeben: Hätte ich Gott nicht, mit dem ich sprechen kann, ich wäre schon längst ausgetickt. Ich hätte keine Kraft, keine Hoffnung, keinen Mut mehr.

Nur manchmal, da sage ich mir: «Du musst wohl verrückt sein, dass du nach dieser langen Zeit immer noch daran glaubst, dass Gott wieder alles zum Guten wenden wird, obwohl dir die Ärzte kaum mehr eine Chance geben und es anscheinend keine Behandlungsmöglichkeiten gibt.»

«Und als er nach Hause kam, traten die Blinden zu ihm. Und Jesus sagte zu ihnen: ‹Glaubt ihr, dass ich das tun kann?› Sie antworteten ihm: ‹Ja, Herr!› Da berührte er ihre Augen und sprach: ‹Euch geschehe nach eurem Glauben›» (Matthäus 9,28–30).

Diese Stelle aus der Bibel begleitet mich während der ganzen Krankheitszeit. Wenn Gott durch Jesus bereits vor 2000 Jahren Kranke heilen konnte, kann er das heute immer noch tun, bin ich überzeugt. Irgendwann einmal wird mir nach meinem Glauben geschehen. Mein optimistisches Naturell kann trotz allem einfach nicht aufhören zu glauben, dass irgendwann in meinem Leben wieder alles gut wird.

17. Die Mutter der Autorin erzählt

Eigentlich wollte ich diese Schublade nie mehr öffnen; diese Schublade mit der Aufschrift «Krankheit Claudia». Zu schmerzvolle Erinnerungen sind damit verbunden. Doch auf Bitten meiner Tochter habe ich es nun doch getan. Wut und Zorn, Enttäuschung, Ohnmacht, Schuldgefühle, Traurigkeit, aber auch Verwunderung, Freude, Dankbarkeit und Wünsche kommen dabei hoch.

Wut und Zorn über all die Demütigungen, die Claudia erleiden musste, von

Seiten der Ärzteschaft, des Pflegepersonals, der Mitschüler, der Nachbarschaft, selbst von Seiten unseres Freundeskreises.

Enttäuschung ob der Öffentlichkeit – Schulen, soziale, kirchliche und medizinische Einrichtungen, die keine Angebote für Borreliose-Kranke machen konnten oder wollten.

Ohnmacht, nicht helfen zu können, zu wenig helfen zu können, Claudia so brutalen Schmerzen ausgesetzt zu sehen.

Schuldgefühle auch. Wie hätte ich sie besser unterstützen können, wieso war ich oft so ungeduldig, wieso war ich zu jener Zeit selber gesundheitlich eingeschränkt? Ich hätte ihr doch noch viel mehr Zuwendung geben sollen.

Traurigkeit darüber, dass Claudia nicht teilnehmen konnte am normalen Leben der heranwachsenden Jugendlichen: mit Gleichaltrigen Tanzen gehen, Reisen machen, eine erste Liebe erfahren.

Verwunderung darüber, dass sie während der schlimmsten Phase ihres Krankseins immer wieder versucht hat, über die Krankheit zu recherchieren, sei es im Internet oder in Büchern oder im Austausch mit anderen Borreliose-Kranken, um Heilung zu finden.

Freude darüber, dass sich immer wieder eine Tür geöffnet hat, sei es durch die kompetente Behandlung eines Arztes oder Therapeuten, durch das Entgegenkommen von Privatschulen, die ihr die Fortsetzung der Ausbildung ermöglichten, durch eine kirchliche Bewegung, in der sie Anteilnahme und Unterstützung fand, so dass Claudia in ihrer Gesundung – manchmal in kleinen, dann wiederum in größeren Schritten – weitergekommen ist, dass sie nie den Mut verloren hat.

Dankbarkeit meinen Eltern gegenüber, ohne deren Unterstützung und Gebete ich diese langen Monate und Jahre nicht durchgestanden hätte. Dankbarkeit aber auch gegenüber meiner jüngeren Tochter, die sich aktiv für ihre Schwester einsetzte und sich ganz zurückgenommen hat, damit ich mich voll und ganz Claudia widmen konnte. Dankbarkeit auch gegenüber einigen wenigen Freunden, die an Claudia gedacht haben. Dankbarkeit, dass Claudia und wir alle in dieser schweren Zeit immer wieder getragen und geführt wurden.

Wünsche? Ja, ich wünsche mir von Herzen, dass Claudia am Ende eines Tages sagen kann: Heute fühlte ich mich einfach nur gut. Ich wünsche mir aber auch, dass all die vielen Borreliose-Kranken auf dieser Welt die richtigen Therapien bekommen – heute weiß man ja viel mehr als zu der Zeit, als Claudia erkrankte: dass sie jemanden haben, der sie begleitet und sich für sie einsetzt.

Ein Orchester besteht aus vielen einzelnen Musikerinnen und Musikern, bestens ausgebildet auf ihren Instrumenten. Aber nur wenn sie ihr Können als Individuum im Zusammenspiel mit den anderen und unter der Leitung eines Dirigenten einbringen, können die großen musikalischen Werke erklingen und in ihrer Schönheit wahrgenommen werden. Das wünsche ich mir auch für all die Forschenden und Behandelnden der Borreliose-Krankheit: dass sie sich zusammentun, damit die Kranken die bestmögliche Therapie erhalten.

18. Neue Möglichkeiten

März 2000

Meine Eltern versuchen mich aus dem Tief, in dem ich mich befinde, wieder herauszuholen. Keine Schule zu machen ist keine Lösung, da versinke ich irgendwann in Depressionen. Ich besuche zwei Monate lang ein weiteres Internat, merke aber rasch, dass es zu anstrengend für mich ist. Ich ziehe wieder nach Hause zu meiner Familie zurück. Und bin deprimiert. Ich glaube, ich schaffe es nicht mehr, eine Schule abzuschließen …

Genau zu dieser Zeit, als ich denke, es geht nicht mehr vorwärts, lerne ich eine gute Freundin kennen: Carina. Sie wird mir in den nächsten Jahren eine große Stütze sein und mich langsam wieder ins Leben zurückholen. Eigentlich kenne ich sie schon seit meiner Kindheit, denn wir sind im gleichen Ort aufgewachsen. Aber sie ist ein Jahr älter als ich und hat ein anderes Schulhaus besucht, weshalb wir früher nicht konkret miteinander zu tun hatten.

Eine nette junge Apothekerin aus meinem Dorf hat mich letzten Herbst einmal mitgenommen, als sie ausgegangen ist. Dabei habe ich Carina getroffen, die ich schon lange Zeit nicht mehr gesehen hatte.

«Oh hallo!», hat sie mich begrüßt. «Bist du nicht Claudia?»

«Genau, die bin ich.»

«Schön, dass wir uns hier sehen! Ruf mich doch mal an, dann können wir zusammen etwas unternehmen!» Sie hat mir ihre Telefonnummer in die Hand gedrückt. Ich habe mich sehr darüber gefreut, denn ich werde selten von jungen Leuten angesprochen. Besonders nicht von jemandem wie Carina: Sie ist sympathisch, erfolgreich, fröhlich und hat einen riesigen Bekanntenkreis.

Zusammen mit ihren Freunden nimmt sie mich seither häufig mit, wenn sie ausgeht. Sie hat ein Auto, und so wird es auch nicht zu anstrengend für mich, weil sie mich immer abholen kommt und anschließend wieder nach Hause fährt. Ich darf zurzeit sowieso nicht selber Auto fahren. Nachdem ich sowohl unser Garagentor als auch den Brunnen bei der Dorfpost mit dem Auto gerammt habe und bei der Autobahneinfahrt fast mit einem Lastwagen zusammengestoßen bin, hat mir meine Mutter verboten, weiterhin das Auto zu benutzen. Ist wahrscheinlich auch besser so, denn es geht mir gesundheitlich immer noch zu wenig gut, um wirklich fahrtüchtig zu sein.

Dafür motiviert mich meine Mutter diesen Frühling, Kurse zu besuchen, damit ich wieder unter die Leute komme und etwas Spannendes lernen kann. Von der Volkshochschule und von der Migros-Klubschule werden unzählige spannende Kurse angeboten. Ich melde mich für einen Fotografiekurs und einen Malkurs an. Diese Kurse machen mir wirklich sehr Freude und bringen mir neue Motivation. Ich kann hier ohne Druck etwas Interessantes machen und lerne dabei sympathische Leute kennen.

In diesem Frühling sind auch die Nachbarn bei uns zu Hause zum Abendessen. Die drei Jungs haben Mumps, ihre dick geschwollenen Hälse sind fast schon lustig anzusehen. Kurze Zeit später bin ich ebenfalls krank: Mein Fieber klettert plötzlich auf über 40 Grad, die Kopfschmerzen werden unerträglich. Meine Eltern liefern mich voller Sorge notfallmäßig ins Krankenhaus ein. Nach einer äußerst schmerzhaften Lumbalpunktion, bei der mit einer Hohlnadel im Lumbalkanal im Rücken Nervenwasser entnommen wird, ist es klar: Ich habe eine akute Hirnhautentzündung und muss stationär im Krankenhaus bleiben.

Wegen der Lumbalpunktion kann ich mich einige Stunden lang nicht mehr bewegen, kann nur auf dem Bauch liegen. Die Hirnhautentzündung ruft extreme Beschwerden hervor. Ich fühle mich zudem völlig hilflos, traumatische Erinnerungen an die schlimmsten Zeiten meiner Krankheit werden wach, und ich beginne hemmungslos zu weinen. *Oh nein, bitte nicht schon wieder so was!*, denke ich. *Nimmt das denn nie ein Ende?*

Ich muss drei Wochen lang im Krankenhaus bleiben. Nachdem das Fieber abgeklungen ist, zeigen sich die ersten Folgen der Hirnhautentzündung: Ich kann mich überhaupt nicht mehr konzentrieren, schlafe nach wenigen Sekunden einfach ein. Außerdem schmecke ich nichts mehr; die Krankenhauskost riecht nach Papier, was ich irgendwie schon wieder interessant finde. Und glücklicherweise habe ich viel netten Besuch und eine tolle Ärztin, die sich gut um mich kümmert.

«Nicht vergessen», sagt sie zu mir am vorletzten Tag im Krankenhaus, «Sie dürfen nie mehr im Leben bei Sonne ohne Kopfbedeckung aus dem Haus, da Sie eine Hirnhautentzündung hatten!»

Am Austrittstag kann ich zum ersten Mal seit drei Wochen wieder duschen und meine Kleider anziehen. Auch mein Hals ist glücklicherweise in der Zwischenzeit wieder abgeschwollen. Als ich das Krankenhaus verlasse, meint mein Pfleger zu mir: «Sie sind ja richtig attraktiv in Wirklichkeit!» Da muss ich fast schon lachen!

Im Sommer beginne ich wiederum eine neue Schule. Nach unzähligen Anträgen, die wir gestellt haben, werde ich nun doch an einem öffentlichen Gymnasium in der Nähe meines Elternhauses aufgenommen. Bevor das Schuljahr startet, mache ich nochmals eine mehrwöchige Ozontherapie in einer spezialisierten Klinik.

Zum wiederholten Male steige ich ins gleiche Semester ein; bei jedem neuen Schulversuch fehlen mir noch drei Jahre bis zur Matura, dem Schweizer Abitur. Das bedeutet auch, dass ich immer wieder etwas Ähnliches lerne, was nach mehreren Malen nicht mehr wirklich interessant ist. Die Mitschüler sind in der Zwischenzeit bereits fünf Jahre jünger als ich und integrieren mich erstaunlich gut in die Klasse.

Einige helfen mir sogar immer wieder. Manuela beispielsweise. Sie ist eine Schülerin, welche die Woche durch im Internat wohnt. Immer am Mittag kann ich bei ihr im Zimmer schlafen gehen. Ihre Mitbewohnerin wundert sich, dass jeden Tag jemand schlafen kommt; das ist ja eher unüblich, dass junge Leute in meinem Alter ein Mittagsschläfchen halten.

In den Herbstferien müssen wir vom Französischunterricht aus einen Sprachaufenthalt in einem frankophonen Gebiet machen. Ich bekomme die Möglichkeit, drei Wochen nach Paris zu gehen. Zu Karine, einer flüchtigen Bekannten, die zu diesem Zeitpunkt in einem Studentenhaus der «Oblates missionnaires de l'Assomption», einer Ordensgemeinschaft, wohnt. Ich habe Karine wenige Jahre zuvor kennen gelernt, als sie in der Schweiz Musik studiert hat. Mit 22 Jahren reise ich nun zum ersten Mal im Leben ganz alleine ins Ausland. Ich bin ganz schön aufgeregt.

Bereits die Anreise ist abenteuerlich. Ich fahre mit einem vollbepackten Koffer von Bern nach Genf. Dort muss ich auf den TGV-Zug umsteigen. Mir bleibt eine Stunde Zeit. *Ich sollte noch etwas zu essen kaufen,* überlege ich mir. Es ist Sonntag, kein Geschäft hat geöffnet. Wo bekomme ich wohl was?

Auf der Treppe gegenüber sehe ich einen jungen Mann mit einer dunkelbraunen Lederjacke sitzen. Die einzige Person weit und breit. Er sieht ziemlich attraktiv aus. Etwas verwahrlost vielleicht, aber auf keinen Fall unsympathisch. «Excusez-moi», spreche ich ihn an. «Je cherche quelque chose pour manger.» – «Viens avec moi», antwortet er, «je connais quelque chose.» («Entschuldigung. Ich suche etwas zu essen.» – «Komm mit mir, ich weiß da was.»)

Er führt mich zu einem Theater in der Nähe des Bahnhofs. Dort kann man sich für einen Franken selber Brote schmieren. Mit Butter und Marmelade.

So was gibt's auch nur in der Romandie, denke ich verwundert.

Pünktlich kehre ich an den Bahnhof zurück, passiere die Zollkontrolle und suche meinen reservierten Platz im TGV. Während der Fahrt lese ich die Bücher, die ich bereits in der Schweiz gekauft habe: einen Reiseführer über Paris und einen Shoppingführer.

Irgendwann komme ich mit meinem Sitznachbarn ins Gespräch. Er ist ein Student aus Paris und hat soeben eine Kommilitonin in Genf besucht. «Bon séjour à Paris», verabschiedet er sich von mir, als wir am Gare de Lyon eintreffen. Er drückt mir einen Zettel mit seiner E-Mail-Adresse in die Hand: «Ecris-moi une fois.» («Guten Aufenthalt in Paris. Schreib mir mal.»)

«D'accord», gebe ich zur Antwort. («Einverstanden.»)

Die drei Wochen sind spannend, aufregend – und anstrengend. Wie alles, was ich während meiner Krankheit unternehme. Alles, was ich in dieser Zeit tue, ist geprägt von einem konstanten Fiebergefühl und vielen weiteren Beschwerden. Aber ich habe dennoch viele tolle Erlebnisse in Paris. Ich fahre mit der Metro kreuz und quer durch die Stadt. Ich versuche die Synagoge, in welcher der Film «Die Abenteuer des Rabbi Jacob» mit Louis de Funès gedreht worden ist, ausfindig zu machen.

Auf dem Friedhof Père Lachaise suche ich mit zwei amerikanischen Touristen zusammen das Grab des Doors-Sängers Jim Morrison. Ich schaue mir das Moulin Rouge an, die Champs-Élysées, den Montmartre, die Mona Lisa im Louvre und natürlich den Eiffelturm.

Und ich besuche all die tollen Geschäfte, die in meinem Shopping-Führer drinstehen: L'Oréal, Paris Santé Beauté, Lolita Lempicka, Christian Dior, Nina Ricci, Chanel und wie sie alle heißen. In der letzten Woche meines Aufenthaltes setze ich mich wagemutig in den Friseursalon von Jacques Dessange und lasse mir die Haare blond färben.

Nicht zuletzt lerne ich viele französische Studenten kennen, denn meine Bekannte ist in der katholischen Studentengemeinde ihres Wohnviertels aktiv. So werde ich mehrmals wöchentlich zu irgendwelchen Abendessen, zu Wohnungseinweihungen mir unbekannter Studenten oder sonstigen Anlässen mitgenommen.

Solche tollen Erlebnisse sind selten in meinem Leben – aber es sind genau die Momente, die mir die Motivation geben, weiterzukämpfen, um irgendwann wieder einmal ein gutes Leben zu haben. Wenn ich genau darüber nachdenke, stellt dieser Sprachaufenthalt in Paris sogar eine Art Wendepunkt dar. Zum ersten Mal kann ich allein und ohne Hilfe etwas tun, was Gleichaltrige auch tun. Zum ersten Mal ein prägendes Erlebnis, das nichts mit Kranksein, nichts mit Krankenhäusern oder Therapien zu tun hat. Ich beginne zu begreifen, dass ich langsam wieder dazu in der Lage bin, am Leben teilzunehmen, wenn auch noch ziemlich eingeschränkt. Und das gibt mir enorme Motivation für die Zukunft.

Mit unzähligen Eindrücken – und zum Schrecken meiner Eltern völlig erblondet – kehre ich in die Schweiz zurück, wo wieder die Schule auf mich wartet. Doch mein gesundheitlicher Zustand ist immer noch zu wenig stabil, als dass ich den anstrengenden Schulalltag auf Dauer bestehen könnte, und seit der im Frühling durchgemachten Hirnhautentzündung habe ich noch mehr Mühe mit dem Lernen als vorher.

Seit neuestem stelle ich zudem besorgt fest, dass sich auf den Schienbeinknochen und in den Unterarmen schmerzhafte weiche Schwellungen bilden. Außerdem plagt mich ganz neu ein starker Tinnitus im rechten Ohr, ich kann kaum noch einschlafen. Nach einem halben Jahr muss ich die Schule abbrechen, weil es gesundheitlich einfach nicht mehr geht. Zum siebten Mal nun.

19. Bericht von Carina,
Freundin der Autorin aus dem Heimatdorf

Ich habe Claudia im Herbst 1999 in der Stadt getroffen, nämlich in einer Diskothek namens «Orvis» in Thun. Zu dieser Zeit waren wir jungen Leute häufig dort. Angesprochen habe ich sie damals, weil sie wie ich ebenfalls aus Jegenstorf stammt und ich sie vom Sehen her kannte. Sie wuchs nicht weit entfernt von mir auf; richtigen Kontakt hatten wir jedoch bis dahin nicht miteinander gehabt.

Claudia war mir bei diesem Gespräch auf Anhieb sehr sympathisch, und es entwickelte sich eine Freundschaft, die bis heute anhält. Ich habe sie nach ihrer Adresse gefragt, und bereits kurz darauf haben wir uns in Bern getroffen und einen spannenden Nachmittag zusammen verbracht.

Sie konnte zu diesem Zeitpunkt keine Schule besuchen und hatte offenbar kaum Freunde. Ich nahm sie von da an immer wieder mit, wenn ich ausging, damit sie nicht die ganze Zeit alleine zu Hause sitzen musste. Da ich bereits ein eigenes Auto hatte, konnte ich sie immer abholen und auch wieder nach Hause bringen. Oft ermüdete sie schon um Mitternacht und mochte nicht mehr tanzen, aber wir hatten dennoch immer jede Menge Spaß.

Claudia hat sich auch rasch mit meinen Bekannten angefreundet, die ich vom Sporttraining und von der Ausbildung her hatte, und so entstand eine Clique, mit der wir viel unternommen haben. Gleichgültig ob Disco, Grillen an der Aare, Baden im Murtensee oder Waldfondue auf dem Dentenberg – es war immer lustig, wenn wir uns trafen. Sogar jetzt sehen wir uns immer wieder mal, wenn auch einige von uns inzwischen verheiratet sind und Kinder haben.

Früher kam es öfter vor, dass Claudia ein Treffen wegen eines plötzlichen Fieberschubes, wegen Unwohlsein oder sogar aufgrund einer Grippeattacke kurzfristig absagen musste.

Damals war mir allerdings gar nicht richtig bewusst, dass die Gründe für die kurzfristigen «Rückzieher» stets auf ihre Krankheit zurückzuführen waren. Sie hatte nämlich ihre Borreliose-Erkrankung nie groß thematisiert, sondern nur am Rande erwähnt. Deshalb wusste ich gar nicht recht, wie es um ihre Gesundheit wirklich stand, und so war ich manchmal schon ziemlich enttäuscht, wenn sie ein Treffen im letzten Moment absagte, weil ich mich darauf gefreut hatte, etwas mit ihr zu unternehmen.

Heute weiß ich jedoch, dass Claudia diese kräfteraubende Krankheitszeit auf starke Weise gemeistert hat. Ich habe sie immer – ob krank oder gesund – als einen sehr positiven, liebenswerten und optimistischen Menschen empfunden,

der stets motiviert ist und einen unverkennbaren Humor hat. Ihre unkonventio-
nelle, kreative und spaßige Art mag ich heute noch.

20. Belle Romandie

Mai 2001

Ich bin an einem Punkt angelangt, an dem ich langsam beginne, mich mit
meiner Krankheit zu arrangieren. Eine wirklich erfolgreiche Behandlung
scheint es im Moment immer noch nicht zu geben; die unzähligen Therapien haben bisher lediglich eine Verbesserung gebracht. Ich bin nun
seit sieben Jahren krank und sehe ein, dass ich die Krankheit nicht einfach verleugnen darf, denn sie ist Teil meines Lebens geworden. Sie ist
mein täglicher Begleiter, auch wenn ich mir so was nie gewünscht habe.

Ich bin immer davon ausgegangen, dass man im Leben erfolgreich sein
sollte. Ich versuche seit meiner Kindheit immer das bestmögliche Ziel
anzustreben, versuche immer alles positiv zu sehen. Es mag sein, dass
ich durch meine sorglose Kindheit zur Überzeugung gelangt bin, dass
das Leben immer toll ist und man immer Glück hat.

Ich bin ein typisches Kind der 1980er-Jahre, ich wachse in einer wirtschaftlich guten, hoffnungsvollen Zeit auf. Viele Menschen in der
Schweiz haben zu dieser Zeit angenehme Lebensverhältnisse. Es gibt genügend Arbeit, der Alltagsstress und der Druck sind noch nicht so groß
wie heutzutage, der Wohlstand nimmt zu, man kann sich Konsumgüter,
Ferien usw. leisten. Ich kenne seit meiner Geburt nichts anderes, als in
angenehmen Umständen zu leben und ein Dasein voller Möglichkeiten
zu führen.

Die Vorstellung, im Leben nichts zu erreichen, keinen Erfolg zu haben
und irgendwo im Elend zu versinken, finde ich eigentlich unerträglich.
Doch nun sehe ich plötzlich ein, dass mir gar keine andere Wahl bleibt,
als vernünftig zu handeln. Und vernünftig handeln heißt im Moment,
dass ich meinen Körper nicht überfordern darf. Dass ich halt keine
Schule machen kann, weil es einfach zu anstrengend ist.

Der Spezialist hat mir ja mal gesagt, dass er nicht garantieren könne,
dass sich mein Gehirn wieder vollständig von der schweren Infektion erholen wird. Nur die Zeit würde zeigen, ob die Schäden reparabel oder

irreparabel seien. Je weniger ich mein Gehirn anstrengen würde, umso schneller würde es sich erholen. Und im Moment ist mein Gehirn wohl noch nicht in der Lage zu dieser Leistung (und ich habe nicht einmal die Sicherheit, dass es das jemals wieder sein wird …).

Das sehe ich jetzt ein. Und trotzdem fühlt es sich an wie aufgeben. Ich war doch langsam auf dem Weg, ins Leben zurückzukehren. Muss ich jetzt schon wieder aufhören, schon wieder ohne Ausbildung leben? Die Vorstellung schmerzt, vielleicht niemals einen Abschluss machen, niemals studieren zu können, und mein Selbstbewusstsein, das sowieso kaum ausgeprägt ist, nimmt mit dem endgültigen Aufgeben der Schule nochmals ab. Nachts träume ich ständig davon, dass ich in die Schule gehen kann, so sehr beschäftigt mich diese Situation. Aber ich habe keine andere Wahl im Moment, also versuche ich, das Beste daraus zu machen.

Zu diesem Zeitpunkt stoße ich auch auf eine weitere Behandlung. Meine Mutter war nach der Geburt meiner Schwester eine Zeitlang ziemlich erschöpft. Keine Therapie hat ihr geholfen, bis sie den Chronobiologen Dietziker in der Innerschweiz gefunden hat, der ihr mit sogenannten Bioflex-Behandlungen weiterhelfen konnte. Vielleicht wäre das bei mir ebenfalls einen Versuch wert, meint sie nun.

Als ich erfahre, dass diese Behandlungsmethode auch bei Sportlern angewendet wird, damit ihre Verletzungen schneller heilen, melde ich mich für eine Therapie an. Diese Bioflex-Methode besteht aus einem Frequenzgerät, das die Schwingung der gesunden menschlichen Zelle auf den Körper überträgt, wodurch die körperliche Regeneration angeregt wird.[1] Und auch wenn diese Methode natürlich nicht dazu da ist, die Borrelien abzutöten, habe ich zum ersten Mal seit Beginn der Krankheit deutlich mehr Energie.

Weil ich nicht ständig so weit in die Innerschweiz reisen kann, kaufen mir meine Eltern dieses Bioflex-Gerät im Kleinformat, und ich kann mich zu Hause behandeln. Wenigstens etwas, das mir immer wieder neue Kraft gibt. In einem Leben, das durch ständige Erschöpfung und Überforderung geprägt ist, klammere ich mich an mein Bioflex, wie sich ein Ertrinkender an ein Stück Holz klammert.

---

[1] Diese Bioflex-Methode hat nichts mit der BIO*flex*-Magnetfeldtherapie zu tun.

Ich nehme es überall hin mit, sogar wenn ich ausgehe und in die Ferien fahre. «Hast du dein Bioflex dabei?», necken mich meine Verwandten und Bekannten. Aber ich bin so dankbar für alles, das mein Wohlbefinden etwas verbessert. Zu diesem Zeitpunkt arbeiten verschiedenste Organe nicht besonders gut, wie medizinische Untersuchungen zeigen. Nachdem ich mich ein Jahr lang mit dem Bioflex behandelt habe, stellt sich heraus, dass sich meine Körperfunktionen verbessert haben, weshalb ich davon ausgehe, dass mir diese Therapie nicht nur subjektiv etwas gebracht hat.

Ich bin jetzt 22 Jahre alt und wohne seit einem Jahr wieder bei meinen Eltern. Auch wenn ich nicht gesund bin, möchte ich versuchen, das Leben einer normalen jungen Frau zu leben. Meine Mutter ist in meinem Alter nach Genf, in die Romandie, die französische Schweiz, gegangen, um dort zu arbeiten. Sie hat mir immer erzählt, wie toll es damals gewesen ist und was sie alles für spannende Erlebnisse hatte. Und ein Kollege von mir ist vor kurzem fürs Studium nach Fribourg in die Romandie gezogen.

Weshalb nicht einmal ein völliger Tapetenwechsel?, überlege ich mir. Ich wollte schon lange mein Französisch verbessern, und mir gefällt die Romandie sehr gut. Vielleicht würde es auch einen Neuanfang markieren – weg von der gewohnten Umgebung, von all den Problemen der letzten Jahre. Wer weiß, möglicherweise wird mir das die Möglichkeit bieten, alles hinter mir zu lassen und neu anzufangen …

Ich mache mich deshalb auf die Suche nach einem Zimmer in einer Studenten-Wohngemeinschaft – und werde fündig: In einem alten Haus an der Sarine, am Rande der Altstadt, finde ich ein tolles Zimmer, das in einem ehemaligen Stall entstanden ist. Und schlafen muss man auf einem Heuboden, den man nur mit einer Leiter erreicht. *Genau das Richtige*, denke ich und sage zu.

Die kommende Zeit in der französischen Schweiz gefällt mir, auch wenn ich immer noch nicht gesund bin. Ich bin nicht mehr so dramatisch krank wie vor einigen Jahren, aber chronische Beschwerden wie etwa Kopf-, Muskel- und Gelenkschmerzen, Fiebergefühl, Kieferhöhlenentzündungen, Müdigkeit, Husten und Schwindel sind meine täglichen Begleiter.

Ich nehme sie manchmal gar nicht mehr richtig wahr, weil ich mich dermaßen an dieses Körpergefühl gewöhnt habe. Unterschwellig spüre ich jedoch die ganze Zeit, dass in mir etwas nicht in Ordnung ist – es herrscht nie «Ruhe» im Körper, wie ich das früher als gesunder Mensch erlebt habe.

Dennoch beginnt mit der Zeit in Fribourg ein neuer Lebensabschnitt. Meine Eltern bitten mich, einen kleinen Job anzunehmen, damit sie nicht schon wieder alles für mich bezahlen müssen. Sie geben seit Jahren enorm viel Geld aus, um mir teure Therapien und Schulen zu finanzieren.

Ich finde eine 30%-Stelle bei der Telefonauskunft. Die Arbeit dort ist hektisch und stressig. 35 Sekunden Bearbeitungszeit pro Anruf und ständige Kontrollen, ob die Zeit auch eingehalten wird. Dass das Fräulein von der Telefonauskunft den Schweizer Kindern bei den Hausaufgaben hilft, das war früher mal.

Aber ich bin froh, dass ich überhaupt etwas arbeiten und Geld verdienen kann. Das Teilzeitpensum ist körperlich knapp zu bewältigen, auch wenn ich immer wieder krankheitsbedingt ausfalle. Da ich nun keine Schule mehr besuche und nicht mehr nebenbei lernen muss, fällt zumindest eine zusätzliche Belastung weg.

Und manchmal ist die Arbeit sogar lustig – besonders wenn Leute anrufen, die bei der Telefonauskunft Eier bestellen oder Karten für ein Swiss-Indoors-Tennismatch reservieren möchten.

Doch auch hier zeigt sich, dass ich wegen des fehlenden Schulabschlusses keine wirklich gute Arbeit ausüben kann. Einmal bewerbe ich mich in dieser Zeit beispielsweise als Texterin für den Michelin-Hotelführer. Beim Bewerbungsgespräch muss ich Beschreibungen zu verschiedenen Hotels verfassen, muss vom Französischen ins Deutsche übersetzen – eine wirklich spannende Tätigkeit.

«Tut uns leid», bekomme ich jedoch anschließend zu hören, «Sie können zwar wirklich gut schreiben, formulieren und übersetzen, aber wir bevorzugen eine Person mit einer Ausbildung.»

Ich empfinde es echt als frustrierend und abstumpfend, immer nur Arbeit machen zu können, die meilenweit von meinen wirklichen Talenten und Fähigkeiten entfernt liegt. Wenn man irgendeinen Nebenjob während des Studiums annimmt, ist das ein anderes Gefühl. Man weiß, dass man diese Arbeit temporär macht und mit der Ausbildung einen guten Beruf anstrebt, den man später ausüben kann.

Die «Nebenjobs», die ich mache, sind hingegen das Einzige, was ich überhaupt erreichen kann. Ich habe im Moment kaum Chancen auf irgendetwas, denn ich kann keine Ausbildung machen. Ich habe vielleicht auch in Zukunft kaum eine Chance, jemals einen guten Beruf auszuüben, und das lässt mich total resignieren. Viele meiner früheren Klassenkameraden haben zu diesem Zeitpunkt bereits eine Ausbildung oder sogar schon das Studium abgeschlossen.

«Ich gehe nun nach England und arbeite dort für eine Sprachorganisation», erzählt mir eine frühere Schulfreundin aus Bern.

«Soeben habe ich eine Stelle in einem renommierten Architekturbüro angetreten», berichtet mir ein anderer ehemaliger Klassenkamerad.

«Tanja L. lebt inzwischen in Deutschland und ist als Schauspielerin ziemlich erfolgreich, hast du das gewusst?», erfahre ich durch eine weitere Freundin.

Es macht mir zugegebenermaßen sehr zu schaffen, dass ich meine Talente beruflich nirgendwo einsetzen kann. Geschichten und Bücher schreiben kann ich schon lange nicht mehr.

Gerade auf Studentenpartys oder sonstigen Festen, zu denen ich eingeladen werde, setzt mir diese Tatsache zu. Eine der ersten Fragen, wenn man jemanden neu trifft, lautet meistens: «Was machst du?» Berufliche Tätigkeiten sind immer gute Einstiegsthemen bei Unterhaltungen. Nicht zu persönlich, aber doch persönlich genug, um unverbindlich etwas über den anderen zu erfahren. Von dort gelangt man zu den Hobbys und irgendwann später zu «Gott und die Welt». Ja, was mache ich bloß? Immer ein unangenehmes, teilweise auch beschämendes Gefühl, auf diese Frage antworten zu müssen.

Was soll ich sagen? Dass ich krank bin? Dass ich mich mit Gelegenheitsjobs über Wasser halte? Dass ich keinen Schulabschluss habe und keine Ausbildung machen kann? Dass ich eigentlich mal beste Aussichten hatte, Autorin zu werden, mein Leben jedoch seit einigen Jahren völlig den Bach runtergeht? Nichts davon klingt wirklich gut. Es klingt immer nach Scheitern. Und so merke ich, dass Unterhaltungen mit unbekannten Menschen häufig bereits zu Beginn ins Stocken geraten und sich meine Gegenüber «spannenderen» Gesprächspartnern zuwenden.

«Erfolg macht attraktiv», lautet der Werbeslogan einer deutschen Sprachschule. In diesem Falle muss ich wahrscheinlich ganz schön unattraktiv sein …

Es gibt nicht vieles, das ich erzählen kann, da ich seit Jahren nur wenige Möglichkeiten habe und mein Leben hauptsächlich aus ständigem Kranksein besteht. Da ich gesundheitlich nicht dazu in der Lage bin, mehr als 30 % zu arbeiten, lebe ich zudem am finanziellen Existenzminimum, und meine Eltern können mir auch nicht pausenlos weiterhelfen. Gesetzlich sind sie aber nach wie vor für mich zuständig, was bedeutet, dass ich durch den Staat keine finanzielle Unterstützung bekomme.

Und es bedeutet auch: Es darf nichts Unvorhergesehenes geschehen, denn das kann mich finanziell ruinieren. Ich habe null Möglichkeiten, Ersparnisse auf die Seite zu legen, die mich im Notfall auffangen könnten. Im allerschlimmsten Fall kann ich natürlich schon auf meine Familie zurückgreifen, sie hilft auch immer weiter; aber sie bezahlt schon so enorm viel, und ich will sie auch nicht ständig um noch mehr Geld anbetteln. Das Tragischste ist nämlich: Je länger man krank ist, desto mehr verarmt man, desto weniger Möglichkeiten hat man, Behandlungen und Medikamente zu bezahlen sowie all die unvermeidlichen Folgen der Borreliose irgendwie aufzufangen. Man bräuchte dringendst Geld dafür, aber woher soll man es bloß nehmen, wenn man bereits seit Jahren krank und dadurch kaum arbeitsfähig ist?

Neben den ganzen anderen Sorgen und den gesundheitlichen Beschwerden treibt mich also die ständige Angst an, dass etwas Schlimmes geschehen könnte. Mein Leben ist im Grunde genommen ein einziger Drahtseilakt, und die Klippe zum Abgrund ist stets hautnah. Eine unerwartete Zahnbehandlung (die hier in der Schweiz nicht von der Krankenversicherung bezahlt wird) oder die Tatsache, dass meine Geldbörse gestohlen wird und ich für Kartenersatz zusätzlich Geld aufwenden muss – so was bringt mich an den Rand der Verzweiflung. Da kommt es schon mal vor, dass ich wieder zu wenig Geld fürs Essen habe. Gelegentlich helfen mir dann meine WG-Kolleginnen mit Lebensmitteln aus.

Das ist nicht wirklich ein schönes Leben, wenn man wegen einer schweren Krankheit, für die man keine rechte medizinische Behandlung und Unterstützung bekommt, jahrelang am totalen Existenzminimum leben muss. Es bedeutet in Realität, Tag für Tag Angst zu haben – Angst vor der Post, die am Morgen kommt, weil vielleicht wegen einer Rechnung wieder irgendeine Mahnung eintrifft, die man nicht bezahlen kann. Es bedeutet, immer wieder in einem Laden an der Kasse zu stehen und

nicht bezahlen zu können, weil die Karte wieder gesperrt ist. Es bedeutet, sich nur wenig Essen leisten zu können.

Am Existenzminimum zu leben bedeutet auch, im Notfall niemanden
anrufen zu können, weil man kein Guthaben mehr auf dem Handy hat.
Es bedeutet, nicht mit dem Bus nach Hause fahren zu können, weil man
kein Geld mehr für ein Ticket übrig hat. Also geht man gezwungenermaßen zu Fuß, obwohl man kurz vor dem Zusammenbrechen ist und keine
Ahnung hat, wie man es überhaupt noch nach Hause schaffen soll, und
schleppt sich dann total entkräftet irgendwie zurück.

Es ist ein Leben in pausenloser Angst und unaufhörlichem Stress und
macht einen auf Dauer echt fertig. Wenn man etliche Jahre ohne abseh-
bares Ende auf diese Weise verbringen muss, stumpft man psychisch einfach gnadenlos ab. Ich habe noch heute ein flaues Gefühl im Magen,
wenn ich an einem Geldautomaten stehe oder die Post aus dem Briefkasten hole. Solche jahrelang immer wiederkehrenden Schreckenserlebnisse
vergisst man nicht so schnell wieder.

Ich bin beim Schreiben dieses Buches selber darüber erschrocken, was
für ein schlimmes Leben ich fast 20 Jahre lang führen musste und wie
ich häufig nicht mal realisiert habe, wie schlimm es eigentlich ist, weil
ich mir mit meinem Optimismus und Kampfgeist immer wieder Mut gemacht habe. Und auch andere haben oftmals geglaubt, ich hätte ein schönes und tolles Leben, da ich ein Mensch bin, der nach außen niemals
zeigt, wenn etwas nicht gut läuft. Ich versuche immer optimistisch und
stark zu bleiben. Aber mein Leben war während der gesamten Krankheitszeit so was von katastrophal, dass es im Grunde genommen in jeglicher Hinsicht kaum zu ertragen war.

Eine weitere Schwierigkeit stellt sich in dieser Zeit. Mein Borreliose-Spezialist wohnt in einer anderen Stadt, sehr weit entfernt. Ich brauche jedoch auch einen Hausarzt in der Nähe, der sich mit Borreliose auskennt
und mich betreuen und von Zeit zu Zeit untersuchen kann. Da ich niemanden kenne und finde, melde ich mich in Bern im Krankenhaus auf
der Infektiologie.

«Ach wissen Sie», meint der Infektiologe beim Gespräch, «Sie haben
nach so vielen Jahren bestimmt keine Borreliose mehr.» Der junge Arzt
ist wirklich sympathisch und hört mir auch zu, scheint sich aber mit Bor-

reliose kaum auszukennen. «Die Symptome und die starke Müdigkeit, die Sie beschreiben, könnten jedoch auf HIV hinweisen», fährt er fort, und ich werde daraufhin einem Aids-Test unterzogen. Und auch wenn ich keine Ahnung habe, woher ich denn überhaupt eine HIV-Infektion haben könnte, versetzt mich diese Untersuchung zugegebenermaßen dennoch in Panik.

Das ist ein Problem, das ich jahrelang habe: Ich finde keinen Hausarzt, der sich mit Borreliose ein wenig auskennt, und meinen Spezialisten will ich auch nicht die ganze Zeit behelligen. Er ist einer der wenigen Borreliose-Experten in der Schweiz und muss eine enorme Anzahl von Patienten versorgen.

Folglich werde ich im Alltag jahrelang medizinisch nicht besonders gut betreut und bin praktisch auf mich gestellt. Und es geht viel Zeit, Geld und Energie drauf für teilweise unnötige Untersuchungen wie die eben erwähnte HIV-Abklärung.

Ich stelle fest, dass auch acht Jahre nach Ausbruch meiner Borreliose vielen Ärzten in der Schweiz der Verlauf dieser Krankheit so gut wie unbekannt ist und sie deshalb nicht in der Lage sind, irgendwie zu helfen. Viele Ärzte, mit denen ich zu tun habe, sind nett und verständnisvoll, können aber kaum weiterhelfen, weil ihnen die Krankheit im fortgeschrittenen Stadium fremdes Territorium ist.

«Der Mensch ist die beste Medizin des Menschen», besagt ein afrikanisches Sprichwort. Ich glaube, man darf die Wirkung des Arztes als Freund und Helfer des Patienten nicht unterschätzen. Ein Arzt kann nur schon dadurch, dass er dem Patienten zuhört und ihn ernst nimmt, sehr beruhigend wirken. Etwa wenn er sich über die Krankheit des Patienten informiert, auch wenn sie ihm noch nie begegnet ist, und ihm dann zu helfen versucht. Hingegen bekommt der sowieso schon verängstigte Patient noch mehr Angst, wenn er sich durch den Arzt nicht ernst genommen fühlt und dieser ihn mit seinen extremen Beschwerden allein lässt.

Betreffend Borreliose kann man jedoch den Ärzten in der Schweiz meines Erachtens keinen Vorwurf machen. Ich vermute, dass es vielen Ärzten hier gleich ergangen ist wie der Bevölkerung: Da war lange überhaupt kein Bewusstsein für die Existenz dieser Krankheit vorhanden. Als ich ein Kind war, wusste fast niemand in der Bevölkerung von dieser Krankheit. Ich hatte noch nie zuvor gehört, dass Zecken eine Krankheit namens Borreliose übertragen können, nur FSME war mir bekannt. Meine Eltern sind relativ gebildet und haben sich für vieles interessiert – aber über Borreliose hatten auch sie keine Kenntnisse.

Zu ihrer Zeit – in den 50er- und 60er-Jahren – hatte man erst recht noch nie etwas von Borreliose gehört. Man wusste, dass Zecken stechen können, aber diese Krankheit war damals in der Schweiz sozusagen kein Thema. Meine Eltern meinen, falls es zu dieser Zeit schon Borreliose-Fälle in der Schweiz gegeben habe, so habe kein Mensch davon gewusst. Die Krankheit scheint sich erst in den vergangenen Jahren so epidemisch verbreitet zu haben.

Ich habe zum momentanen Zeitpunkt zwar keinen Schulabschluss und keinen richtigen Beruf, bin immer noch nirgendwo fest integriert, aber zumindest lebe ich nun in einer Wohngemeinschaft mit drei Studentinnen zusammen. Deshalb läuft immer etwas, und die Mitbewohnerinnen bringen öfters Besuch oder ihre Freunde nach Hause.

Verschiedene junge Leute, die ich in den Jahren zuvor kennen gelernt habe, kommen mich nun manchmal besuchen, und einige ehemalige Klassenkameraden, die inzwischen in Fribourg studieren, fragen mich gelegentlich, ob ich zu einer Wohnungseinweihung oder zu einem Studentenfest mitkommen möchte. Außerdem lerne ich Stephan kennen, einen sehr sympathischen Studenten, der in der Wohnung über mir wohnt. Bald gehe ich regelmäßig zu ihm essen oder Filme anschauen.

Manchmal ziehe ich abends mit den WG-Kolleginnen durch die Gassen der Innenstadt, und wir nehmen die alten Möbel mit, die andere Studenten als sogenanntes «Sperrgut» auf die Straße stellen. Ich gehe außerdem mit meiner Freundin Bernice, die ich noch vom Untergymnasium in Bern her kenne, Salsa tanzen. Die körperliche Betätigung tut mir gut, auch wenn es eigentlich eine Überanstrengung ist. Manchmal falle ich beim Tanzen um, weil mir so schwindlig ist oder weil ich meine Beine kaum mehr spüre. Dennoch verbessert sich meine Kondition dadurch ein wenig.

Nicht zuletzt entdecke ich in der Nähe einen tollen Jazzkeller, den ich nun häufig besuche. Alles Aktivitäten, die mich nichts kosten, denn ich kann mir wie gesagt kaum etwas leisten. Immer wieder helfen mir auch meine Freunde aus, bezahlen mir ein Getränk, das Ticket fürs Kino, laden mich zum Essen ein.

Die Zeit zwischen 20 und 30 ist trotz der Krankheit halbwegs erträglich, stelle ich fest, denn die Gleichaltrigen sind fast alle noch in der Ausbildung oder Weiterbildung und haben selber nur wenig Geld, können sich auch nicht viel leisten. Also trifft man sich dort, wo es nichts kostet. Man ist zumindest noch einigermaßen integriert, und es ist nicht so schlimm, wenn man selber kaum arbeiten kann und nichts verdient, weil die anderen auch noch keine großen Sprünge machen können.

Richtig schlimm wird es etwa ab 30, finde ich, wenn dann alle anderen arbeiten, Geld verdienen, Beziehungen aufbauen, eine Familie gründen, eine Wohnung kaufen, ein Haus bauen usw. An diesem Punkt ist die Gefahr extrem groß, komplett aus der Gesellschaft rauszufallen, weil man selber zu krank ist, um arbeiten und ein normales Leben führen zu können. Betroffene, die als Erwachsene erkranken, werden diese unvermeidlichen Folgen viel eher erleben als ein borreliosekrankes Kind. Im Moment befinde ich mich jedoch zum Glück noch nicht an diesem Punkt, denn ich bin erst 23 Jahre alt.

Die frankophone Lockerheit, das internationale Studentenflair und der Charme der Stadt tun mir gut und lassen mich die negativen Ereignisse der letzten Jahre langsam etwas vergessen. Ich bin sogar fast versucht zu sagen, dass das Leben in der traditionell «lockeren» Romandie für einen kranken Menschen angenehmer ist als in der Deutschschweiz, weil weniger Leistung aus einem herausgepresst wird und allgemein weniger Druck und Stress herrscht.

«Pas grave – es ist nicht so schlimm, nicht so wichtig, man muss das Leben genießen, muss sich nicht stressen, muss nicht die Sterne erreichen.» Dieses Lebensmotto nehme ich hier stark wahr und empfinde es als enorme Erleichterung, da ich als kranker Mensch ja nicht voll leistungsfähig bin. Die soziale Isolation ist in der Romandie auch geringer, man wird beispielsweise schneller mal von einem Nachbarn auf ein Glas eingeladen, bekommt leichter Hilfe.

Es stehen ein paar leere Kartonschachteln vor der Haustür? Nicht so schlimm, das stört niemanden hier. Auch das ist eine Erleichterung, denn als Borreliose-Betroffener steht man ständig unter so großem Druck, dass jede zusätzliche Beschwerde oder Anforderung von außen beängstigend wirkt.

Während der Zeit in Fribourg verbringe ich auch zum ersten Mal zusammen mit meiner Schwester und der Cousine meiner Mutter Wellness-Ferien am Meer. Meine Schwester, die inzwischen bereits bei einem schweizerischen Bundesamt arbeitet, bezahlt die Ferien. Auch diesmal bekomme ich wieder Unterstützung durch meine Familie, da ich mir ja keine Ferien leisten könnte.

Und ich stelle fest: Die Wellness-Ferien helfen mir nicht nur, mich körperlich zu entspannen und zu regenerieren, sie tun mir auch psychisch gut. Für jemanden wie mich, dessen Körper und Psyche durch jahrelange Schmerzen und unzählige qualvolle Therapien überstrapaziert sind, stellen die angenehmen Behandlungen, wie etwa Massage, Thalassotherapie, Schlammpackungen und vieles andere, eine Wohltat dar.

Am Morgen kann man ausschlafen, ein tolles Frühstücksbuffet wartet, die Betten werden gemacht, die Minibar im Hotelzimmer wird aufgefüllt. Anschließend Schlafen am Strand, das Mittagessen wird einem direkt an den Liegestuhl gebracht. Am Nachmittag Wellness-Behandlungen, abends wieder Essensbuffet. Zwei Wochen lang sich nicht um Essen, nicht um Therapien, nicht um Rechnungen, nicht um den Haushalt kümmern müssen. Und zwei Wochen lang nur schlafen und sich erholen können und sich nicht überfordert fühlen. (Wahrscheinlich wird jeder chronisch Borreliose-Kranke dieses Gefühl des pausenlosen Getriebenseins kennen, das daraus resultiert, dass er ständig mehr leisten muss, als er eigentlich in der Lage ist.)

Zudem überlege ich mir zu dieser Zeit, ob es etwas geben könnte, das ich beruflich machen könnte – irgendeine Tätigkeit, für die ich Talent hätte, wenn ich schon keine Schulausbildung machen kann. Schreiben ist zu diesem Zeitpunkt nicht machbar. Lustigerweise spricht mich nämlich damals meine Mitbewohnerin, eine Kinderpsychologin, darauf an, ob ich nicht meine Kindergeschichte von Knirps überarbeiten wolle – nachdem sie mich gefragt hat, ob sie sie einmal lesen dürfe:

«Weißt du, was? Ich finde die Geschichte echt originell und witzig. Ich finde, du hast wirklich Talent fürs Schreiben und sehr viel Fantasie. Ich arbeite mit Kindern und könnte mir vorstellen, dass Kinder diese Figuren und die vielen fantastischen Erlebnisse mögen werden. Ich an deiner Stelle würde diese Geschichte nochmals neu schreiben.»

«Meinst du das wirklich ernst?», frage ich sie.

«Ich würde dir das nicht sagen, wenn ich nicht davon überzeugt wäre», antwortet sie. «Glaub mir, ich hab ein wenig Ahnung von Kindern.»

Meine Schwester ist natürlich ebenfalls begeistert von dieser Idee:

«Mach das unbedingt! Ich warte schon lange auf eine neue Version», meint sie. Seit langem fragt sie mich immer wieder, wann ich diese alte Geschichte endlich mal überarbeite.

Mein Selbstvertrauen, gerade auch was meine Fähigkeiten angeht, ist in den letzten Jahren total kaputtgegangen. Doch ich setze mich jetzt tatsächlich einmal hin und versuche, etwas aufzuschreiben – aber es geht nicht, ich bringe keine rechten Sätze zustande. Mein Gehirn macht im Moment nicht mit, und ich ermüde sofort. Ich kann keine Tätigkeit ausüben, bei der ich zu viel denken muss. «Es klappt nicht», stelle ich resigniert fest. «Ich muss mich damit abfinden, dass ich vielleicht nie mehr werde schreiben können. Ich muss eine Alternative finden.»

Was könnte ich machen, damit die Arbeit bei der Telefonauskunft nicht die einzige Tätigkeit ist, die ich ausübe? Gestalten geht besser, fällt mir ein, da ich hier hauptsächlich mit den Händen arbeiten kann und weniger überlegen muss. Beim Besuch der Privatschule habe ich gemerkt, dass ich Geschick fürs gestalterische Arbeiten habe. Mein Opa war Kunstmaler von Beruf, und es mag sein, dass er mir diesbezüglich ein Talent vererbt hat. Deshalb beginne ich in dieser Zeit eine Tätigkeit als Stylistin und lerne «On the job» auf Foto- und Filmsets. Ich bin glücklich, dass ich etwas gefunden habe, das mir Freude bereitet und das meine Kräfte nicht übersteigt.

Nur etwas macht mir zu schaffen: Mit Beziehungen läuft es immer noch nicht gut. Ich bin inzwischen 23 Jahre alt und starte neue Versuche, Beziehungen mit jungen Männern aufzubauen. Doch es ist immer dasselbe: Die Männer reagieren genervt und ungehalten, sobald sie merken, dass ich nicht gesund bin. Im Umgang mit Bekannten kann ich meinen Gesundheitszustand besser verstecken, aber wenn jemand so eng mit mir zusammen ist, bekommt er natürlich einiges mit.

Immer wieder muss ich mir von meinen Freunden ähnliche Vorwürfe anhören: «Musst du eigentlich den ganzen Nachmittag schlafen?» – «Was, schon wieder krank? Du warst doch bereits letzte Woche krank.» – «Sei doch nicht so lethargisch!» – «Müdigkeit kann man sich auch einbilden.» – «Du bist doch gar nicht krank, du willst bestimmt nur die Arbeit schwänzen.»

Diese Aussagen treffen mich sehr und machen mir Angst. Da ich seit Jahren Unverständnis in Bezug auf meine Krankheit erlebe, reagiere ich sehr empfindlich, wenn ich mich von jemandem nicht verstanden oder allein gelassen fühle. Ich kann in Folge auch kein Vertrauen zu meinen Freunden aufbauen. Nach zwei Wochen ist die Sache jeweils wieder erledigt, und nach mehreren misslungenen Beziehungsversuchen habe ich keine Lust mehr.

Ich will keine Beziehungen führen, in denen ich schlecht behandelt werde. *Dann lieber gar keine Beziehung, solange ich nicht gesund bin,* sage ich mir und entschließe mich dazu, dass ich es in Zukunft einfach ganz sein lasse.

Noch etwas anderes beschäftigt mich während dieser Zeit: Ich wünschte so sehr, ich könnte doch noch meine Ausbildung abschließen.

21. Letzter Schulversuch

Februar 2003

Ich starte einen letzten Versuch, die Matura doch noch zu machen. Wird es diesmal klappen? Ich hoffe es ganz fest. Meine Eltern erklären sich ein letztes Mal bereit, mir eine Schule zu finanzieren. Im Kanton Bern, wo ich aufgewachsen bin, kann ich keine öffentliche Schule mehr besuchen, da ich im Vergleich zu den anderen Schülern inzwischen viel zu alt bin.

In Fribourg werden wir dann aber zum Glück fündig: Ich werde an einem öffentlichen Gymnasium aufgenommen, falls ich die Aufnahmeprüfung bestehe. Der Direktor der Schule meint, ich würde so jung aussehen, dass man mich ohne Probleme in eine Klasse mit viel jüngeren Schülern stecken könne, ohne dass das groß auffallen würde.

Zu diesem Zeitpunkt mache ich nochmals eine Therapie, die mich gesundheitlich wieder ein Stück weiterbringen wird. Ich erfahre durch eine Bekannte, die ebenfalls Borreliose hat, von einer Behandlung, die sich Hochfrequenztherapie nennt und die man gegen Borreliose anwenden kann. Mit einer bestimmten Frequenz werden Borrelien zum Absterben gebracht.

Also melde ich mich bei einem Therapeuten an, der diese Behandlung anbietet. Eine Anwendung würde reichen, meint er. Ich bin etwas skeptisch, kann mir nicht vorstellen, dass mit einer einzigen Behandlung einfach alles weg sein soll. Also sage ich ihm, dass ich mehrere Anwendungen durchführen möchte, und er erklärt sich einverstanden. Bereits nach Weihnachten verbessert sich mein Gesundheitszustand durch diese Therapie ein wenig.

Noch etwas unsicher beginne ich nun zu lernen. Und welche Überraschung: Ich kann besser lernen als noch zwei Jahre zuvor. Die Lern-Pause, die ich meinem Hirn gestattet habe, hat ihm wahrscheinlich gutgetan, um sich weiter zu erholen. Möglicherweise haben auch die kontinuierlichen Behandlungen mit dem Bioflex dazu beigetragen, dass sich mein Gehirn wieder zu regenerieren begonnen hat, ich weiß es nicht genau.

Fleißig setze ich mich hinter die Bücher. Da in der Abteilung, für die ich mich beworben habe, Italienisch Schwerpunktfach ist, muss ich nun auch noch eine neue Sprache nachlernen, um in die geplante Stufe einsteigen zu können. An einem heißen Julitag sitze ich schließlich im Collège und schreibe die Aufnahmeprüfung. Als man mir einige Tage später mitteilt, dass ich bestanden hätte, bin ich überglücklich!

Februar 2004

Das erste Semester in der neuen Schule ist vorbei, ich bin weiterhin im Rennen. Was für eine Erleichterung. Nach den Sommerferien habe ich im Collège Gambach in Fribourg begonnen. Einige Zeit vorher habe ich ein tolles Studio in der Altstadt von Fribourg gefunden. Ein Bekannter hat mir den Tipp gegeben, eine Anzeige in einem Geschäft in der Altstadt aufzuhängen.

Kurz darauf habe ich einen Anruf einer jungen Frau erhalten. Sie habe gesehen, dass ich eine Wohnung suche. Sie ziehe bald aus und habe deshalb ein Studio zu vermieten. Ich bin also nach Fribourg in die Basse-Ville (Unterstadt) gefahren, um mir das Wohnobjekt genauer anzuschauen: ein 1-Zimmer-Studio mit dunklen Deckenbalken und einem spannenden Grundriss, mit Blick in einen schönen Hinterhof und auf die Sarine. Ich habe gleich zugesagt.

Während der Sommerferien habe ich das Studio mit einem Freund zusammen renoviert. Wir haben einen hellen Laminatboden verlegt und die Wände und Decke weiß gestrichen. Zusammen mit den dunklen Deckenbalken hat das einen faszinierenden Kontrast ergeben. Die Wohnung sieht nun wirklich toll aus, und ich bin sehr glücklich darüber – zum ersten Mal im Leben habe ich eine eigene Wohnung!

Jeden Morgen, an dem ich aufwache, blicke ich erst mal im Studio umher und danke Gott dafür, dass ich das alles erleben darf. Es kommt mir wirklich unfassbar vor, dass ich nach all den schlimmen Jahren in kahlen Krankenhauszimmern nun so etwas Schönes habe, das mir gehört.

Eigentlich ist es unglaublich, über welch banale Dinge man sich freut, wenn man so eine Krankheit hinter sich hat. Aber weil man gewohnt ist, dass man auf alles verzichten muss, freut man sich umso mehr über alles Gute, das man überhaupt erleben darf. Alles zu haben und zu bekommen, muss nicht immer nur ein Vorteil sein; vor allem, wenn man sich so sehr daran gewöhnt hat, dass man nicht mehr dankbar dafür ist.

Meine Eltern bezahlen wieder einmal das ganze Schulgeld, die Wohnungsmiete und die Lebenshaltungskosten, damit ich doch noch einen Abschluss machen kann. Um das Ganze finanzieren zu können, nimmt meine Mutter zusätzlich eine 100%-Stelle an.

Es fällt mir zu meinem eigenen Erstaunen nicht schwer, mich in die neue Klasse zu integrieren, obwohl ich sieben Jahre älter als meine Mitschüler bin. Aber sie realisieren das zuerst nicht mal und glauben, ich sei in ihrem Alter. Erst als ich bei einer Gruppenarbeit im Geschichtsunterricht erwähne, dass wir den Fall der Berliner Mauer dazumal aktuell in der Schule behandelt hätten, und die anderen – die damals erst 4 Jahre alt waren – mich daraufhin erstaunt anblicken, finden sie heraus, wie alt ich wirklich bin.

Am ersten Schultag treffe ich auf eine sehr sympathische junge Frau. «Hallo, wie geht's? Hast du schöne Ferien verbracht?», begrüßt sie jeden Schüler. Sie ist braungebrannt, hat ein strahlendes Lachen und erzählt, dass sie in den Sommerferien in den USA war.

«Oh hallo!», begrüßt sie mich ebenfalls. «Bist du neu?»

«Genau», gebe ich zur Antwort.

«Freut mich, Claudia», erzählt sie.

Woher weiß sie bloß meinen Namen?, denke ich und antworte: «Freut mich ebenfalls. Wer bist du denn?»

«Eben, ich heiße Claudia.»

Ich kapiere im ersten Moment gar nicht. *Ach, alles klar*, realisiere ich plötzlich. Sie hat gar nicht mich gemeint, sondern sich selber vorgestellt. Ich lache. «Welch lustiger Zufall, ich heiße ebenfalls Claudia.»

Nun lachen wir beide.

Claudia ist mir in den zwei Jahren bis zur Matura eine große Hilfe. Sie unterstützt mich, wo sie nur kann. Wenn ich mal fehle, nimmt sie die Blätter für mich mit, ich darf bei ihr abschreiben, was ich verpasst habe – und häufig lädt sie mich auch zum Essen und Lernen zu sich ein. Nach der Schule ruft sie mich sogar oftmals an, um zu fragen, ob ich noch Hilfe brauche oder etwas nicht verstanden hätte im Unterricht.

Ich bin enorm dankbar für diese Unterstützung, denn ich habe beim Eintritt ins Gymnasium ein halbes Jahr übersprungen und bin weiter oben eingestiegen. «Da Sie bereits so alt sind, sollten Sie nicht noch weiter unten einsteigen», hat man mir damals mitgeteilt. Auch sonst bin ich sehr froh um Claudia, denn sie hilft mir nicht nur jederzeit in der Schule, was mir Sicherheit gibt, sondern nimmt mich mit ihren Freunden immer wieder mit, wenn sie ausgeht, holt mich mit dem Auto ab und bringt mich wieder nach Hause.

Oft sitzen wir am Wochenende bei Claudia zu Hause auf der Terrasse, essen und trinken und haben es lustig. Auch diesmal erlebe ich zwischendurch die Lockerheit des Romand'schen Lebensstils, obwohl das erste Schuljahr natürlich hart ist und ich sehr viel lernen muss.

Die große Unterstützung von Claudia gibt mir Gewissheit, dass ich die Schule schaffen werde. Ich glaube, die Tatsache, dass ich als Kind so behütet aufgewachsen bin und erlebt habe, dass sich die Eltern immer um uns Kinder gekümmert haben, hat dazu geführt, dass ich auch im späteren Leben immer wieder Freunde gesucht habe, die verständnisvoll, hilfsbereit und verlässlich sind.

Meine schreckliche Krankheit ist deshalb durch die Tatsache gemildert worden, dass ich in dieser Zeit wirklich herzensgute Freunde gefunden habe, die mich jederzeit unterstützt haben und Verständnis hatten. Ich bin in einer gewissen Weise davon überzeugt, dass gute, stabile Beziehungen zu anderen Menschen eigentlich das Wichtigste überhaupt im Leben sind und durch nichts ersetzt werden können – weder durch Geld, Besitztümer oder Erfolg.

Ich glaube, es gibt nichts Wichtigeres, als zu wissen, dass es andere Menschen gibt, zu denen man immer gehen kann, bei denen man immer Unterstützung bekommt, gleichgültig, was auch geschieht. Im normalen Leben – und im Krankheitsfall erst recht.

Erlebe ich an früheren Bildungsstätten, dass ich durch die Schule kaum Hilfe bekomme, so ist diesmal zumindest das Verhältnis mit der Schulleitung gut. Der Rektor weiß inzwischen, dass ich häufig krank bin, und verlangt gar keine Entschuldigungen mehr von mir. Die doch ziemlich hohe krankheitsbedingte Anzahl von Fehltagen wird toleriert. Das empfinde ich als sehr erleichternd, denn es setzt mich nicht unter Druck, mich ständig entschuldigen und erklären zu müssen.

Schwierigkeiten gibt es höchstens mit gewissen Lehrern, die von mir das gleiche Programm verlangen wie von den anderen Schülern. Wenn ich nach längerer Fehlzeit wieder in den Unterricht komme, geschieht es nicht selten, dass ich Prüfungen mitschreiben muss und keine Ahnung habe, um was es beim geprüften Stoff geht – wodurch sich natürlich auch meine Noten verschlechtern.

Die Klausuren einige Tage später nachzuholen, damit ich mich wenigstens noch etwas darauf vorbereiten kann, ist meist nicht möglich. Aber da ich als kranker Mensch seit Jahren in der Schule solche Dinge erlebe, nehme ich diese «Schwierigkeiten» gar nicht mehr als besonders gravierend zur Kenntnis.

Hingegen sind die Mitschüler sehr liebenswürdig und hilfsbereit. Es kommt sogar vor, dass sie bei mir zu Hause vorbeikommen, wenn ich mal krank bin, und mir Zwieback, Tee oder Bouillon vorbeibringen.

Trotz der Unterstützung der Mitschüler bin ich während des ersten Collègejahres häufig angespannt und sage mir, dass ich diese Schule unbedingt schaffen muss, da es die letzte Gelegenheit ist, die Matura zu machen. Deshalb zwinge ich mich richtiggehend zum Lernen, häufig sogar bis drei Uhr nachts – obwohl ich nach Mitternacht eigentlich kaum mehr mag – und gehe dann total müde am nächsten Morgen in die Schule. Aber da ich innerhalb von zwei Jahren die Matura abschließen muss und schulische Lücken in der Vorbildung aufweise, habe ich eben eine enorme Menge Lernstoff zu bewältigen.

«Nur heute musst du stark sein, musst du durchhalten, musst du noch alle Aufgaben erledigen», sage ich mir jeweils, um mich selber zu motivieren. Und am nächsten Tag sage ich wieder dasselbe zu mir. Am übernächsten wieder, und auch am folgenden. Und so geht die Zeit im Collège vorbei, und ich habe jeden Tag all meine Kräfte zusammengebündelt, um stark zu sein und nicht aufzugeben.

Nachdem ich das ganze erste Jahr überstanden habe, ist die Freude riesig. Jetzt fehlt nur noch ein Jahr bis zur Matura. Das werde ich bestimmt auch noch schaffen. Eine weitere Sache motiviert mich ebenfalls zu dieser Zeit. Wir haben einen ganz tollen Deutschlehrer an dieser Schule, der mit uns spannende Literatur durchnimmt. Wir lesen den *Schimmelreiter* von Theodor Storm oder den *Taugenichts* von Eichendorff.

Wir müssen auch viele Aufsätze zu interessanten Themen schreiben, und ich entdecke plötzlich wieder die Freude am Schreiben. «Sie haben ein besonderes Talent fürs Schreiben. Es ist jedes Mal eine Freude, Ihre Texte zu lesen», steht einmal als Kommentar unter einem meiner Aufsätze. Das motiviert mich natürlich noch mehr, mich für den Unterricht anzustrengen, und so schließe ich Deutsch bei der Matura sogar als bestes Fach ab.

Ich erlebe das Collège in Fribourg zwar als sehr anstrengende, aber auch gute und hoffnungsvolle Zeit, und die zwei Jahre fliegen irgendwie nur so vorbei.

22. Bericht von Claudia B., Freundin aus dem Collège

Ich habe Claudia im Spätsommer 2003 kennen gelernt, als sie nach den Sommerferien in unsere Klasse im Collège Gambach gekommen ist. Als ich Claudia am ersten Schultag sah, habe ich sofort gespürt, dass uns eine wunderbare Freundschaft verbinden wird. Claudia war mir von Anfang an sehr sympathisch. Sie hatte eine tolle Ausstrahlung, schien aber zugleich auch sehr zerbrechlich zu sein. Wir Schüler erfuhren, dass sie bereits älter war und wegen einer langen Krankheit die Matura nachholen musste. Ich hatte den Eindruck, dass ich mich etwas um sie kümmern muss; sie kam ja ursprünglich auch aus einem anderen Kanton und kannte nicht viele Leute in Fribourg.

Ich habe Claudia oft mitgenommen, wenn ich ausging, und sie meinen Freunden vorgestellt. Sie kam super an und brachte immer alle zum Lachen. Immer wieder kam es jedoch vor, dass sie Treffen kurzfristig absagte, weil sie krank geworden war. Aus demselben Grund hatte sie auch viele Fehlzeiten in der Schule. Manchmal hat sie sogar zwei bis drei Wochen am Stück im Unterricht gefehlt. Ich habe sie dann jeweils angerufen, um zu fragen, wie es ihr geht, und um sie bezüglich Aufgaben auf dem Laufenden zu halten. Wenn es mir möglich war, habe ich sie manchmal auch nach dem Unterricht zu Hause besucht, um ihr etwas vorbeizubringen.

In der Schule hatte sie besonders Mühe mit den Fächern, die logisches Denken erforderten. Sie schien oft abwesend zu sein, war mit ihren Gedanken weit weg. Ich habe öfter beobachtet, dass sie während des Unterrichts im Klassenzimmer umherschaute, aber ihr Blick war nicht leer – ich hatte nicht den Eindruck, dass sie sich langweilt, sondern dass sie enorm Mühe hat, sich auf den Stoff zu konzentrieren. Sie schien auch oft sehr müde zu sein. Unser Mathematiklehrer musste sie immer wieder ermahnen, nun zu arbeiten. Doch es dauerte nicht lange, und sie schweifte gedanklich wieder ab.

In anderen Fächern wie den Sprachen – besonders Deutsch – war sie top. Ich habe sie für ihr Können sehr bewundert, denn sie schrieb super Texte, und ich habe ihr mehrmals gesagt, sie solle doch nach dem Gymnasium beruflich etwas mit Schreiben machen. Einmal haben wir sogar einen Deal gemacht: Ich half ihr in Französisch, da ich bilingual (deutsch- und französischsprachig) bin, und sie half mir in Deutsch und schrieb einen Aufsatz für mich. Ich bekam eine richtig gute Note dafür, und unser Deutschlehrer warf mir einen verwunderten Blick zu, als er mir den Aufsatz zurückgab.

Im Sportunterricht hat sie immer versucht, hundertprozentig dabei zu sein, aber es fiel mir auf, dass sie sehr fragil und körperlich nicht so leistungsfähig war.

Die Lehrer haben bei ihr trotz der Krankheit keine Ausnahmen gemacht. Sie wurde nicht mit Samthandschuhen angefasst, sondern wie jeder andere Schüler behandelt. Ich finde, ehrlich gesagt, dass sie manchmal hätten mehr Rücksicht nehmen und eine Ausnahme machen sollen, denn die Schule schien für Claudia wegen ihrer Krankheit doch recht anstrengend zu sein.

Ich freue mich sehr, dass sie es inzwischen geschafft hat, wieder gesund zu werden, und dass sie doch noch auf mich gehört und zu schreiben begonnen hat. Ich habe immer gewusst, dass sie einmal Autorin sein wird!

23. Die Matura in der Tasche

Juni 2005

Wir Schüler des Collège Gambach sitzen auf einer Wiese in einem öffentlichen Park in Fribourg und warten auf die Ergebnisse der Maturaprüfungen. Man hat uns mitgeteilt, man würde uns anrufen, falls jemand die Matura nicht bestanden hätte. Um uns gegenseitig Mut zu machen, warten wir nun alle gemeinsam.

Und da klingelt plötzlich mein Handy! Oh Gott, nein, bitte nicht! Mit zitternden Fingern krame ich nach dem Telefon in meiner Tasche – die Nummer des Anrufers ist mir unbekannt. Nach dem ersten Schreck die Erleichterung: falsch verbunden. Was für ein dummer Zufall, ruft mich doch tatsächlich jemand irrtümlicherweise vor den Prüfungsergebnissen an und verpasst mir den Schreck meines Lebens.

Und kurz darauf ist es klar: Ich habe bestanden! Es ist ein unglaubliches Gefühl, als ich bei der Maturafeier mein Maturazeugnis entgegennehmen darf. Nach acht Schulwechseln hat es nun doch geklappt, ich bin überglücklich. Der ewige Kampf um die Matura ist endlich vorbei.

24. Studienzeiten

Oktober 2005

Nach Abschluss der Matura im Sommer bin ich von Fribourg nach Basel gezogen, da das Studium, das ich mit spezifischen Schwerpunkten machen möchte, nur in Basel angeboten wird. Unser Deutschlehrer am Collège hat uns Schülern nach den Maturaprüfungen gesagt, wir sollen uns auf das Studium freuen – die Studienzeit sei die schönste Zeit seines Lebens gewesen.

Über die Website der Uni habe ich ein Studio in der Stadt Basel gefunden. In Kürze wird mein Studium beginnen: Kunstgeschichte, Philosophie und Psychologie.

Zu diesem Zeitpunkt gibt es sehr viele Dinge, die ich besser verstehen möchte. In mir gibt es verschiedenste Fragen, auf die ich keine Antwort kenne, weshalb ich diese Studienfächer gewählt habe. «Wer bin ich eigentlich?», frage ich mich in dieser Zeit sehr häufig. «Und was möchte ich im Leben überhaupt erreichen?» Als ich mit 15 krank geworden bin, wollte ich unbedingt Schriftstellerin werden. Und jetzt? Ich weiß es nicht.

Die letzten zwölf Jahre habe ich darum gekämpft, dass sich mein Gesundheitszustand verbessert und ich eine Ausbildung abschließen kann. Nun, nach acht Schulen, habe ich endlich die Matura geschafft. Und nach jahrelangen Therapien hat sich auch mein Gesundheitszustand etwas stabilisiert.

Eine langandauernde Krankheit hat nicht nur Auswirkungen auf den

Körper, sondern auch auf die psychologische Entwicklung. Mit 15, beim Ausbruch der schweren Borreliose, war ich noch ein Kind – und nun bin ich 27, eine erwachsene Frau. Die Entwicklung in den Jahren dazwischen habe ich nicht so richtig wahrgenommen, ich war zu sehr mit meinem Gesundheitszustand und den ständigen Versuchen, eine Ausbildung zu absolvieren, beschäftigt.

Jetzt realisiere ich, dass meine Entwicklung in all den Jahren ziemlich seltsam verlaufen ist. Einerseits bin ich mental stark und kann sogar für schwierigste Probleme eine Lösung finden. Ich weiß, wie ich meine Energien einteilen muss, um den Tag zu überstehen, weiß, wie ich mich auch in schlimmsten Situationen motivieren kann, weiterzumachen, und bin in der Lage, auf vieles zu verzichten, um ein Ziel zu erreichen.

Andererseits bin ich im Verhalten immer noch wie ein Kind, habe keine Ahnung, wie sich ein erwachsener Mensch im sozialen, gesellschaftlichen Kontext verhalten sollte, was sich wann gehört und wann nicht. Ich bin ungeschickt und ungeübt im Organisieren eines normalen Alltags, weiß nicht, wie man selbständig arbeitet, wie ein erwachsener Mensch sein Leben plant.

Ich habe in den letzten zwölf Jahren diesbezüglich einfach keine Fähigkeiten entwickeln können, da ich mit völlig anderen Aufgaben absorbiert war. Nun wird mir klar, dass ich sehr vieles nachholen und lernen muss, was anderen schon längst vertraut ist. Aber ich freue mich darauf, freue mich ebenfalls auf das Studium, das nun startet, bin gespannt auf all das, was kommen wird.

Trotz unsicherer medizinischer Prognose hat sich mein Gehirn unerwartet gut erholt, und ich bin dankbar, dass ich überhaupt wieder lernen kann. Die ganze Zeit zu Hause oder im Krankenhaus herumzusitzen und nichts tun zu können, ist auf Dauer extrem öde. Es ist ja nicht nur die Krankheit, die eine Belastung ist, sondern auch all die damit einhergehenden Folgen: keine Beschäftigung, keine Aufgaben, keine Möglichkeiten, keine sinnstiftende Betätigung. Irgendwann beginnt man gezwungenermaßen sein Leben einfach abzusitzen. Das ist der sicherste Weg, in Isolation, Hoffnungslosigkeit und Depressionen zu stürzen.

Deshalb bin ich mehr als glücklich, dass sich mit der Uni nun neue Türen auftun. Und wiederum unterstützen mich meine Eltern, damit das alles überhaupt möglich wird.

«Sie haben das schönste Studium der Welt gewählt!», verkündet der Kunstgeschichtsprofessor am ersten Studientag Ende Oktober. Die Kommilitonen kommen sympathisch rüber. Ich versuche erst mal, so souverän wie möglich auf all die neuen Anforderungen zu reagieren. Doch innerlich fühle ich mich immer noch sehr unsicher, all die schwierigen Jahre haben Spuren hinterlassen.

Ich bin sehr froh, dass nun das Schlimmste vorbei ist. Gleichzeitig ist mir bewusst, dass meine Arbeitsaussichten in Zukunft vielleicht nicht die besten sein werden. Ich habe mit sieben Jahren Verspätung die Matura abgeschlossen, meine Altersgenossen sind mit der Uni längst fertig und arbeiten bereits. Ich weiß, dass ich das niemals aufholen kann. Aber wenn ich jetzt für dieses Studium alles opfere und die bestmögliche Leistung erbringe, gibt es später vielleicht doch noch die Chance, dass ich einmal eine gute Arbeitsstelle bekomme. Ich beschließe deshalb, dass ich dieses Studium so gut wie nur möglich absolvieren will.

In den ersten Kunstgeschichts-Vorlesungen sitze ich mit den anderen Neuanfängern in den hinteren Reihen. Es herrscht ein wildes Treiben hier, niemand passt auf, alle schwatzen, während die Dozenten vorne sprechen.

«Entschuldige», erkundige ich mich in einer Stunde bei meiner Sitznachbarin, «hast du verstanden, was die Dozentin soeben gesagt hat?»

«Keine Ahnung», erwidert diese, «ich schreibe sowieso nichts auf, ich erstelle gerade eine Möbelliste. Muss nachher noch zur IKEA.»

«Ähmm … alles klar.»

In solch einem Tumult kann ich nicht arbeiten. Ich sollte mich besser an einen Ort hinsetzen, wo es ruhig ist. In der vorderen linken Reihe sitzt jedes Mal ein Student, der extrem fleißig scheint. Ich vermute, er ist auch schon etwas älter als die anderen. Die Plätze ringsherum sind immer frei. Vielleicht sollte ich mich das nächste Mal dorthin setzen, damit ich der Vorlesung besser folgen kann.

In der darauffolgenden Lektion steuere ich also zielstrebig die vorderen Plätze an. Der Student, der immer dort sitzt, hat bereits all seine Unterlagen bereitgelegt.

«Ist der Platz hier noch frei?», frage ich etwas schüchtern. Der junge, gut aussehende Mann blickt erstaunt auf. Ein durchdringender Blick aus hellblauen Augen hinter eckigen Brillengläsern mustert mich.

«Ja, sicher.»

«Dankeschön.»

Ich setze mich, packe meinen Schreibblock und den Stift aus. «Ich habe neu mit dem Studium begonnen», erzähle ich.

«Mmmh», murmelt er.

«Wie heißt du denn?», frage ich ihn.

«Jonas. Und du?»

«Claudia.»

«Schön.» Er wendet sich wieder seinen Unterlagen zu.

Hier lässt es sich wirklich gut den Vorlesungen folgen. Außerdem verstehe ich so auch die Dozentin besser. Während der Vorlesung schiele ich auf das Blatt meines Nachbars. Eine akribisch-genaue Schrift, dazu unzählige Pfeile und Erklärungen. Er scheint zeitgleich zuzuhören, zu notieren und der Dozentin Fragen zu stellen. Simultan irgendwie.

Unglaublich, denke ich. *Wie ist so etwas möglich? Das habe ich noch nie zuvor gesehen. Da muss man bestimmt besondere Fähigkeiten haben, um das alles gleichzeitig hinzukriegen.*

Ich kann nicht annähernd so schnell schreiben, meistens habe ich die Hälfte des Gesagten schon wieder vergessen, bevor ich es überhaupt notiert habe, und meine Schrift sieht dabei so unleserlich aus, dass ich selber nicht mehr entziffern kann, was es eigentlich heißt.

«Hast du gesehen? Der Weihnachtsmann!», reißt mich Jonas plötzlich aus meinen Gedanken.

Der Weihnachtsmann? Ich blicke verwundert aus dem Fenster. Es ist Anfang Dezember. Ist da ein Weihnachtsmann draußen? Ich kann niemanden sehen.

«Was, wo denn?», will ich wissen.

«Da vorne, auf dem Bild.»

«Ach so.»

An die Wand ist ein Kunstbild projiziert; unsere Dozentin zeigt gerade mit einem Stock auf eine Figurengruppe. Ich kann einen Mann mit weißem Bart, rotem Mantel und roter Mütze erkennen. Mitten in der Vorlesung muss ich auflachen. «Stimmt, du hast recht!»

Von da an sitze ich im Kunstgeschichts-Grundkurs des ersten Studienjahres bei Jonas. Ich kann ihn auch immer um Rat fragen, wenn ich etwas nicht verstehe. Er besitzt ein enorm großes Wissen und hilft mir jeweils weiter. Das gibt mir Sicherheit, worüber ich sehr froh bin. Denn all die vielen Schulabbrüche und Schulwechsel der letzten zwölf Jahre, die habe ich zu Beginn des Studiums noch nicht vergessen. Die Angst, zuletzt auch noch die Universität abbrechen zu müssen, sitzt tief.

Es beruhigt mich, nun jemanden zu kennen, der mir fachlich immer weiterhelfen kann. Da wir zwei Studienfächer gemeinsam belegen, habe ich in ihm eine Ansprechperson gefunden, die sich mit dem durchgenommenen Stoff auskennt.

«Du kannst Wikipedia nicht fürs wissenschaftliche Arbeiten benutzen, das ist keine wissenschaftlich anerkannte Quelle», erklärt er mir beispielsweise. Und erstellt mir dann einen Leitfaden mit genauen Angaben zum wissenschaftlichen Arbeiten.

Um solche Hilfe bin ich extrem froh, denn neben all den unbekannten Anforderungen der Uni muss ich nun mit 27 Jahren zum ersten Mal meinen Alltag ganz alleine organisieren. Viele neue Aufgaben auf einmal, die mich erwarten und manchmal auch fast überfordern.

Es ist an der Uni nicht so einfach, engere Kontakte zu knüpfen, stelle ich fest. Man grüßt sich zwar auf dem Gelände, wenn man sich sieht, wechselt ein paar Worte miteinander, aber dann muss man auch schon wieder weiter, in die nächste Vorlesung, in ein Seminar, in die Bibliothek.

In jeder Veranstaltung, die man belegt, trifft man zudem andere Studenten und Dozenten – es gibt nicht wie in der Schule oder bei der Arbeit ein fixes Beziehungsnetz. Dadurch ist man bei Schwierigkeiten im Studium häufig auf sich alleine gestellt.

Jonas wird somit in der Studienzeit in Basel zu einer sicheren Konstante für mich. Wenn ich im Studium einmal nicht mehr weiterweiß, kann ich ihn fragen oder ihm mailen, und er hilft mir. Alleine schon diese Gewissheit zu haben, gibt mir in dieser Zeit Sicherheit. Ich glaube, wenn ich ehrlich bin, empfinde ich für Jonas irgendwann sogar mehr als nur Freundschaft. Aber über so etwas will ich gar nicht nachdenken. Ich habe wegen der Krankheit schon so viele schlechte Beziehungserfahrungen hinter mir, dass ich an dieses Thema keinen Gedanken mehr verschwenden will.

Auch sonstige Annäherungsversuche von jungen Studenten blocke ich zu dieser Zeit ab. Der attraktive Geografiestudent, der mich nach einem Studentenabend unbedingt wiedersehen möchte, oder der witzige deutsche Medizinstudent, der in der Basler Straßenbahn vor mir niederkniet und meine Telefonnummer haben möchte – all das lässt mich kalt. Bringt ja nichts außer Ärger. Es ist immer dasselbe: Am Anfang bin ich weiß nicht wie toll, und sobald die jungen Männer merken, dass ich nicht gesund bin, kommen die ersten Vorwürfe und Anschuldigungen ...

Ich stürze mich förmlich ins Lernen, mein Privatleben wird praktisch inexistent. Ein paar Mal nur gehe ich in Basel aus oder zu Studentenpartys. Sonst sitze ich abends immer zu Hause hinter meinen Büchern. In meiner Freizeit besuche ich Vorträge zu meinen Fachgebieten, und die Unibibliothek wird sozusagen mein zweites Zuhause.

Wenn ich gerade keine Veranstaltung habe, findet man mich bereits am Morgen in der Bibliothek. Dann gehe ich als Erstes in die Uni-Cafeteria, um Eistee zu kaufen. Dort gibt es Pfefferminz-Eistee, den ich ganz toll finde. Mit mehreren Bechern in der Hand kehre ich dann zu meinem Arbeitsplatz zurück – jetzt bin ich bereit fürs Lernen.

Manchmal denke ich, wie praktisch es wäre, ein Klappbett in der Bibliothek aufzustellen. Dann müsste ich abends nicht mehr nach Hause gehen und könnte am Morgen gleich weiterlernen. Mein Wunsch, das Studium zu bestehen, ist groß.

Ich bekomme durch das viele Lernen zwar starke Kopfschmerzen, weshalb ich häufig bereits am Morgen vor der Uni Schmerztabletten schlucke, um den Tag zu überstehen – aber ich bin in der Lage, trotz aller Unbill zu lernen. Das gibt mir Zuversicht, und mit jedem bestandenen Semester kommt mein Selbstvertrauen, das ich in all den Jahren verloren habe, Stück für Stück zurück.

Mein Wille, doch noch etwas Gutes aus meinem Leben zu machen, nimmt ständig zu. Etwas anderes kehrt mit dem Studium und dem intensiven Lernen auch zurück: das Gefühl einer Identität. Ich habe mich bereits als Kind übers Lernen und Schreiben definiert. Sobald ich etwas lernen konnte, sobald ich schreiben konnte, habe ich mich lebendig und «ganz als ich» gefühlt.

Die Tatsache, dass ich jahrelang praktisch nichts arbeiten und lernen konnte, das mich spezifisch interessierte, hat auch dazu geführt, dass ich begonnen habe, mich als Person inexistent zu fühlen – ein weiteres Handicap neben dem Verlust des Körperidentitätsgefühls durch die Krankheit. Es gab mich eigentlich gar nicht mehr. Nun definiere ich mich plötzlich als «Philosophiestudentin», als «Kunstgeschichtsstudentin». Ich bin wieder existent. Das Wissen, das ich nun anhäufe, kann mir niemand mehr nehmen, es gehört von nun an zu mir, wird Teil meines Lebens, beeinflusst und verändert meine Persönlichkeit.

Der Weg aus einer schweren Borreliose ist im Grunde genommen ein fast schon schmerzhaftes Zurückfinden zu sich selber: Einerseits das Wiedererlangen der ursprünglichen Körperidentität (dieser jahrelange hochfiebrige Zustand mit all den seltsamen Beschwerden fühlt sich nach einem falschen, nach einem fremden Körpergefühl an), andererseits die Wiederfindung der psychischen Identität, des Ich-Gefühls, des Wissens, wer man ist.

Für mich war dieses Zurückfinden doppelt schwierig: Ich konnte ja nicht mehr zu meiner ursprünglichen Identität vor der Krankheit zurückkehren – ich war ja damals noch ein Kind –, weil ich in der Zwischenzeit erwachsen geworden war. Ich musste also mich selber wieder finden und gleichzeitig eine Identität als erwachsener Mensch aufbauen. Die Entwicklung, die man während einer schweren Borreliose durchmacht, ist seltsam, denn irgendwie existiert man als Person nicht mehr weiter. Man ist eine Art «wandelnder Fieberball», man nimmt über Jahre hinweg alles nur noch wie in Trance, wie in einem Rausch wahr. Und die Weiterentwicklung als Persönlichkeit bleibt in einer gewissen Weise stehen, oder sie verläuft völlig anders, als es zu erwarten wäre. Die Erkrankung ist so einschneidend, dass sie alles, was das Leben überhaupt erträglich, geschweige denn lebenswert macht, zerstört. Sie wirkt sich auf allen Ebenen so gravierend aus, dass man als Person in jeder Hinsicht «verloren» geht.

Nun finde ich langsam Stück für Stück zu mir zurück. So gesehen empfinde ich das Studium in Basel als einen weiteren persönlichen Wendepunkt. Trotz der vielen Unsicherheiten und Belastungen, die sich zu diesem Zeitpunkt immer noch ergeben, bin ich von da an fest entschlossen, wieder in ein normales Leben zurückzukehren.

Die Zeit des Studiums ist interessant, aber auch hart und oft ganz schön einsam. Neben dem Studium muss ich noch arbeiten und weiterhin Therapien durchführen, um meinen Gesundheitszustand stabil zu halten. Da ich durch den Staat weder Stipendien noch ein Ausbildungsdarlehen erhalte, das ich später zurückzahlen könnte, und meine Eltern finanziell nicht mehr in der Lage sind, alles zu bezahlen, habe ich keine andere Wahl, als neben dem Studium auf Jobsuche zu gehen. Wir haben überall, wo es möglich war, Unterstützung beantragt, aber nur Absagen bekommen. Es gibt keine Hilfe für mich.

Einerseits profitiere ich zwar von gewissen Lernerfahrungen; andererseits setzt mich die zusätzliche Arbeit in meiner Lage unter großen Stress, und mein Gesundheitszustand, der nach der Matura etwas stabiler war, verschlechtert sich wieder.

Ich übe verschiedene Jobs aus, unter anderem im Service, im Krankenhaus, als Nachhilfelehrerin und später auch in einem Museum der Region. Einmal arbeite ich sogar aushilfsweise als Dekorateurin für den Weihnachtsladen von Johann Wanner in Basel. Das ist ein Geschäft, welches das ganze Jahr hindurch Weihnachtsartikel verkauft. Eine spannende Erfahrung: Ich lerne nämlich, wie die weltbekannten Johann-Wanner-Weihnachtsbäume dekoriert werden, die in die ganze Welt geliefert werden – in den Vatikan, ins Weiße Haus und auch in verschiedenste europäische Adelshäuser.

Ich fehle jedoch aus Krankheitsgründen immer wieder mal bei der Arbeit und werde von meinen Brötchengebern deswegen unter Druck gesetzt: «Wenn das so weitergeht, können Sie nicht länger hier arbeiten.» Ich verstehe natürlich ihre Einstellung. Sie können sich schlecht einen Angestellten leisten, der ständig ausfällt; das ist für sie mit viel Aufwand verbunden.

Doch diese Androhungen versetzen mich jedes Mal in echte Panik: «Ich darf meine Arbeit auf keinen Fall verlieren, unmöglich. Ich muss sonst mein Studium abbrechen, das würde finanziell nicht reichen, und ich bekomme ja nirgendwo finanzielle Unterstützung!» Also gehe ich immer häufiger sogar mit Fieber arbeiten, um ja nicht die Stelle zu verlieren. Die krankheitsbedingten Fehlzeiten bedeuten für mich zudem Einkommensverlust.

Dann stelle ich jeweils fest, dass kaum noch Geld zum Essen vorhanden ist. Wenn im Supermarkt etwas mit Aktionspreis angeboten wird und mir dadurch noch ein zusätzlicher Franken für ein Brötchen übrig bleibt, ist das die Freude des Tages. Für qualitativ hochwertiges Essen oder sogar Bio-Kost, die chronisch Borreliose-Kranke eigentlich zu sich nehmen sollten, um ihren Gesundheitszustand zu verbessern, ist schon gar kein Geld vorhanden. Oder ich habe nur noch so wenig Geld zum Essen, dass ich eine ganze Woche lang nichts anderes als Müsli essen kann, bis der nächste Lohn wieder eintrifft.

Deshalb habe ich immer wieder Hunger und ein flaues Gefühl im Magen, weil ich kaum etwas Rechtes zu mir genommen habe. Gelegentlich kommt es sogar vor, dass ich einen ganzen Tag lang nichts esse, weil ich weder Geld noch Vorräte übrig habe. Meine Familie mag ich über solche Dinge nicht informieren, denn sie machen sich schon so seit Jahren extreme Sorgen. Und Lebensmittel einfach zu klauen, da habe ich nun doch Skrupel. Aber es erstaunt mich nicht, dass andere Betroffene mir erzählen, sie hätten Lebensmittel im Supermarkt geklaut oder aus dem Müll geholt, um nicht zu verhungern – weil ich ja an mir selbst sehe, wie das ist.

Zu diesem Zeitpunkt stelle ich mir häufig die Frage, was eigentlich schlimmer ist: die chronischen gesundheitlichen Folgen der Borreliose oder die Sekundärfolgen, die durch die Krankheit entstanden sind? Und ich komme für mich persönlich zum Schluss: Die chronische Borreliose an sich ist nicht schlimmer als die Sekundärfolgen.

Chronische Kopfschmerzen und sonstige Schmerzen, Schwindel, Müdigkeit, Konzentrationsstörungen, wiederkehrende Fieberschübe, Krankheitsgefühl sowie weitere Beschwerden sind zu diesem Zeitpunkt die direkten Auswirkungen der chronischen Borreliose. Damit könnte ich notfalls so halbwegs leben, wenn auch nicht wirklich gut.

Genauso unangenehm empfinde ich jedoch die zwangsläufigen weiteren Folgen der chronischen Borreliose: Ständiger Druck durch die Arbeitgeber wegen krankheitsbedingten Fehlens, Krankheitsanfälligkeit wegen eines defekten Immunsystems, kein Geld und dadurch kaum Möglichkeiten, nicht endende Anfragen bei den Behörden wegen Unterstützung, kein gesellschaftlicher Status, mangelnde Anerkennung, keine Unterstützung durch die Umwelt, im Alltag immer alles alleine machen müssen.

Ich benötigte eigentlich viel Ruhe und Schonung, damit sich mein Körper überhaupt von der langandauernden Krankheit erholen kann. Ich bräuchte finanzielle Sicherheit, einen stabilen, strukturierten Lebensablauf, Verständnis von Seiten der Umwelt und gute medizinische, psychologische und soziale Betreuung.

Wenn man sein Leben in ständiger Angst verbringen und übermenschliche Anstrengungen auf sich nehmen muss, um die Ausbildung zu bewältigen, hat man praktisch gar keine Energie mehr übrig, um gesund zu werden. An so etwas wie dringend benötigte regelmäßige Erholung in Form eines Entspannungswochenendes, eines Urlaubes oder einer Kur ist aus finanziellen Gründen schon gar nicht zu denken.

Ein betreutes körperliches Aufbautraining in einem Fitness-Center? Finanziell unmöglich. Ja natürlich, ich kann selber kostenlos Sport machen, kann joggen gehen. Aber ich möchte eigentlich lieber gar nicht erwähnen, wie häufig ich beim Joggen kaum noch nach Hause komme, weil mir total schlecht und schwindlig ist … Mehrfach gerissene Bänder in den letzten Jahren zeugen auch von meinen Eigenversuchen, mich körperlich wieder in Form zu bringen.

Seitdem ich wieder dazu in der Lage bin, etwas Sport zu treiben, zeigen sich die Folgen der monatelangen Bettlägerigkeit in den ersten Krankheitsjahren. Mein Körper ist in einem schlechten Zustand, alle Strukturen sind geschwächt. Immer wieder stürze ich und reiße mir die Bänder in den Füßen an. Dann gehe ich wieder mal für drei, vier Monate an Krücken, muss die Arbeit abbrechen und dann wieder etwas Neues suchen …

Ich bin ständig auf meine Angehörigen angewiesen, die mir weiterhelfen. In den Semesterferien kann ich mit meiner Familie einige Tage in den Wellness-Urlaub fahren. Einfach mal ein paar Tage entspannen und erholen. Solche Momente bräuchte ich regelmäßig, um wieder gesund zu werden. Und solche Momente gibt es eindeutig zu wenig in meinem Leben.

Was könnte ich an meiner gegenwärtigen Lage ändern?, frage ich mich häufig. Eine Möglichkeit wäre vielleicht, die Situation anzunehmen, so wie sie halt nun mal ist, realistisch zu sehen: «Ich bin nicht gesund und brauche Hilfe», und dann die entsprechenden Konsequenzen zu ziehen. Das Leben anpassen, Hilfe suchen.

Ein Bekannter von mir, der an einem schweren chronischen Müdigkeitssyndrom leidet, hat das gemacht. Er hat sein Doktorat in Philosophie aufgegeben – obwohl er die Uni mit Bestnoten abgeschlossen hatte und als Wissenschaftler erfolgreich war. Seither wartet er zu Hause, bis sich sein Gesundheitszustand allmählich bessert.

Im Grunde genommen ist das eine vernünftige Entscheidung, denn er hat sein Leben seinem momentanen Zustand angepasst. Aber ich bin zu diesem Zeitpunkt nicht bereit, in dieser Weise zu entscheiden. Die Vorstellung, nichts zu erreichen, ohne Ausbildung und Arbeit den totalen Anschluss ans Leben zu verlieren und irgendwo zu versanden, erscheint mir zu diesem Zeitpunkt unerträglich und macht mir auch Angst. Für mich würde sich so was anfühlen, wie lebendig begraben zu sein.

Ein weiteres Problem gesellt sich ja noch dazu: Ich bekomme zu diesem Zeitpunkt in der Schweiz keine adäquate Behandlung. Würde ich die Ausbildung nicht fortführen und Pause machen, würde das konkret heißen, mit ständigen Krankheitsschüben und Beschwerden alleine zu Hause herumzusitzen und nichts Rechtes tun zu können. Das alles hatte ich schon jahrelang, muss ich jetzt nicht wieder erleben.

Man kann sich nämlich auch fragen: Was ist schlimmer – krank zu Hause herumzusitzen und sich zu schonen? Oder krank am Leben teilzunehmen und sich zu überanstrengen? *Ist gesundheitliche Überanstrengung schlimmer als soziale Isolation?*, frage ich mich ernsthaft. Mir macht die Vorstellung, völlig vereinsamt irgendwo vor mich hin zu dämmern noch mehr Angst als die Vorstellung, mit Fieber und Schmerzen in die Uni gehen zu müssen.

Deshalb mache ich unter enormsten Anstrengungen weiter, in der Hoffnung, dadurch wieder ins Leben zurückzukommen und in Zukunft einmal arbeiten zu können. Diese Tatsache darf man natürlich nicht übersehen: Wer in einem modernen Staat wie der Schweiz keine Ausbildung abgeschlossen hat, hat wenig Chancen, überhaupt etwas aus seinem Leben zu machen. Man braucht eine abgeschlossene Berufslehre oder ein Studium, um eine richtige Arbeit zu bekommen. Gerade im heutigen Berufsleben werden unzählige Diplome und Weiterbildungen verlangt, dazu Auslandsaufenthalte und Praktika.

Ich befinde mich also in einem Dilemma, denn ich habe noch keine richtige Berufsausbildung abgeschlossen. Ich bin fast gezwungen, jetzt ohne Wenn und Aber durchzuhalten, wenn ich den Anschluss an ein normales Leben schaffen will. Ich kann mich jetzt nicht einfach zur Ruhe setzen, sonst muss ich von der Sozialhilfe leben. Und seien wir mal ganz ehrlich: Ein Leben von der Sozialhilfe bedeutet, so wenig Geld zu haben, dass man gerade mal wohnen und essen kann. Für einen Menschen mit vielen Ideen und Lebensträumen ist das wirklich nicht die schönste Vorstellung. Ich musste schon die letzten Jahre am totalen Existenzminimum leben, ich will das nicht für den Rest meines Lebens so durchziehen müssen.

«Armut macht krank, und Krankheit wiederum macht arm, was zu noch weniger Chancen auf Gesundheit führt», erzählt unsere Dozentin im Philosophie-Seminar «Gesundheit und Gerechtigkeit».

Wie wahr. Die Angst, ohne Ausbildung in völlige Armut abzurutschen

und dadurch noch kränker zu werden, ist groß. Und aus welchem Blick-
winkel ich die Situation auch immer betrachte – im Moment scheint es
keine befriedigende Lösung zu geben.

Ich muss es einfach irgendwie schaffen, sage ich mir deshalb.

Resultat: Ich überfordere mich pausenlos selber und lasse mich von
anderen überfordern. Denn Hilfe für chronisch kranke Menschen betreffend Ausbildung gibt es kaum, wie ich immer wieder feststellen muss.
Die Strukturen der Schulen und Ausbildungsstätten in der Schweiz sind
nicht auf langzeitkranke (junge) Menschen ausgerichtet, und Ausbilder
sind oftmals überfordert und zeigen nicht immer Verständnis.

Seit über zehn Jahren bleibt deshalb die ganze Unterstützung an meinen Eltern hängen. Diese sind beruflich und gesellschaftlich integriert,
zahlen Steuern und Versicherungen, bekommen aber im Gegenzug
kaum Hilfe. Anträge auf Unterstützung für meine Ausbildung stellen sie
inzwischen schon gar nicht mehr, weil die ständig abgelehnt werden.
«Wie ist das möglich, dass ein Mensch in einem modernen Staat unverschuldet krank wird und keine Möglichkeiten auf Unterstützung in der
Ausbildung bekommen kann?», fragen sie sich deshalb immer öfter.

Ich schlage mich gezwungenermaßen einfach alleine durch, aber es
fällt mir nicht leicht, ohne rechte Hilfe in ein normales Leben zurückzukehren. Bevor sich die Borreliose etwas abgeschwächt hat, nahm die
Krankheit bei mir einen sehr schweren Verlauf und zwang mich zu einem jahrelangen Extremzustand: stundenlanges Schlafen und Herumliegen, starke Schmerzen, ständige Therapien, völlige Strukturlosigkeit des
Alltags. Den ganzen Tag lang Musik hören, weil ich sonst kaum etwas
tun konnte.

Ich muss mich erst wieder an einen «normalen» Tagesablauf, an ein
«normales» Dasein gewöhnen. Ich versuche, mein Leben so gut wie
möglich zu strukturieren, kaufe mir Wochenplaner und teile meine Woche ein. Es gelingt mir jedoch kaum, denn ich kann mich nicht auf meinen Körper verlassen – ich weiß keinen Tag im Voraus, wie es mir gehen
wird. Oft schwitze ich wieder ganze Nächte durch und bin am nächsten
Tag nur minimal arbeitsfähig.

Können Sie sich vorstellen, wie schwierig das ist, überhaupt wieder
normal zu schlafen, wenn Sie jahrelang keine Nacht vor drei Uhr morgens eingeschlafen sind, häufig sogar die ganze Nacht nicht geschlafen
haben, weil Ihr Körper nicht mehr richtig funktioniert? Ich schaffe es

heute, nach fast 20 Jahren, zum ersten Mal wieder, um 11 oder 12 Uhr abends einzuschlafen – mit viel Übung. Es gelingt mir noch nicht immer, aber es wird zunehmend besser.

Neben der Tatsache, dass die Infektion den Schlafrhythmus durcheinanderbringt, führen nämlich auch die ständigen Beschwerden dazu, dass man kaum schlafen kann. Das Phänomen des schnellen und starken Ruhepulses, das ich zu Beginn der Krankheit erwähnt habe, kann bei einer Borreliose jahrelang mehr oder weniger ausgeprägt anhalten.

Konkret bedeutet das: Man hört und spürt sein Herz ständig, Tag und Nacht, ziemlich rasch und stark schlagen, so als ob man einen Marathon gerannt wäre, was das Einschlafen extrem erschwert. Meist schläft man erst ein, wenn die Erschöpfung stärker ist als der Herzschlag; manchmal aber nicht mal dann, und so liegt man, vor Schwäche und Überanstrengung am ganzen Körper zitternd, noch viele weitere Stunden wach, bis es wieder Morgen ist.

Bei mir hat sich der Ruhepuls erst etwa nach sechs Jahren Krankheit langsam wieder zu normalisieren begonnen. Als Betroffener versucht man halt einfach, diese unangenehme Wahrnehmung des Herzens so gut wie möglich zu abstrahieren, sonst würde man irgendwann durchdrehen. Ich habe unzählige Nächte, in denen ich wach gelegen habe, zur Ablenkung mit Kopfhörern Musik gehört, damit ich diesen extremen Herzschlag nicht so deutlich spürte. Dennoch muss ich zugeben, dass es trotz aller Abstrahierungsversuche manchmal Momente gab, wo ich gedacht habe: *Wenn das nicht bald aufhört, werde ich echt wahnsinnig …* Die starken Schmerzen und zusätzlichen Beschwerden, die aufgetreten sind, haben die Nächte auch nicht erholsamer gemacht.

Vielleicht können Sie verstehen, weshalb es fast unmöglich ist, in diesem Zustand ein normales, geregeltes Leben zu führen. Diese unangenehmen und oftmals unvorhersehbar auftretenden Beschwerden verunmöglichen im Prinzip jegliche Planung, jegliches Einhalten eines regelmäßigen Alltags. In Realität kommt das sehr häufig vor, dass man beispielsweise nicht einkaufen gehen kann, obwohl man es vorgesehen hat, weil man wieder total flachliegt und es nicht mal mehr aus dem Haus schafft. Oder man kann seine Rechnungen nicht erledigen, weil man an diesem Nachmittag plötzlich starke Beschwerden bekommt, die einen zwingen, sich ins Bett zu legen. Tagsüber schläft man einige Stunden, weil man in der Nacht zuvor kein Auge zutun konnte. In dieser Zeit hätte man eigentlich etwas anderes erledigen wollen ...

Störend dazu gesellen sich häufig unerwartete Infekte, Unfälle, oder auch Probleme bei der Arbeit. Beispiel: Man ist auf dem Weg zur Uni, stürzt an der Bushaltestelle, weil man körperlich dauergeschwächt ist, und verletzt sich ernsthaft. Anstatt an der Uni landet man erst mal im Krankenhaus, der Tagesplan und die Prüfung an der Uni fallen ins Wasser.

Die Prüfung muss nachgeholt werden, wofür wieder etwas anderes verschoben werden muss. Oder der Chef ruft an und teilt einem mit: «Übermorgen kommen Sie bitte schön für eine Besprechung vorbei. Sie fehlen so häufig bei der Arbeit, darüber müssen wir reden.» Übermorgen hätte man laut Tagesplan aber eigentlich die Wohnung aufräumen wollen, also bleibt das auch wieder liegen. Wahrscheinlich muss man nach diesem Gespräch auch noch mit der Arbeit aufhören und ist gezwungen, zusätzlichen Aufwand zu betreiben, um die Stellenanzeigen in der Zeitung und im Internet zu durchstöbern und neue Bewerbungen zu verfassen. Auch dadurch geht wieder Zeit verloren für Dinge, die man eigentlich hätte erledigen wollen. Haushalt, Post etc. bleiben dann immer öfter liegen.

Oder man kann seine Wäsche nicht machen, weil man an seinem offiziellen Waschtag krank im Bett liegt. Also türmt sich immer mehr schmutzige Wäsche in der Wohnung.

Die Tatsache, dass man so häufig krank ist, bedeutet auch, immer wieder Arztzeugnisse für Arbeitgeber und Ausbildungsplatz besorgen zu müssen. Anstatt etwas zu erledigen, das man sich laut Wochenplaner vorgenommen hat, sitzt man dann in der Arztpraxis, damit einem der Doktor ein Zeugnis schreibt. Stundenlange Reisen zu Ärzten und Therapeuten nehmen ebenfalls sehr viel Zeit in Anspruch und verhindern, dass man seine Angelegenheiten plangemäß ausführen kann. Nicht selten kommen auch ungeplante Arztbesuche dazu, beispielsweise weil man wegen akuten Lungenproblemen notfallmäßig ins Krankenhaus muss.

Der Alltag wird zu einem einzigen Störfaktor, und es bedeutet, von Tag zu Tag leben sowie ständig improvisieren zu müssen. Durch all diese «Störungen» gelingt es einem auch kaum, überhaupt noch den Überblick über die Woche und den Monat zu behalten.

Auf diese und ähnliche Weise lebt man mit einer Borreliose jahre- und jahrzehntelang, so kann ein typischer Borreliose-Alltag aussehen. Bei mir kam noch erschwerend dazu, dass ich bei Ausbruch der Krankheit ein Kind war und in diesem Alter sowieso kaum Mittel zur Alltagsbewältigung kannte. Mit der Zeit ist es mir dann trotzdem gelungen, gewisse Strategien zur Vereinfachung des schwierigen Krankheits-Alltags zu entwickeln, wie beispielsweise Lebensmittel nach Hause liefern zu lassen, damit ich immer genügend Nahrung in der Wohnung habe, auch wenn ich mal krank bin und nicht einkaufen gehen kann. Oder nur so wenig Dinge zu besitzen, dass der Haushalt fast nichts mehr zu tun gibt und es nicht so schlimm ist, wenn wieder ein ungeplanter Zwischenfall eintritt und die Hausarbeit liegenbleibt. Oder meiner Schwester die Rechnungen auszuhändigen, damit diese erledigt werden, auch wenn ich immer wieder ausfalle.

Aber ich bin erst seit einiger Zeit in der Lage, einen geregelten Alltag aufzubauen – seit es mir gesundheitlich wieder so gut geht und mein Körper zum ersten Mal mitmacht –, und ich habe dabei Unterstützung benötigt, da ich das während unzähliger Jahre gar nie richtig lernen und anwenden konnte.

Manchmal kann ich gar nicht mehr daran glauben, dass irgendwann alles wieder gut kommen könnte … «Es ändert sich doch nie etwas», muss ich immer wieder feststellen. «Halt durch, mach einfach weiter», versuche ich mich dann jeweils zu ermutigen. «Bald hast du das nächste Semester geschafft.»

Ich denke wieder mal, wie praktisch es wäre, wenn es ein Buch geben würde, in dem alles drinsteht, was einem weiterhelfen könnte. *Was haben andere Betroffene gemacht, um wieder in ein wirklich gutes Leben zurückzukehren?*, frage ich mich oft. *Was hat ihnen geholfen? Medizinisch? Psychologisch? Beruflich? Privat? Welche Schritte haben sie unternommen, welche Lösungen haben sie gefunden?*

Falls es Informationen darüber geben sollte, erfahre ich nichts davon. Die Informationsverbreitung in der Schweiz bezüglich Hilfe bei Borreliose ist zu diesem Zeitpunkt immer noch nicht die beste. Und ich bin meistens so müde, dass ich es kaum schaffe, stundenlang im Internet herumzusurfen, um die benötigten Behandlungen, Strategien, Medikamente, Dosierungen etc. selber zusammenzusuchen. Ich bin froh, wenn ich überhaupt

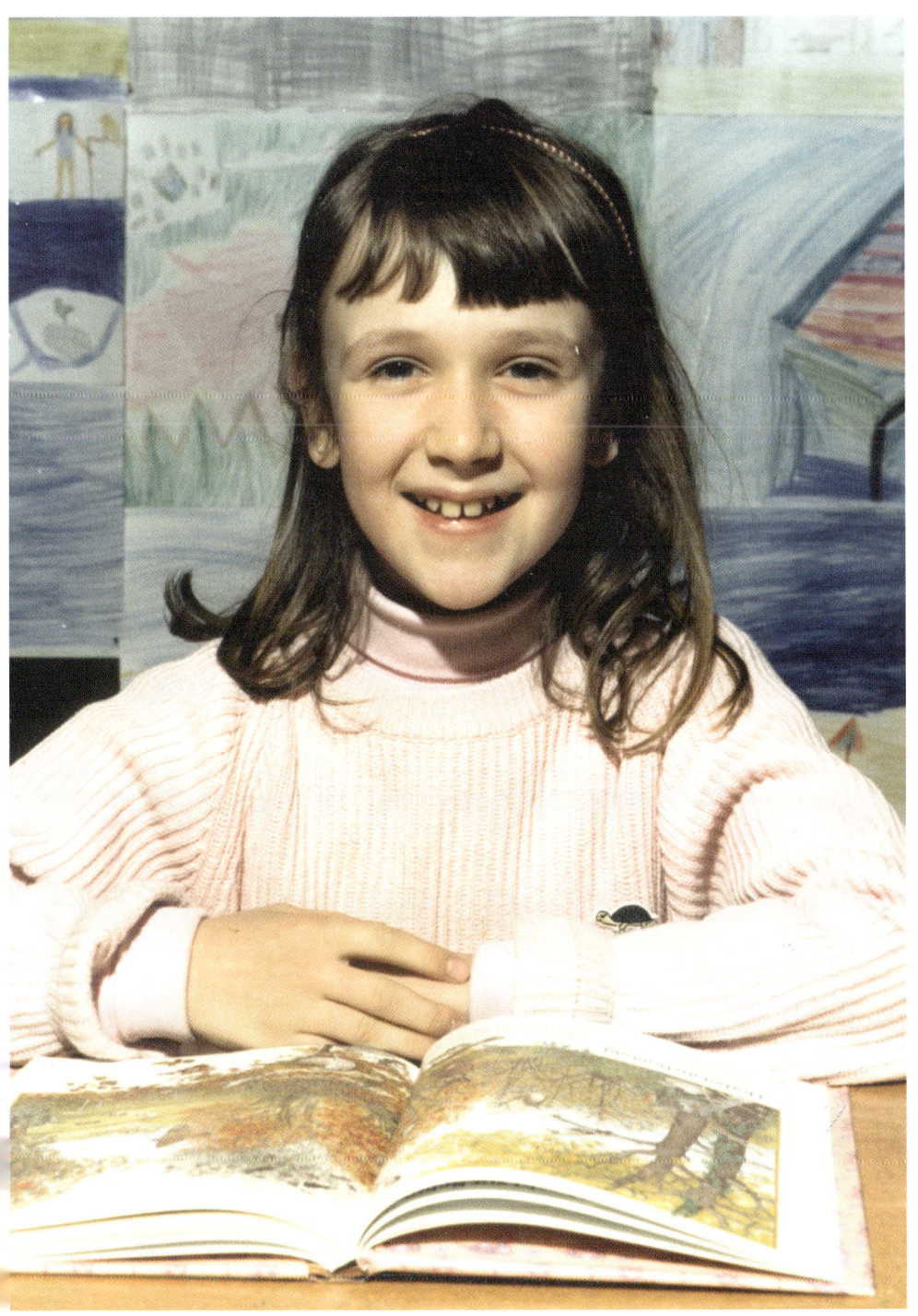

Bild Nr. 1: Die elfjährige Claudia, 1989.

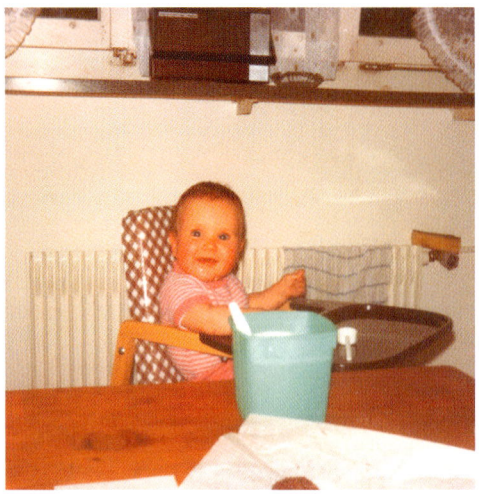

Bild Nr. 2: Claudia, 1979: Ein gesundes, aufgewecktes Baby.

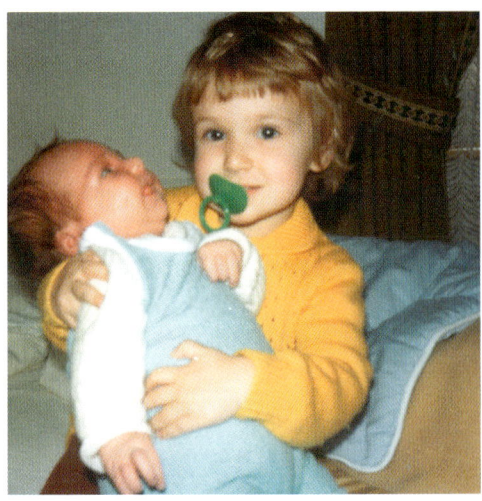

Bild Nr. 3: 1981 kommt die geliebte Schwester Annina zur Welt.

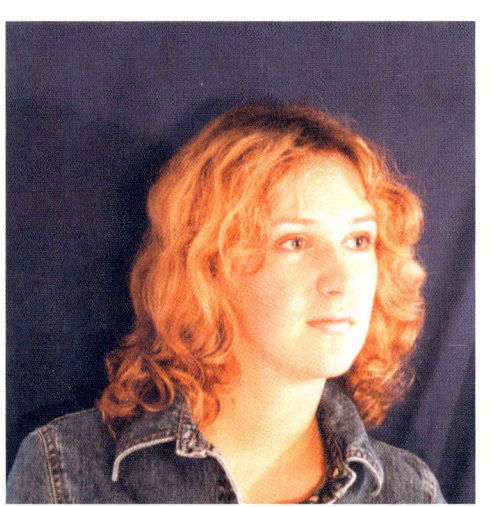

Bild Nr. 4: 2001 als junge Erwachsene.

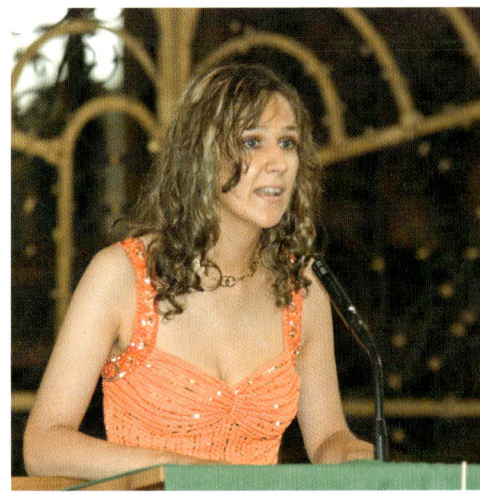

Bild Nr. 5: Claudia bei der Hochzeit der Schwester, 2009.

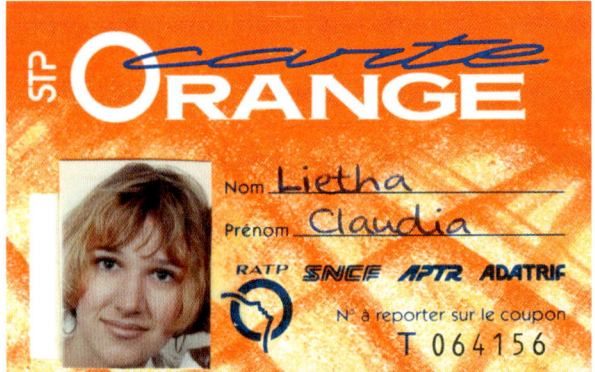

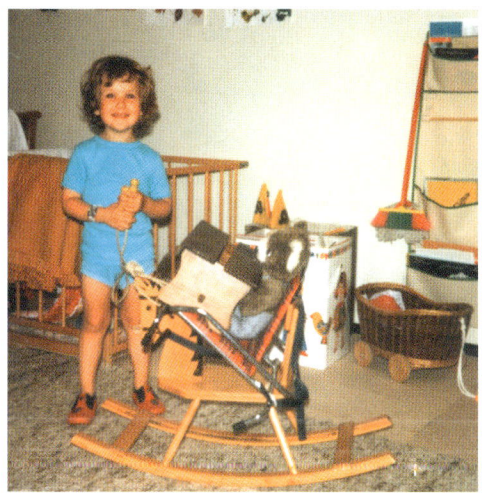

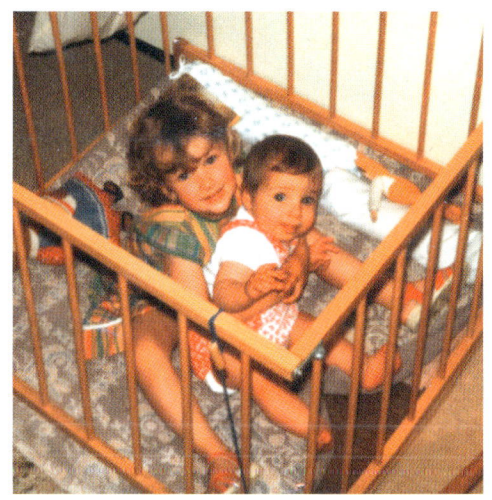

Bild Nr. 6: Claudia, voller lustiger Ideen.

Bild Nr. 7: Mit Schwester Annina, mit der sie sich von Anfang an prima versteht, 1982.

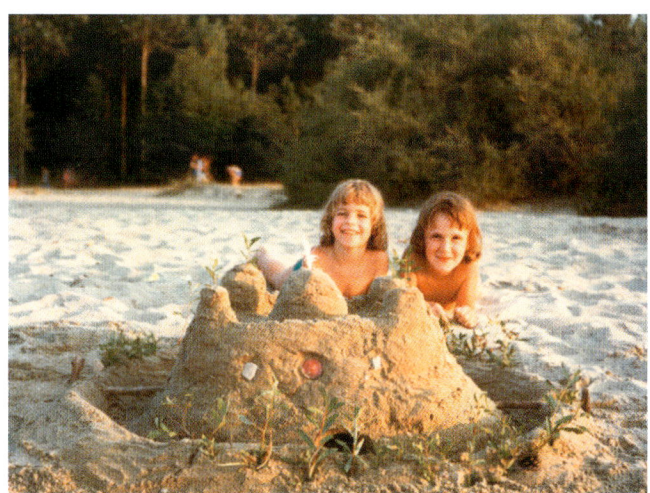

Bild Nr. 8: Mit der Schwester am Neuenburgersee, 1986.

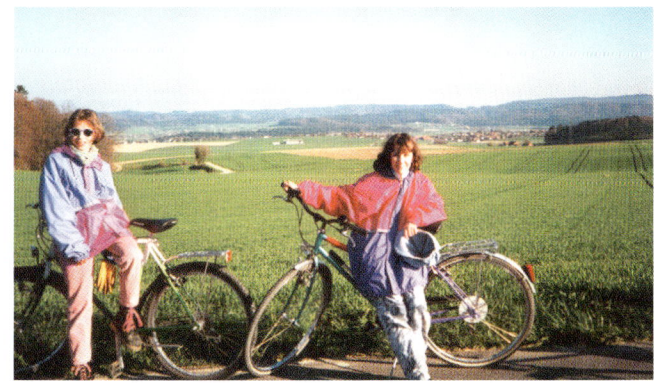

Bild Nr. 9: Claudia (rechts), 17-jährig, mit Annina, 1995.

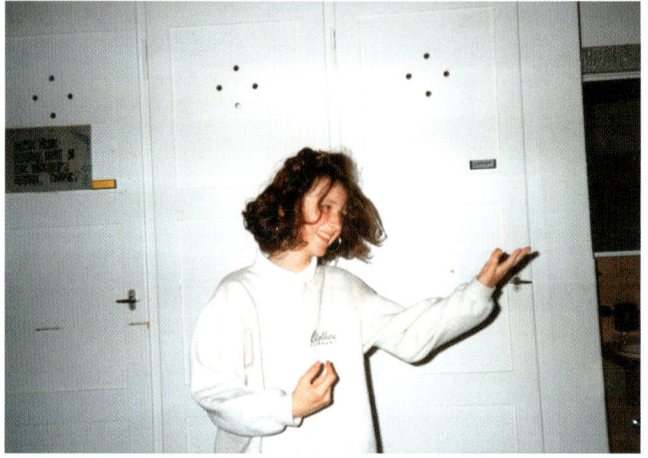

Bild Nr. 10: 1993, kurz vor Ausbruch der Krankheit.

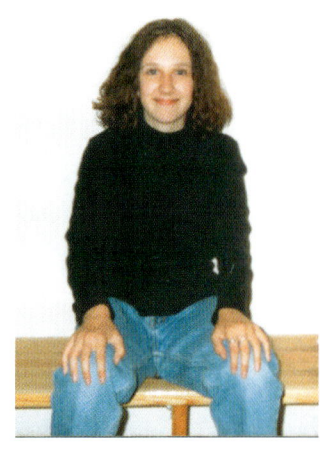

Bild Nr. 11: In der Kinder-klinik, 1994.

Bild Nr. 12: Krank, aber noch kennt man 1994 die Diagno-se nicht.

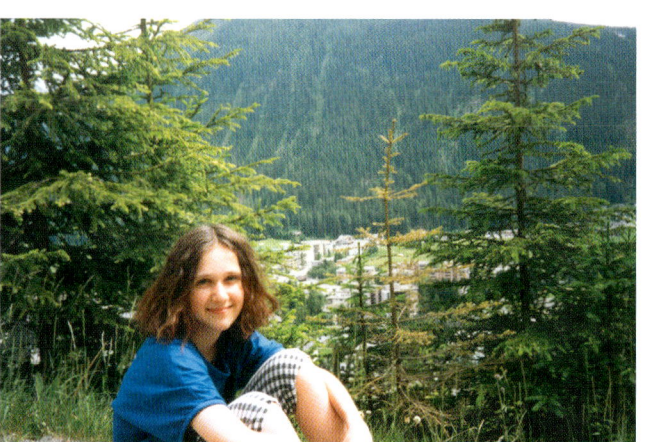

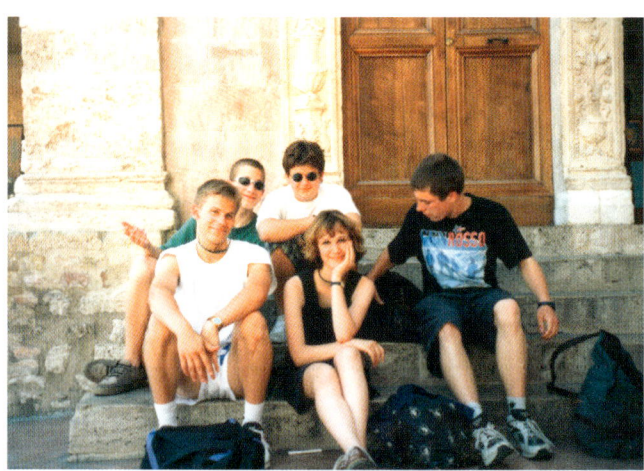

Bild Nr. 13: Mit den Jugendlichen für eine geeinte Welt in Loppiano, Italien, 1997.

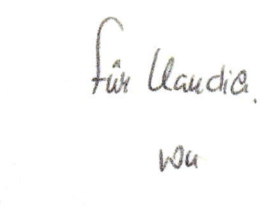

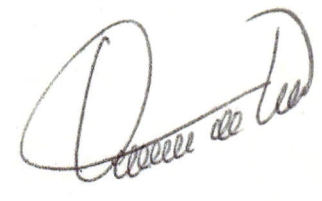

Bild Nr. 14: Die berühmte Schriftstellerin Federica de Cesco signiert für Claudia.

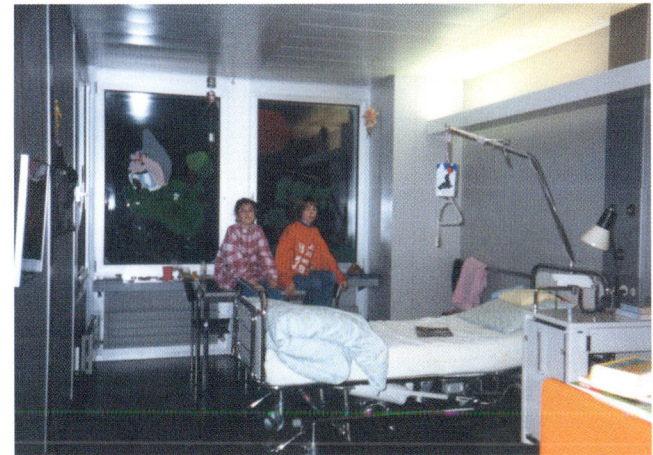
Bild Nr. 15: Im Kinderkrankenhaus in Bern mit Annina, 1994.

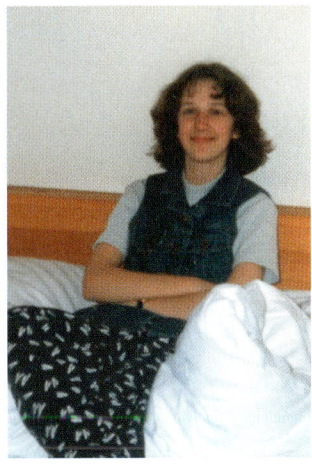
Bild Nr. 16: In der Inner-schweizer Klinik, 1995.

Bild Nr. 17: Im Zimmer der Klinik beim Aufnehmen der Radio-Hitparade.

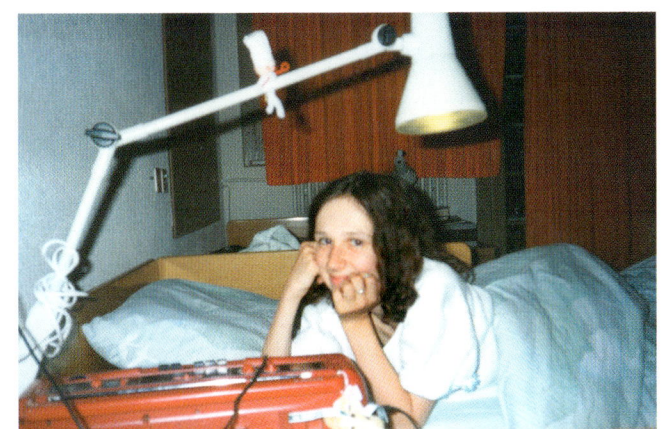

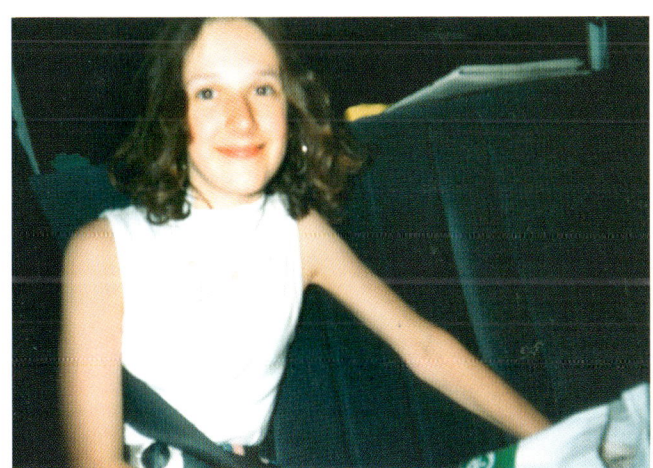
Bild Nr. 18: Rückreise aus der Klinik, 1994.

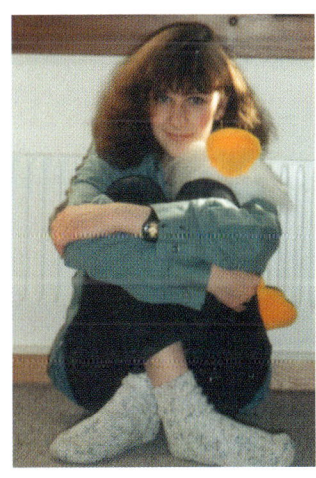
Bild Nr. 19: In dieser Zeit besucht Claudia eine Privatschule, 1996.

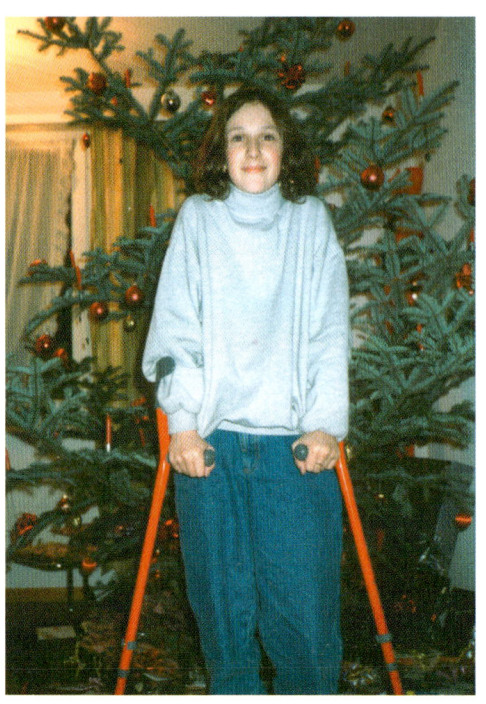

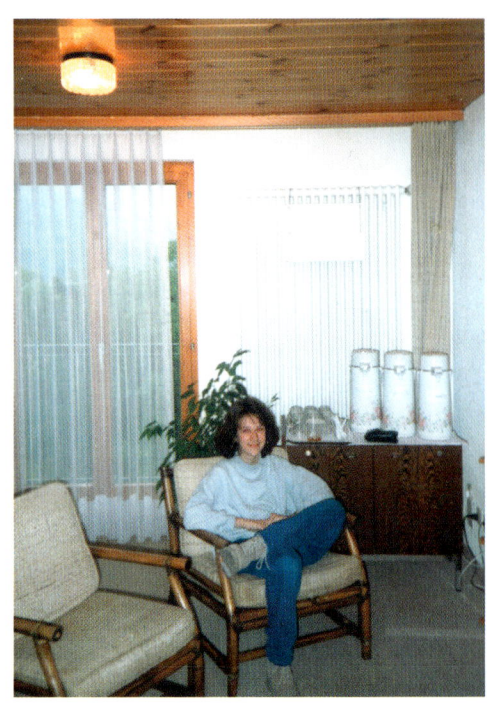

Bild Nr. 20: Mit Krücken nach dem Auto-unfall, 1993.

Bild Nr. 21: Der dritte Klinikaufenthalt, 1995.

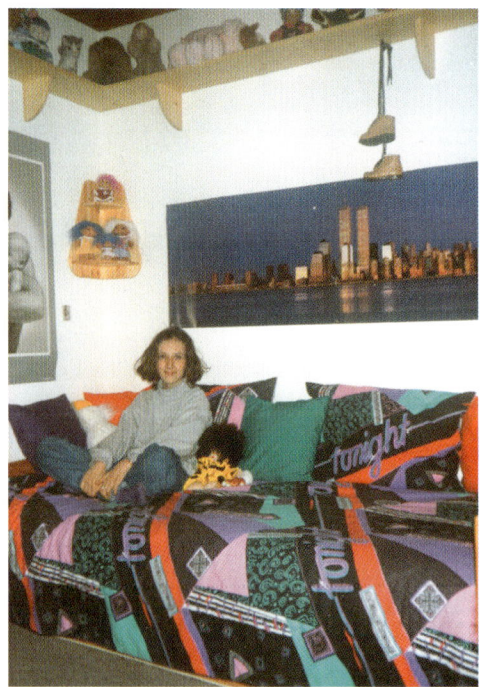

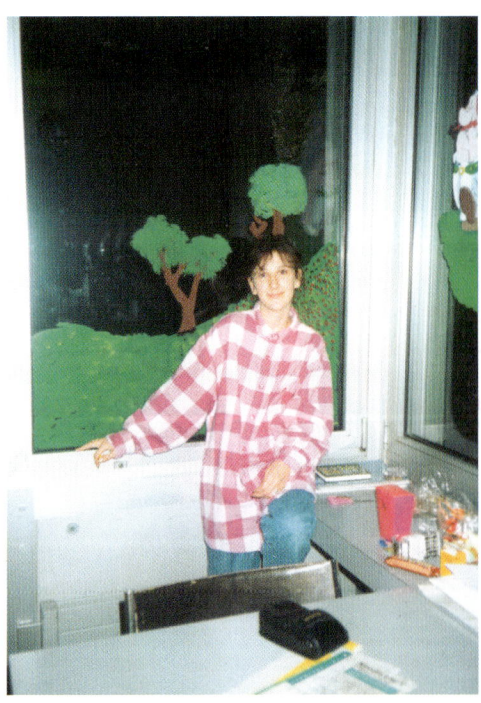

Bild Nr. 22: Warten zu Hause; an einen Schulbesuch ist wegen der Krankheit gar nicht zu denken; 1994.

Bild Nr. 23: Im Kinderkrankenhaus in Bern, 1994.

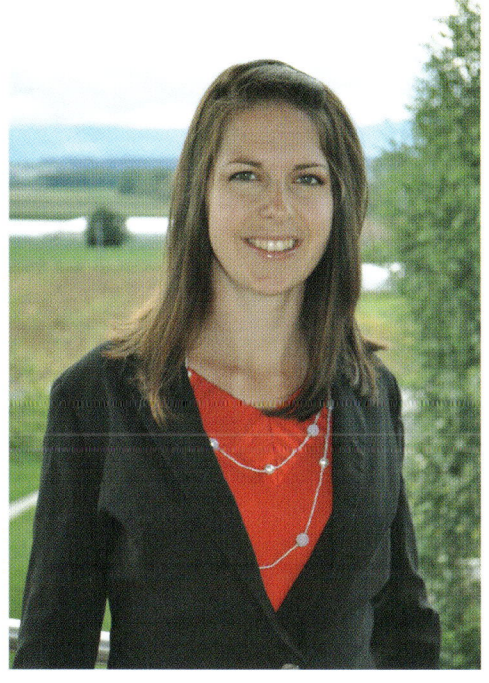

Bild Nr. 24: Claudias Freundin Carina (siehe Bericht Seite 110).

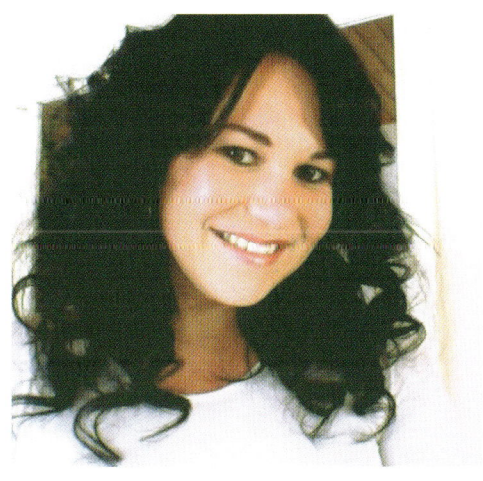

Bild Nr. 25: Freundin Claudia B. (siehe Bericht Seite 128).

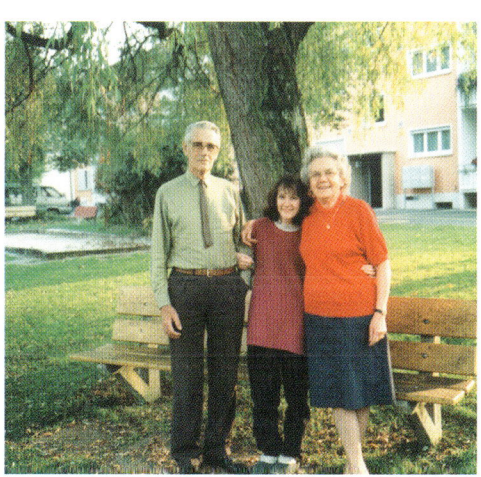

Bild Nr. 26: Mit den Großeltern in Thun, 1995.

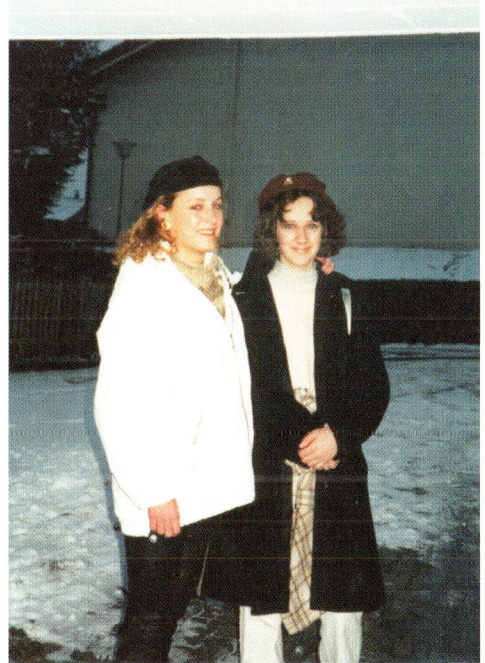

Bild Nr. 27: Zum ersten Mal seit Ausbruch der Krankheit mit dem Zug allein auf Reisen, um eine Freundin zu besuchen; 1997.

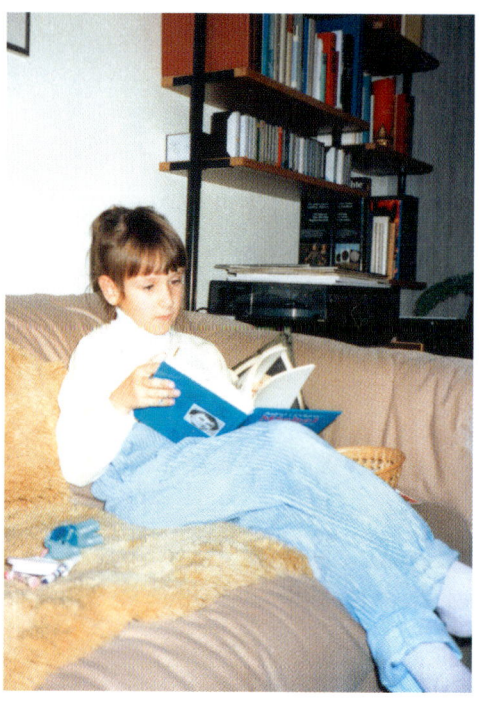

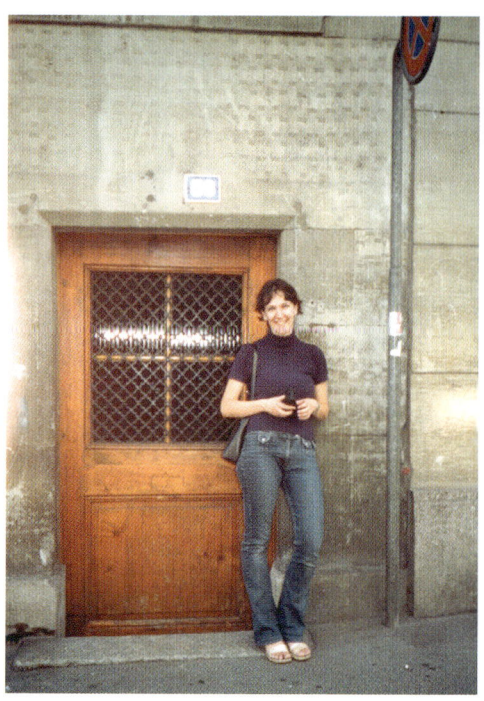

Bild Nr. 28: Stationen eines Weges: Die Kindheit verbringt Claudia mit Lesen und Schreiben.

Bild Nr. 29: Der Tag nach dem Abitur; 2005.

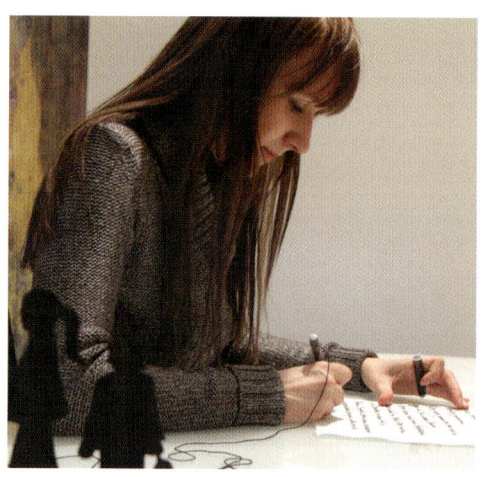

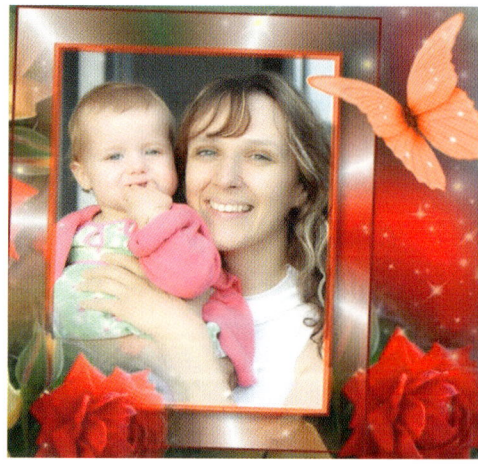

Bild Nr. 30: Beim Schreiben des Kinderbuches «Snip», 2011.

Bild Nr. 31: Mit Nichte Alessia Bella, 2012.

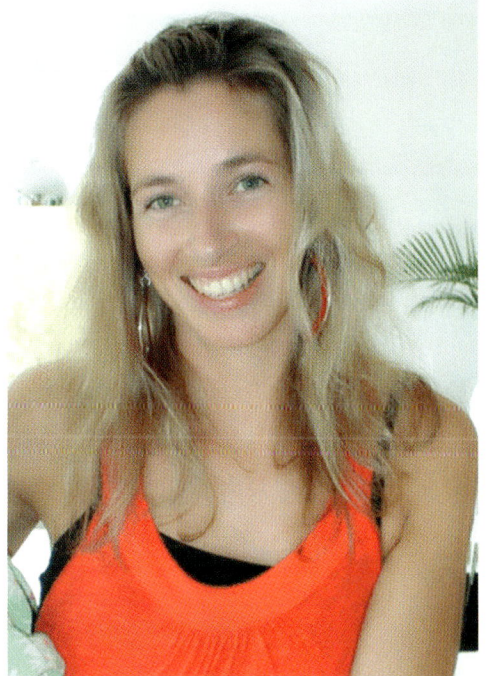

Bild Nr. 32: Enorm wichtig für Claudia: Schwester Annina.

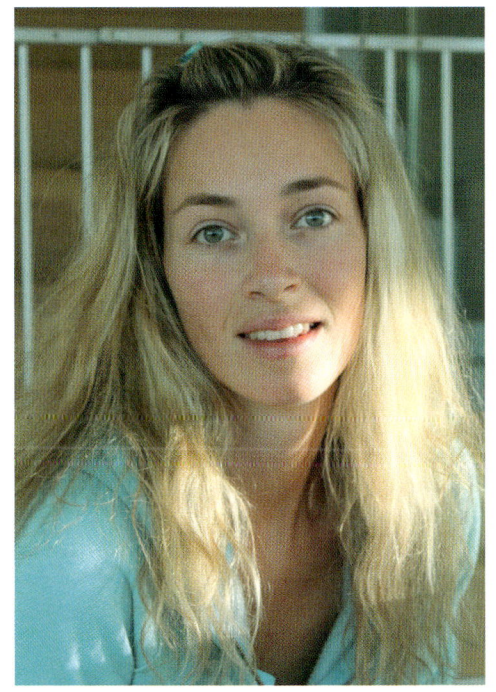

Bild Nr. 33: Schwester Annina (siehe Bericht Seite 37).

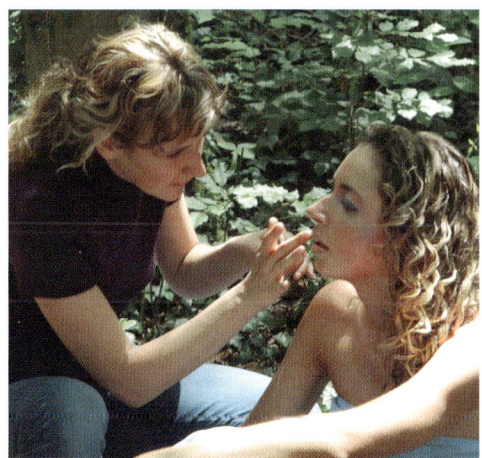

Bild Nr. 34: Claudia darf ihre Schwester Annina für eine Matura-Arbeit über Medien schminken ...

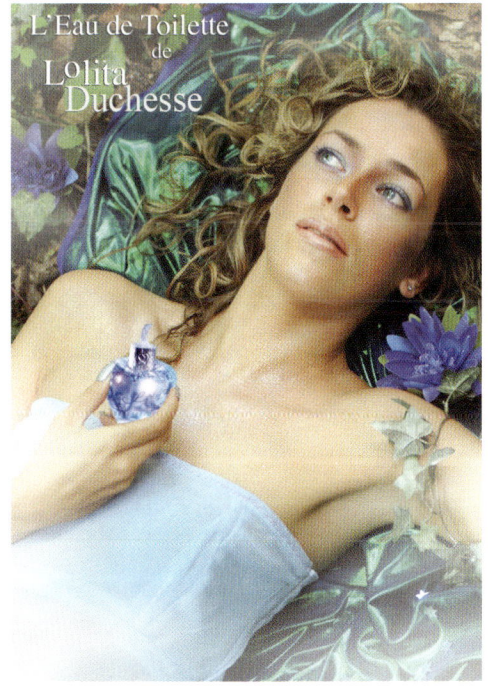

Bild Nr. 35: ... und so sieht dann das Resultat aus!

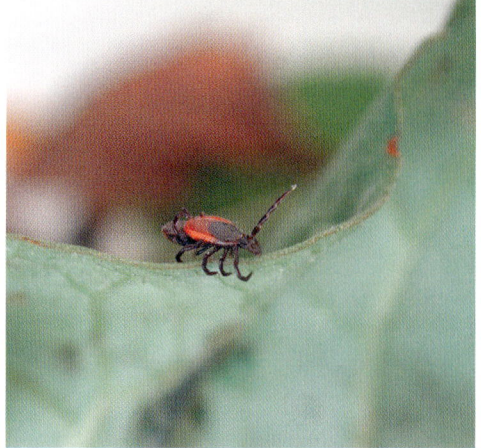

Bild Nr. 36: Die Zecke: Ein ganz kleiner «Feind» mit riesengroßer Wirkung.

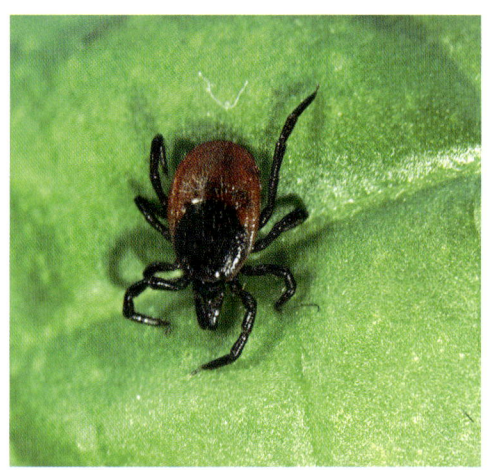

Bild Nr. 37: Eine Zecke auf einem Blatt.

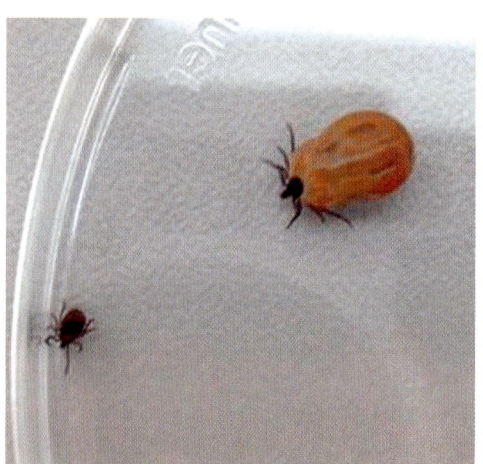

Bild Nr. 38: Zwei Zecken: einmal vor, einmal nach der Blutmahlzeit.

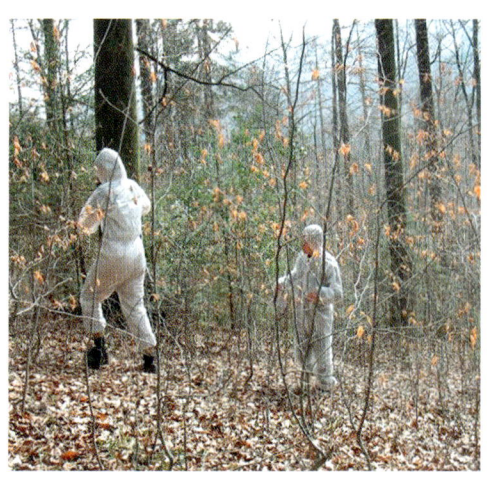

Bild Nr. 39: Borreliose-Forscher sammeln im Wald mit Schutzanzügen Zecken.

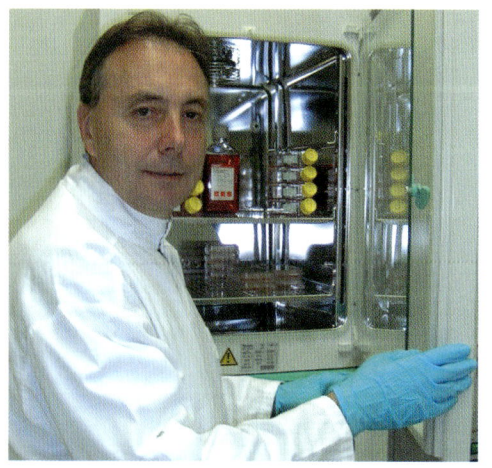

Bild Nr. 40: In Prof. Dr. Martin Sievers' Labor werden die Zecken dann untersucht (siehe Seite 267).

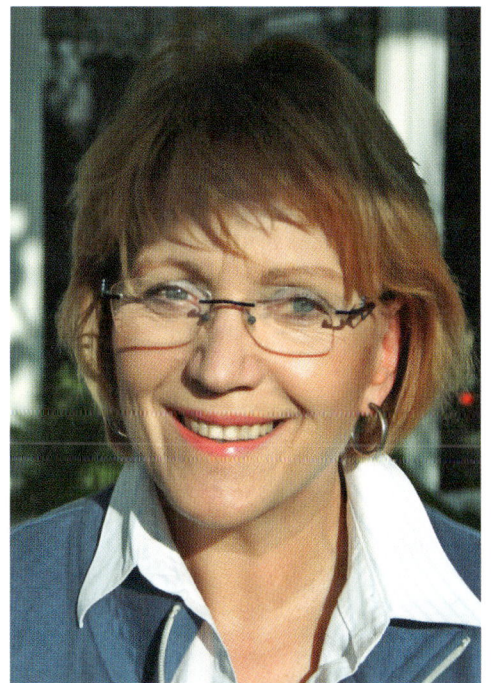

Bild Nr. 41: Sie setzt sich enorm für Borreliose-Kranke ein: Ute Fischer (siehe Seite 7 und 255).

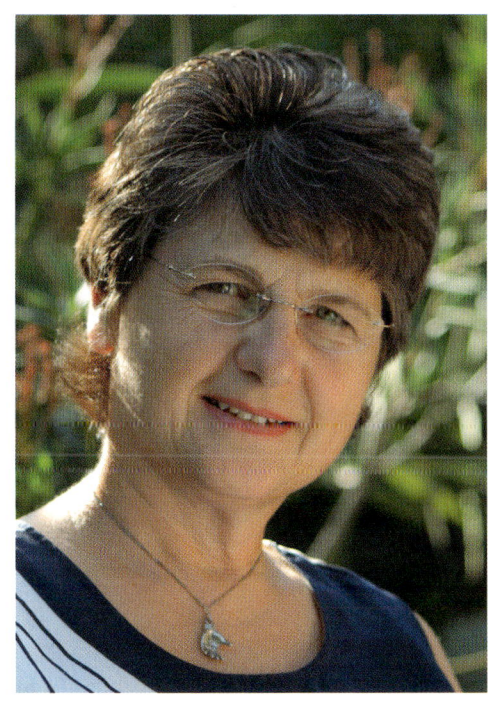

Bild Nr. 42: Frau Dr. Petra Hopf-Seidel (siehe Seite 259).

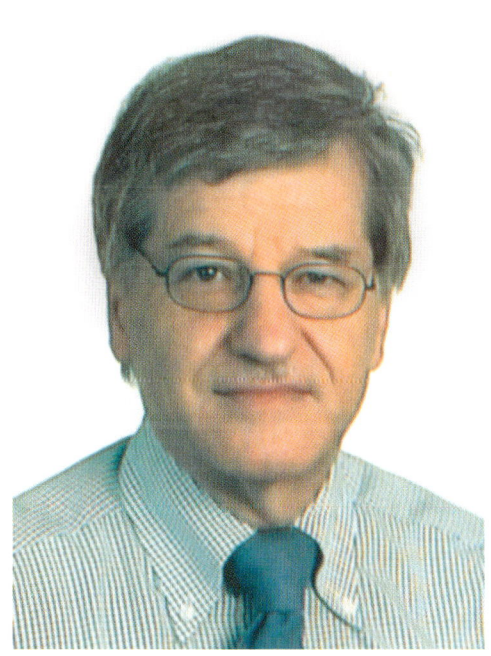

Bild Nr. 43: Dr. med. Norbert Satz (siehe Seite 243 und 251).

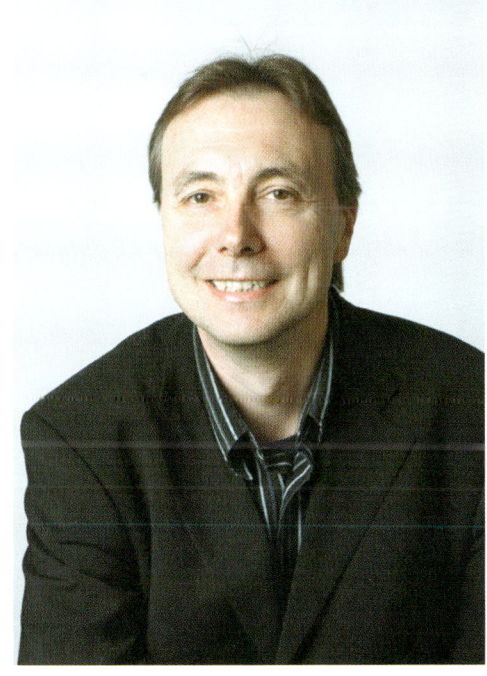

Bild Nr. 44: Prof. Dr. Martin Sievers (siehe Seite 267).

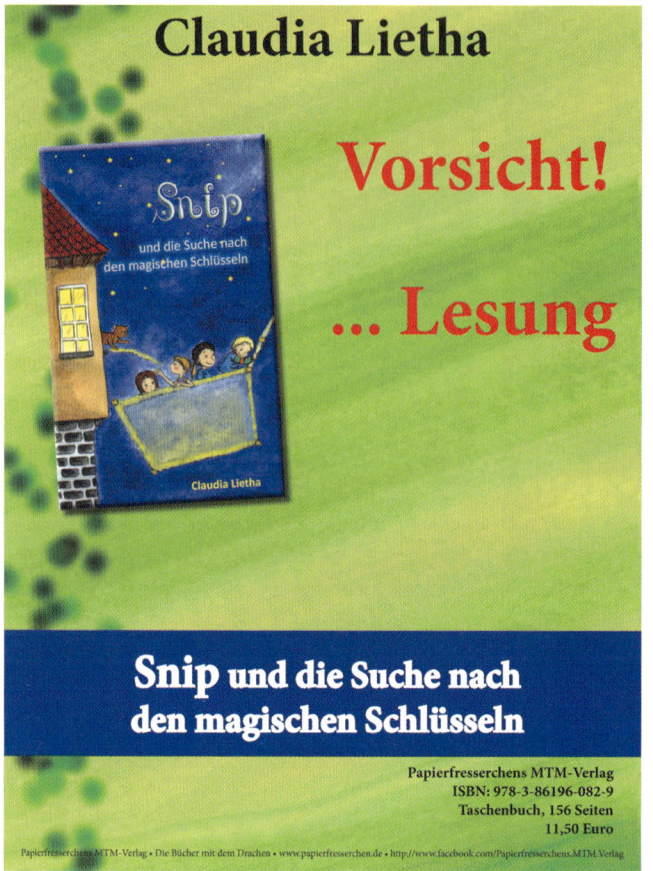

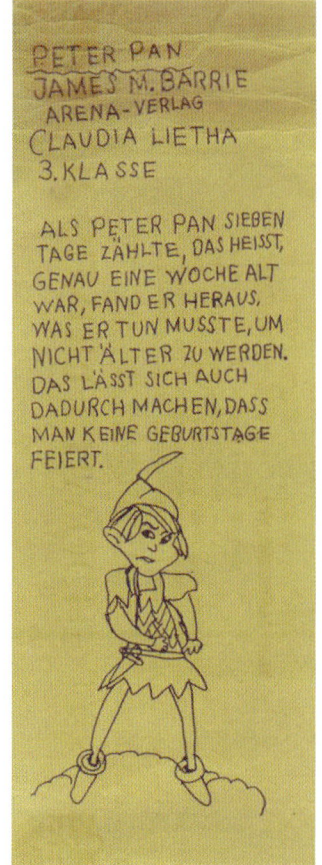

Bild Nr. 45: Das Plakat zu Claudias Lesungen.

Bild Nr. 46: Und so hatte im Alter von 9 Jahren die Schreibkarriere begonnen!

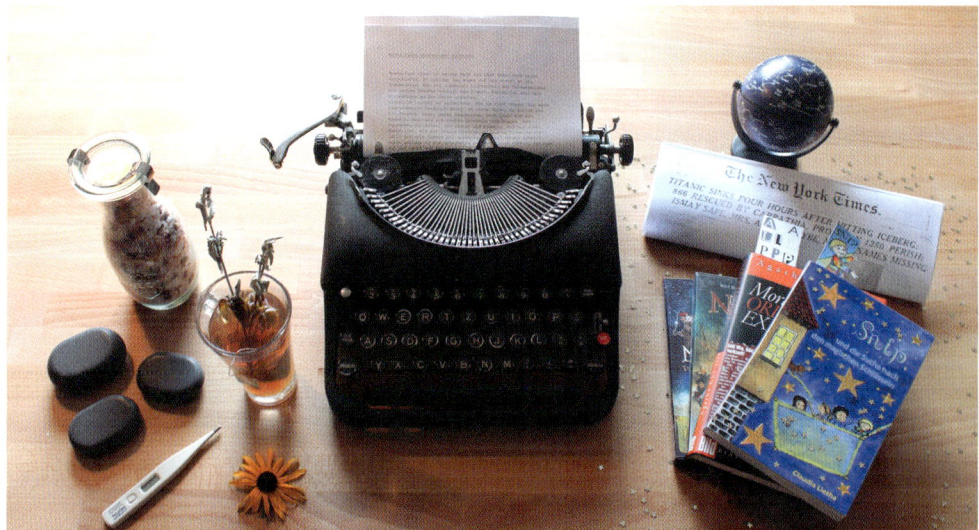

Bild Nr. 47: Claudias Liebe zum Detail birgt viel Symbolik …

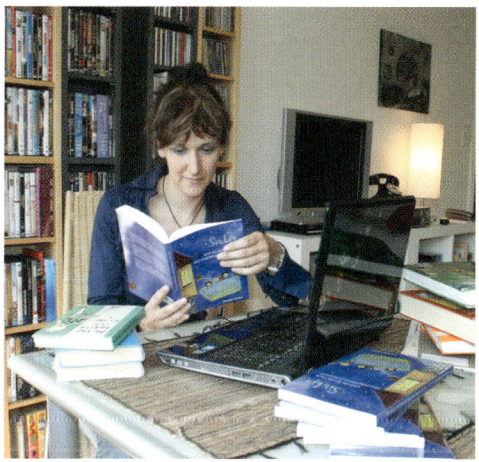

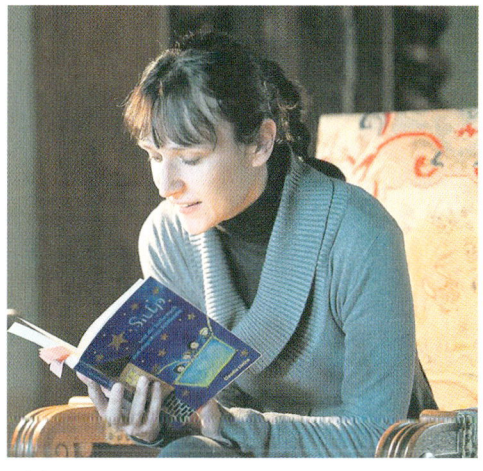

Bild Nr. 48: Claudia liest in ihrem Kinderbuch «Snip», 2012.

Bild Nr. 49: Bei einer öffentlichen Lesung, 2011.

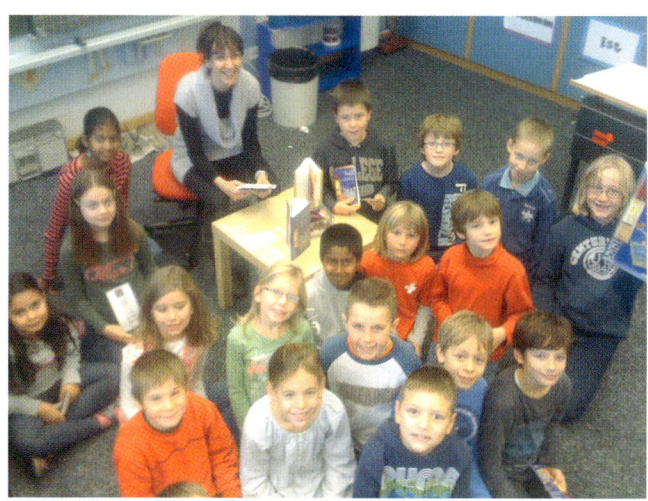

Bild Nr. 50: Bei einer Lesung vor Schulkindern, 2011.

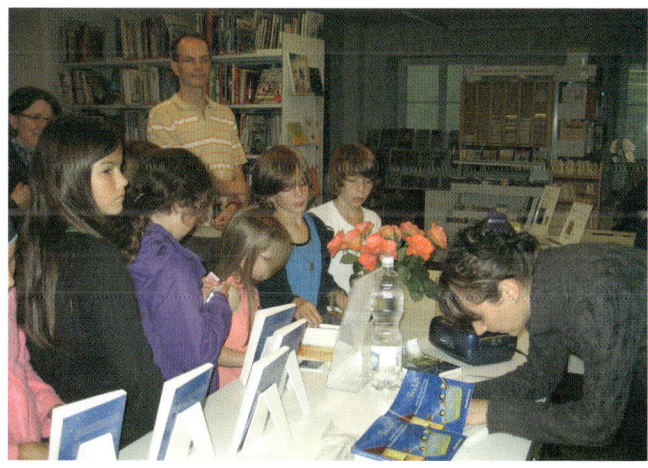

Bild Nr. 51: Claudia signiert ihre Bücher, 2011.

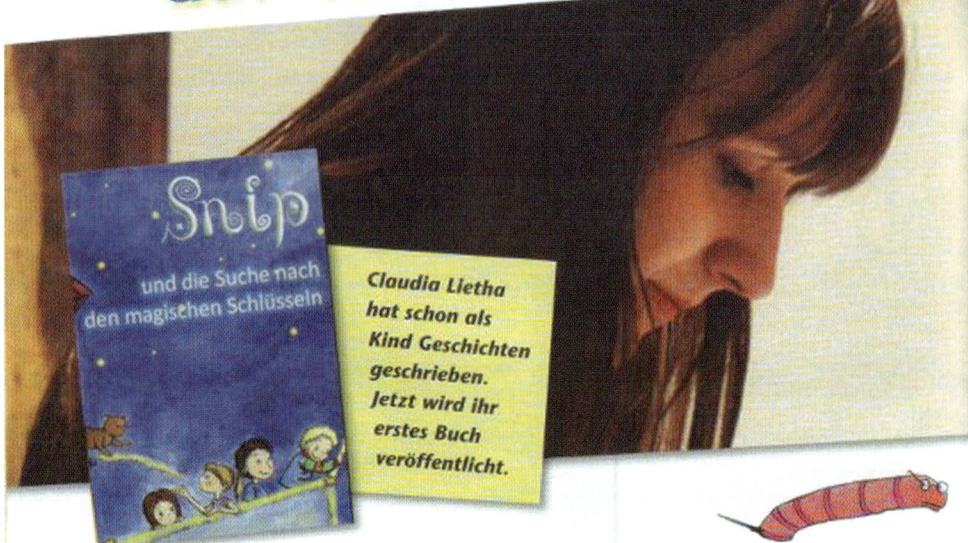

Globus

Die Magie der Wörter

Claudia Lietha hat schon als Kind Geschichten geschrieben. Jetzt wird ihr erstes Buch veröffentlicht.

Mit sieben Jahren entdeckt Claudia Lietha, dass man Fantasie in Worte fassen und daraus ganze Welten spinnen kann. Geschichten in jeder Länge entstehen. Oft dann, wenn die Eltern glauben, sie schlafe. «Noch heute fühle ich mich in Büchern mehr zu Hause als in der Realität», sagt die Zugerin. Inzwischen hat Lietha Philosophie und Kunstgeschichte studiert und arbeitet als Museumspädagogin beim Musikautomatenmuseum in Seewen – wenn sie nicht gerade schreibt: Vor zwei Jahren rät ihr die Schwester, die Geschichte von «Knirps» weiterzuentwickeln, aus der sie ihr früher immer vorgelesen hatte. Lietha holt 100 handgeschriebene Seiten im Dachstock der Eltern «aus dem süssen Schlummer». Sie tauft «Knirps» in «Snip» um, erfindet neue Abenteuer, verfeinert die Sprache. Nach anderthalb Jahren ist der Fantasieroman fertig. «Snip und die Suche nach den magischen Schlüsseln» spielt sich auf der kleinen Erde und im Weltall ab. Der deutsche Papierfresserchen-Verlag ist so begeistert, dass er gleich eine Fortsetzung der Schlüsseljagd bestellt. Lietha liest auch gern. Zuletzt hat sie das Buch «Briefe aus Narnia» gekauft. Und das ist es auch, was sie an Kindern schätzt: «Sie können noch Fantasiewelten entwickeln. Mit positiven, spannungsvollen Geschichten möchte ich die Kinder abholen.»

Text: Edith Arnold
Foto: zvg

Bild Nr. 52: Claudias Kinderbuch löst 2011 und 2012 viel Medieninteresse aus.

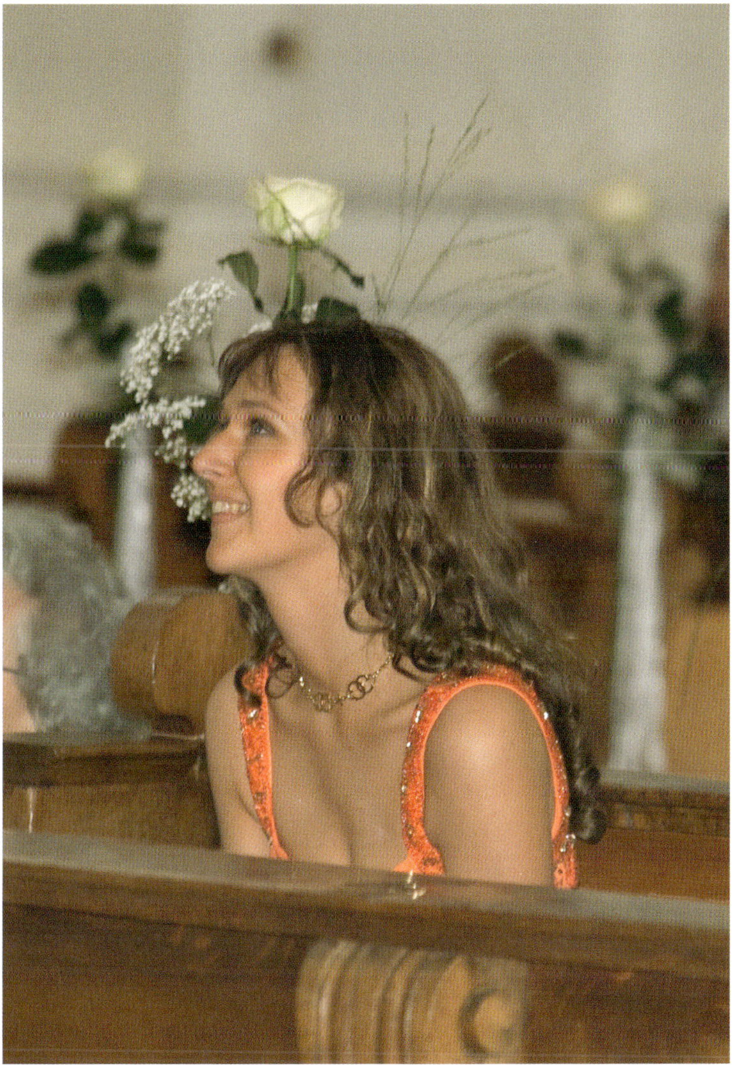

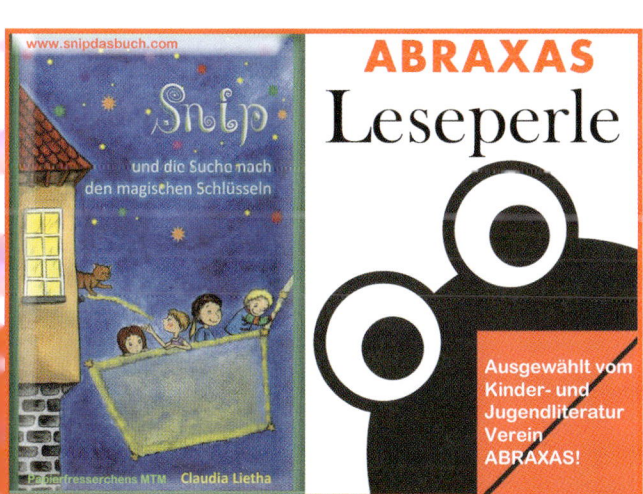

Bild Nr. 53: Für Claudia hat sich enorm viel zum Positiven gewendet.

Bild Nr. 54: 2011 wird Claudias Kinderbuch mit der «ABRAXAS Leseperle» ausgezeichnet.

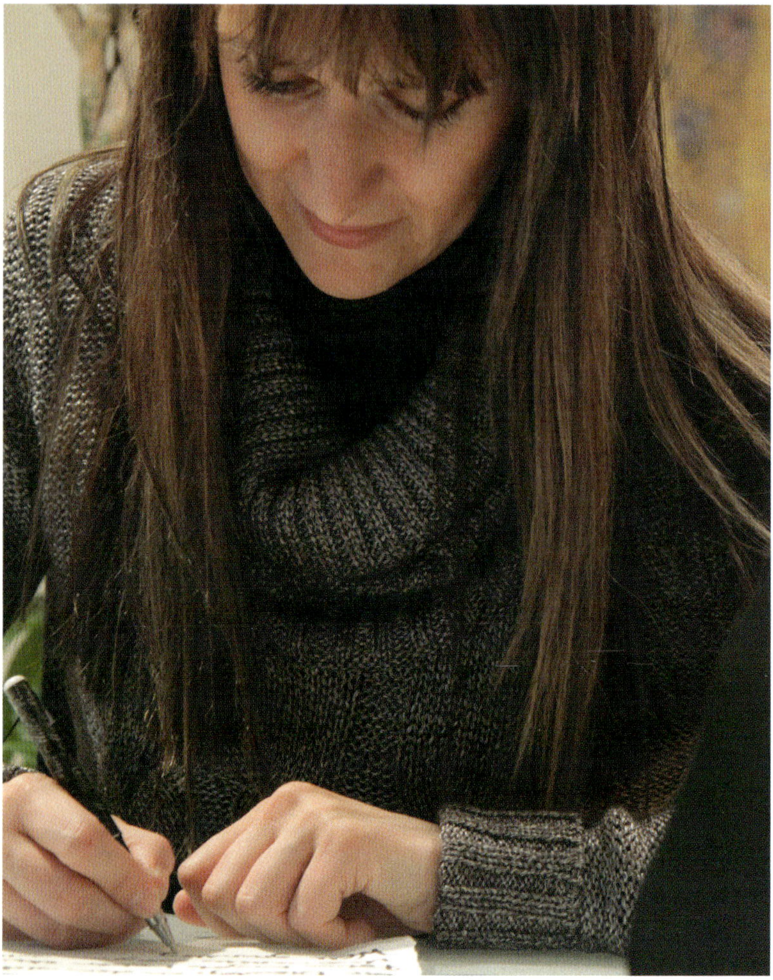

Bild Nr. 55: Claudia beim Schreiben ihres Kinderbuches, 2011.

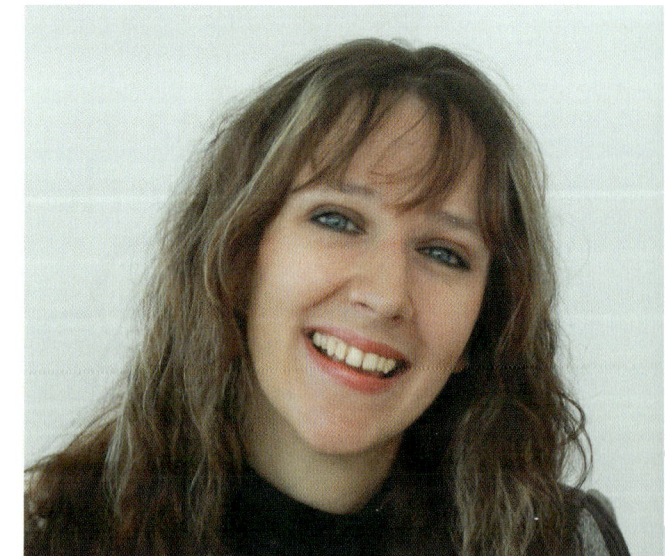

Bild Nr. 56: Claudia im Winter 2012 während der Arbeit fürs «Borreliose»-Buch.

das Studium und die Anforderungen des Alltags halbwegs bewältigen kann.

Den Leuten in der Selbsthilfegruppe geht es häufig sogar noch schlechter als mir. Gibt es denn gar keine Betroffenen, denen es wieder gut geht und die wieder ein befriedigendes Leben führen? Oder äußern sich die Leute, denen es wieder gut geht, einfach nicht öffentlich?

Ich muss ehrlich gestehen, dass ich auch nicht über dieses Thema geschrieben hätte, wenn mich mein Verleger nicht gefragt hätte. Ich habe mich in meinem «neuen» Leben schließlich als Kinderbuchautorin eingerichtet und denke nicht mehr an das, was alles geschehen ist. Ich glaube, die Erfahrungen, die man mit einer langandauernden Borreliose macht, können dermaßen katastrophal sein, dass man weder darüber sprechen noch sich daran erinnern möchte. Ich habe verschiedene Bekannte, die ebenfalls eine Borreliose durchgemacht haben und denen es nun auch wieder gut geht – niemand von ihnen will auch nur mit einem Wort an diese schlimme Zeit erinnert werden.

Die Tatsache, dass ich als kranker, hilfsbedürftiger Mensch während des Studiums – abgesehen von einem Beitrag meiner Eltern – keine finanzielle Hilfe bekomme, empfinde ich als psychisch demotivierend und irgendwie auch lähmend. Niemand ist für mich zuständig; ich weiß nicht, wohin ich mich wenden könnte. Es gibt weder Stiftungen noch sonstige Hilfsangebote für Borreliose-Kranke. Die schweizerische Patientenorganisation kann auch nichts Konkretes anbieten.

Ich lebe während des Studiums eigentlich andauernd mit existenziellen Ängsten. Die Angst, all den anstrengenden Anforderungen nicht mehr gerecht werden zu können, begleitet mich. Angst, mit Fieber zur Arbeit gehen zu müssen und zusammenzubrechen. Angst, plötzlich nichts mehr zu essen und keine Kräfte mehr zu haben. Angst, die Therapien nicht mehr zahlen zu können, eine Verschlimmerung der Krankheit zu erleiden und die Ausbildung abbrechen zu müssen. (Die Furcht vor einem Rückfall oder vor Neuauftreten von Beschwerden – und nicht zu wissen, was man dagegen tun kann – ist stets enorm.) Angst, den vielen Lernstoff nicht mehr zu schaffen. Angst, meine Rechnungen nicht zahlen zu können. Ich habe schon einige Male in all diesen Jahren im Dunkeln gesessen, weil mir der Strom abgestellt worden ist. Nicht wirklich eine tolle Erfahrung, krank alleine in einer dunklen Wohnung zu sitzen und weder etwas kochen noch Tee machen zu können ...

Es ist wirklich enorm viel Angst in einem, aber auch Frustration, die man als chronisch Borreliose-Kranker ertragen muss.

Antriebslosigkeit ist eines der typischen Symptome der chronischen Borreliose. Ich habe aber ehrlich gesagt häufig den Eindruck, dass ich nicht nur antriebslos und unmotiviert bin wegen der Krankheit, sondern auch wegen all den Folgen der Krankheit.

Das ist einfach kein schönes Leben, wenn man jahrelang auf diese Weise leben muss, wie man das als Borreliose-Betroffener tut.

Das ist bedrückend, jahrelang immer wieder alleine zu Hause herumsitzen zu müssen und mit niemandem sprechen zu können.

Mir kann niemand ernsthaft erzählen, dass er ein Leben ohne Aussicht auf eine gute Arbeit, ohne Aussicht auf eine Beziehung oder auf ein Leben mit Perspektive wirklich lebenswert fände; dass er begeistert darüber wäre, wegen einer Krankheit fast überall nur Absagen zu bekommen und Enttäuschungen zu erleben, sei es beim Arzt, beim Staat, im Beruf, in der Ausbildung, in Liebesbeziehungen oder sonstigen Angelegenheiten.

Gelegentlich empfinde ich da schon Angst vor einer ungewissen Zukunft. Natürlich versuche ich, die Ängste im Alltag so gut wie möglich beiseitezuschieben – ich bin ein Mensch, der nicht lange traurig sein kann –, aber unterschwellig begleiten mich solche dunklen Gedanken doch immer. Vor allem weil ich realisiere, dass ich trotz aller Bemühungen noch keine wirksame Therapie gegen meine Borrelien-Infektion gefunden habe.

Ich glaube, es gibt wahrscheinlich auch niemanden, der morgens freudig zum Briefkasten rennt und denkt: *Oh toll, was wartet denn heute Schönes auf mich? Eine Mahnung? Eine Arztrechnung? Eine Absage von den Behörden? Oder gar alles zusammen?*

Ein solches Leben lässt einen zwangsläufig abstumpfen. Das ist belastend im allerhöchsten Grad. Und das über Jahre und Jahrzehnte hinweg.

Ich bin häufig auch enorm antriebslos, weil ich ganz schön Frust verspüre. Besonders mühsam ist dieser langandauernde Lebenszustand auch, weil man ihn weder will noch ihn selbst verschuldet hat.

Als Mensch braucht man Anerkennung, Unterstützung und Zuwendung durch andere Menschen, braucht sinnvolle Aktivitäten und immer wieder mal positive und motivierende Erlebnisse, um sich zufrieden zu fühlen und sein Leben als lebenswert zu empfinden. Auf diese Weise lässt sich vieles besser ertragen, sogar gesundheitliche Beschwerden. Ich bin persönlich absolut davon überzeugt, dass die chronische Borreliose an sich nur halb so schlimm wäre, wenn da nicht all die anderen Folgen wären, die aus der mangelnden Unterstützung und dem fehlenden Verständnis für die Betroffenen resultieren.

Dank diesem Leben, das man als Borreliose-Kranker gezwungenermaßen führen muss, wird man nicht wirklich gesünder. Wegen des ganzen Stresses und der zwangsläufig entstehenden Einschränkungen verschlimmern sich einerseits die bereits vorhandenen Beschwerden, und andererseits empfindet man aufgrund der deprimierenden Lebenssituation und der oftmals fehlenden Motivation die Beschwerden noch unangenehmer, als sie sind. Ich habe immer wieder gesagt: Wenn gesunde Menschen ein solches Leben führen müssten, hätten sie wahrscheinlich in kurzer Zeit ein Burnout.

Ein weiterer Nebeneffekt: Ich bin dauergeschwächt, und mein Immunsystem funktioniert nicht mehr richtig, vermutlich weil die Borrelien in der Lage sind, das Immunsystem mannigfaltig zu manipulieren. Konkret bedeutet das: Mich erwischt jede Erkältung, jeder Magen-Darm-Infekt, jede Grippe.

Wenn ich keine direkten Beschwerden wegen der Borreliose habe, bin ich krank wegen irgendwelcher anderer Infekte, die ich häufig mehrere Wochen lang nicht überwinde. Von Oktober bis März bin ich buchstäblich eine wandelnde Leiche und schleppe mich mehr schlecht als recht durch den Winter. Zehn Infekte während dieser Zeit, einer nach dem andern, sind keine Seltenheit, sondern Normalität für mich. Und das Jahr für Jahr.

Häufig schleppe ich noch einen Infekt mit mir rum, den ich noch gar nicht überwunden habe, als ich mich bereits mit dem nächsten Virus infiziere. Jeder zusätzliche Infekt schwächt mich noch mehr, verschlimmert die Entzündungen im Körper und meine Schmerzen und Beschwerden. Während des Sommers erhole ich mich ein bisschen von den Strapazen, bevor im Herbst, wenn die «Grippe-Saison» wieder losgeht, der ganze Stress von vorne beginnt.

Nichts hilft, weder gesunde Ernährung noch Schlaf. Auch immunstärkende pflanzliche Mittel helfen nicht. Mein Immunsystem kann einfach keinen einzigen Infekt mehr angemessen abwehren und überwinden. Auf der Infektiologie hat man bereits vor einigen Jahren bei medizinischen Untersuchungen verschiedenste Mängel in meinem Immunsystem festgestellt. «Aber machen kann man da nichts dagegen», ist mir damals mitgeteilt worden. Ich scheine also keine andere Wahl zu haben, als das so zu akzeptieren.

Manchmal mag ich wegen dieser schweren Infekte gar nicht aufstehen, um mir Essen zu machen. Gemüse zu putzen bin ich schon gar nicht mehr in der Lage; im besten Fall schaffe ich es, Ravioli aus der Büchse zu kochen, die ich noch im Vorratsschrank habe. Wenn ich sogar dazu zu schwach bin, gibt es halt gar nichts zu essen. Und sobald es auch nur halbwegs möglich ist, gehe ich wieder in die Vorlesungen, arbeite und lerne.

Diese ständigen Infekte haben nicht nur negative körperliche Auswirkungen, sondern drücken auch meine psychische Stimmung runter. Ach, all die vielen Tage, die ich in diesen Jahren völlig erschlagen herumgelegen habe … Winter, düsteres Wetter draußen, und ich bin ganz allein in der Wohnung, liege im Bett, kann überhaupt nichts tun. Neben mir eine halbleere Tasse Tee, und der Zwieback ist schon wieder aus der Packung gefallen und hat sich im wahrsten Sinne des Wortes unter dem Bett verkrümelt.

Seit der Borreliose-Erkrankung leide ich wegen des ständig zu niedrigen Serotoninspiegels auch jedes Jahr unter zusätzlichen Winterdepressionen, was ich als Kind vor der Erkrankung niemals hatte; ich war im Gegenteil immer fröhlich im Winter. Das war immer die beste Zeit: Im November hab ich mich auf meinen Geburtstag gefreut, im Dezember auf Advent, Kekse backen und Weihnachten, im Januar auf den Dreikönigstag, aufs Rodeln und Schneemännerbauen. Diese Zeiten sind längst vorbei, ich freu mich schon lange auf nichts mehr im Winter.

Wenn ich gerade keine Infekte habe, bin ich krank wegen der Borreliose. Bleibt also kein Tag im Jahr übrig, an dem es mir wirklich gut geht … Man wird nicht nur geradezu depressiv, wenn man über Jahre immer wieder liegen muss und kaum etwas tun kann, sondern irgendwann auch frustriert, weil man den Eindruck hat, sein Leben mit Nutzlosem zu vergeuden.

Der Mann meiner Patentante arbeitet seit vielen Jahren als Sportlehrer in einer alpinen Höhenklinik. Er hat mir einmal erzählt, dass viele Patienten mit Depressionen, Neurosen und sonstigen psychischen Problemen in sein Training kommen. Nach einem mehrwöchigen täglichen Sporttraining würde man diese Leute häufig nicht mehr wiedererkennen. «Keine Bewegung, kein Sport, das kann den Menschen richtiggehend neurotisch werden lassen», sagte er mir. Das viele Herumliegenmüssen empfinde ich in der Tat als psychisch belastend.

Und durch all diese kontinuierlichen Anstrengungen bin ich während des Studiums auch körperlich ausgezehrt. Ich wiege bei einer Größe von 1,63 m eigentlich fast nie mehr als 47 oder 48 kg. Einmal klappe ich mitten in einem Vortrag, den ich über ein Gemälde von Marc Chagall im Kunstmuseum halte, zusammen. Vor den Augen der erschrockenen Kommilitonen und Museumsbesucher.

«Macht euch keine Sorgen, es geht schon wieder», sage ich, als ich in einem Nebenraum des Museums wieder zu mir komme, in den mich einige Studenten getragen haben. «Ich bin nur etwas überarbeitet momentan.»

Immer wieder schlafe ich auch in Vorlesungen ein; die Studenten nehmen wohl an, ich hätte zu lange Party gemacht in der vorherigen Nacht, und von Dozenten bekomme ich oftmals scharfe, manchmal auch irritierte Blicke zugeworfen, sobald ich wieder erwacht bin.

An der Uni weiß fast niemand, dass ich chronisch krank bin; ich mag das nicht allen erzählen. Obwohl Borreliose eigentlich die häufigste Infektionskrankheit hierzulande ist, kennt kaum jemand dieses Leiden wirklich – da können die anderen nicht recht verstehen, wie man sich fühlt. Es bringt auch nicht viel. Es gibt ja trotzdem keine Möglichkeiten, keine Hilfsangebote, keine Erleichterung. Wieso soll ich da groß etwas erzählen? Auch bei der Arbeit verschweige ich, dass es mir gesundheitlich nicht gut geht. Sonst verliere ich die Stelle erst recht …

Ich vermute sogar, dass viele andere, die auch betroffen sind, ebenfalls öffentlich schweigen. Ich frage mich, mit wie vielen Menschen ich schon zu tun hatte, die Borreliose hatten, mir aber nichts davon erzählt haben (so wie ich selber ihnen ja auch nichts darüber gesagt habe). Am Collège in Fribourg hatte ich diesbezüglich einmal ein unerwartetes Erlebnis: Im Psychologieunterricht musste ich mit einer Schülerin der Parallelklasse, die ich bereits seit über einem Jahr kannte, eine Arbeitsgruppe bilden. Wir mussten unsere «Schwächen» beim Lernverhalten schildern.

«Ich fühle mich stets so antriebslos», erzählte sie, «ich mag häufig kaum lernen, schweife immer wieder ab. Ich muss mich oftmals richtiggehend antreiben.»

«Lustig», erwiderte ich, «mir geht es total ähnlich.»

«Bei mir mag das aber damit zusammenhängen, dass ich seit einigen Jahren eine Borreliose habe, weißt du, so 'ne Krankheit, die von Zecken übertragen wird», erklärte sie.

Ich habe sie perplex angeschaut. «Was, du auch?»

Ich hatte zuvor schon häufig mit ihr gesprochen, und sie hatte nie erwähnt, krank zu sein.

Wenn man sich die Statistiken anschaut, müssen bereits unzählige Menschen von dieser Infektion betroffen sein, und viele weitere wissen vermutlich noch gar nicht, dass sie Borreliose haben – weil sie unter anderen Krankheitskategorien eingestuft worden sind, bisher gar keine Diagnose erhalten haben oder zwar bereits infiziert sind, aber die Krankheit erst in einiger Zeit ausbrechen wird.

Das ist eine weitere Belastung, nicht öffentlich über die Krankheit und die oftmals kaum erträglichen Beschwerden sprechen zu können; auch nicht über die vielen schlimmen Erlebnisse, die man durchmachen musste. Als chronisch Borreliose-Kranker trägt man einen immensen Rucksack an absolut unvorstellbaren, jahrelangen Horror-Erlebnissen mit sich herum, über die man mit praktisch niemandem sprechen kann, schon gar nicht öffentlich.

Kommentare der Umwelt wie «Beschwerden kann man sich auch einbilden» oder «So schlimm kann das ja gar nicht sein» sowie die Tatsache, dass fast niemand über die genauen Auswirkungen dieser Krankheit Bescheid weiß – häufig nicht mal Ärzte –, führen schließlich dazu, dass man nicht mehr über seine Symptome und Probleme spricht.

Es braucht sehr viel Energie, etwas vor anderen ständig verstecken zu müssen. Da ist immer sehr viel Aufwand nötig, diese Infektion und ihre extremen Auswirkungen so gut wie möglich vor dem Umfeld geheimzuhalten; denn die Eigenheit der Borreliose-Erkrankung ist ja gerade, dass sie sehr vielfältig und unberechenbar ist.

Da fällt von einem Moment auf den anderen die Sehkraft aus, während man gerade bei der Arbeit ist. Innerhalb von einer Viertelstunde entstehen höllische Kopfschmerzen, während man in der Vorlesung sitzt. Der Herzrhythmus gerät plötzlich aus dem Takt, und man ist gerade unterwegs im Bus. Unerwartet entstehen sehr scharfe, stechende Schmerzen im Hüftgelenk, und man ist gerade in einer Besprechung. Oder man befindet sich mitten auf einem Ausflug und ist auf einmal kaum mehr in der Lage zu atmen.

Innerhalb eines Tages treten oft unzählige wechselnde Symptome in jeder nur möglichen Situation auf, und man hat keine Ahnung, wann, wo und wie stark sie auftauchen werden. Und von all dem sollen die anderen möglichst nichts mitbekommen. Man wird mit der Zeit ein Meister im Verstecken und reagiert sofort, wenn wieder eine Störung auftritt.

Häufig verpasse ich durchs ständige Kranksein auch Abgabetermine von Uni-Arbeiten, weil ich sie einfach nicht mehr pünktlich fertigstellen kann. Die Dozenten haben oft kein Verständnis deswegen. Auch wenn ich vorher vier Arbeiten fristgerecht abgeliefert habe und die erst fünfte jetzt aus Krankheitsgründen zu spät kommt – der Kurs wird am Ende dann nicht angerechnet.

Dies bedeutet, dass ich keine Punkte bekomme – der ganze Aufwand ist umsonst gewesen, und ich muss im nächsten Semester noch mehr Veranstaltungen belegen, um das Uni-Programm erfüllen zu können. Das Studium erlebe ich deshalb als eine Mischung aus total spannenden und total unangenehmen Erlebnissen. Im Nachhinein denke ich, wenn ich zu dieser Zeit gesund gewesen wäre, hätte ich das Studium echt toll und abwechslungsreich gefunden. Es macht eben nichts richtig Freude mit einer chronischen Borreliose …

Manchmal, wenn ich abends nach Hause gehe und an den wunderschönen Altstadt-Häusern am St. Alban-Rheinweg, neben der historischen Papiermühle, vorbeikomme, blicke ich zu den beleuchteten Wohnungen hinauf, in denen fröhliche Menschen sitzen und zusammen essen, lachen und diskutieren.

Und ich stelle mir vor, wie es wohl wäre, wenn ich jetzt einfach mein Leben switchen könnte. Stelle mir vor, wie es wäre, wenn ich nun hier wohnen und ein ganz anderes Leben führen würde. Ein schöneres Leben – eines ohne ständige Beschwerden und Probleme; ein Leben, das nicht so einsam und bedrückend wäre. Am liebsten möchte ich dann gar nicht mehr in meine Wohnung zurückkehren …

Wo ist sie, die rettende Hand, die mir weiterhilft?, frage ich mich oft. Ich wünschte mir so sehr, irgendwo mal Verständnis zu finden. Einen Moment Ruhe. Menschen, denen ich nichts erklären und bei denen ich mich nicht immer entschuldigen muss, weil ich ständig krank bin. Wünschte mir, es gäbe endlich eine effiziente Behandlung gegen meine nicht endenden Beschwerden. Seit Jahren leiste ich Übermenschliches. Ich mag manchmal einfach nicht mehr. Ab und zu weine ich abends stundenlang, wenn die Überforderung zu groß wird und überhaupt keine Kraft mehr übrig ist. Und am nächsten Tag mache ich wieder weiter. Irgendwie.

Seit Beginn der Krankheit haben meine Eltern unheimlich viel Geld für mich ausgegeben. Inzwischen sind es fast schon 150.000 Franken (ca. 125.000 Euro), wie mir meine Mutter in einer Aufstellung belegt. Sie haben so enorm viel Geld in mein Überleben investiert, dass sie nun selber einer ungewissen finanziellen Zukunft entgegenblicken müssen. Ich bin wirklich unglaublich dankbar, dass meine Familie all das für mich tut, dass sie so viele Opfer auf sich genommen hat, finde aber gleichzeitig: Das ist unheimlich viel Geld, das Angehörige ausgeben müssen, um zu verhindern, dass ein Familienmitglied mit einer langandauernden Borreliose völlig im Abseits landet.

Und nicht mal das garantiert, dass ein Betroffener wirklich wieder in ein normales Leben zurückfindet. «Ich habe überhaupt keine Möglichkeiten, zu arbeiten oder selbständig zu leben», erzählt mir Hanna, eine Langzeitbetroffene. «Ich bin jetzt über 30 und muss bei meinen Eltern leben. Ich habe keine Ahnung, was aus mir wird, wenn es meinen Eltern mal nicht mehr gut geht und sie sich nicht mehr um mich kümmern können.»

Ich kenne Hanna von früher aus der Selbsthilfegruppe, und sie ist einer der ganz schweren chronischen Borreliose-Fälle. Sie ist seit frühester Kindheit borreliosekrank und sitzt nun im Rollstuhl, ihren Beruf als Künstlerin kann sie nicht ausüben und bezieht Invalidenrente. Ihre Eltern kümmern sich seit Jahren um sie, haben ebenfalls Unmengen an Geld ausgegeben und haben kaum noch Kraft.

Eine enorme Belastung, die da durch eine schwere Borreliose auf einen zukommt. Ich sehe persönlich jedoch nicht nur Nachteile darin, eine solche Krankheit durchmachen zu müssen. «Im Leben ist es wie in der Musik», hat Beethoven gesagt, «Kreuze erhöhen.»

Ich empfinde mehr Mitgefühl und Verständnis für Menschen und Situationen, werde allgemein gelassener. Ich realisiere plötzlich, dass ich eine Verantwortung gegenüber meinem Leben, meiner Gesundheit trage. Und ich werde dankbar für das, was ich alles noch habe und erleben darf – und in einer gewissen Weise auch bescheiden, denn ich realisiere plötzlich, dass nichts auf dieser Welt selbstverständlich ist.

Bin ich als Kind noch stolz auf mein Schreibtalent, so sehe ich nun, dass es im Leben für nichts eine Garantie gibt; es kann einem alles genommen werden. Das lässt mich das, was mir geblieben ist, noch mehr wertschätzen. Die Dankbarkeit, die ich beispielsweise empfinde, dass die Borreliose mein Sprachtalent nicht endgültig zerstört hat, dass sich meine Hirnfunktionen wieder erholt haben und ich überhaupt noch Bücher schreiben kann, die ist wirklich enorm und lässt sich eigentlich nicht in Worte fassen.

Gleichzeitig muss ich aber auch anfügen: Mit einer schweren Krankheit jahrelang praktisch auf sich alleine gestellt zu sein ist schrecklich, und der Grat zwischen «durch die Krankheit stärker werden» und «an der Krankheit zugrunde gehen» ist schmal. Gerade bei einer schweren Borreliose können unbehandelt so schlimme körperliche und psychische Schäden entstehen, dass man meines Erachtens von «Krankheit als Chance» nicht mehr sprechen kann.

Und die Angst, durch die Krankheit und die fehlenden Re-Integrationsmöglichkeiten in der Gesellschaft keinen Anschluss mehr zu finden, die bleibt trotz aller Motivationsversuche bestehen. «Der ideale Arbeitnehmer von heute ist leistungsfähig, besitzt diverse Fähigkeiten, hat gute Zeugnisse, vielfältige Weiterbildungen und am besten einen tadellosen Lebenslauf aufzuweisen», erfahre ich bei «Karrierechancen-Veranstaltungen» an der Uni. *Hoffentlich kommt das gut nach dem Studium mit meinem lückenhaften Lebenslauf,* denke ich da.

Wie sich zeigen wird, sind meine Befürchtungen nicht unberechtigt.

Ich glaube, ich muss hier etwas ganz Wichtiges klarstellen: Die späteren Berufschancen für Menschen, die bereits in der Kindheit/Jugend an einer schweren Borreliose erkrankt sind, sind nicht gerade die besten. Ich würde lieber etwas anderes sagen, denn ich möchte eigentlich daran glauben, dass im Leben irgendwann irgendwo immer wieder eine Tür aufgeht.

Tatsache ist jedoch: Es hinterlässt im realen Leben keinen guten Eindruck, wenn ein möglicher Arbeitnehmer mehrjährige Lücken im Lebenslauf und fehlende Berufserfahrung wegen einer schweren Krankheit aufweist – wenn gleichaltrige Bewerber im Vergleich dazu viel mehr Erfahrung und ein «perfektes Leben» anzubieten haben. Da ist unsere industrialisierte, hochproduktive, immer unpersönlicher werdende Gesellschaft einfach gnadenlos.

Im besten Fall kann ein Betroffener diesen «Mangel» durch eine Spezialisierung in einem bestimmten Fachgebiet ausgleichen. Dazu muss er aber ein bestimmtes Maß an Gesundheit haben, um das überhaupt schaffen zu können. Kommen dann noch gesundheitliche Schwächen und Probleme dazu, entstehen durch die Infektion gar schwere Schäden, wodurch spezifische Talente und Fähigkeiten verloren gehen, ist die Sache meist gelaufen. Es reicht im Glücksfall vielleicht noch für einen kleinen Teilzeitnebenjob, von dem man auf Dauer kaum leben kann.

Ich persönlich bin beispielsweise heute nur in der Lage, als Autorin zu arbeiten, da sich mein Gehirn glücklicherweise fast wie durch ein Wunder wieder von der Infektion erholt hat und meine sprachlichen Fähigkeiten nicht verloren gegangen sind. Ich habe keine Ahnung, was ich heute arbeiten könnte, wenn ich mein Sprachtalent durch die Krankheit verloren hätte …

Die Aussicht auf eine wirklich gute, anspruchsvolle Arbeit, mit der man sich das Leben finanzieren kann, ist für junge Betroffene mit zunehmender Krankheitsdauer sehr gering. Und im Gegensatz zu drogenabhängigen, behinderten oder psychisch kranken Menschen gibt es für borreliosekranke junge Menschen keine Arbeitsprogramme. Das bedeutet dann konkret: Wenn es die jungen Betroffenen nicht schaffen, eine dauerhafte Beziehung aufzubauen, in der sich der Partner um den Lebensunterhalt kümmert, müssen sie entweder zu Hause wohnen bleiben, bis die Eltern ins Altersheim kommen, oder sie leben von Gelegenheitsjobs, Praktika, Sozialhilfe oder – da sie noch nie arbeiten konnten – von einer Minimalstrente.

In vielen Fällen ist die Aussicht auf ein Leben mit Perspektive jedoch chancenlos, solange es keine richtige medizinische und öffentliche Unterstützung gibt. Verschiedene Betroffene, die ich persönlich kenne und die trotz der Krankheit noch ein wenig arbeitsfähig sind, mussten sich beruflich selbständig machen, arbeiten zu Hause oder üben eine Tätigkeit aus, bei der sie alleine sind, da ihre borreliosebedingten Schwächen

wie verminderte Reaktions- und Konzentrationsfähigkeit, Krankheitsanfälligkeit oder ständige Müdigkeit in Arbeitsteams immer wieder zu
Schwierigkeiten und Unverständnis geführt haben – eine Tatsache, die
natürlich die soziale Isolation und den Ausschluss aus der Gesellschaft
zusätzlich fördert.

25. Es geht weiter ...

Juli 2006

Die Erleichterung ist groß, als ich erfahre, dass ich den Uni-Jahres-
Grundkurs bestanden habe und weiterstudieren kann. Ich bin dankbar,
dass mit der Uni neue Türen aufgehen, ich kann viele interessante Sachen lernen. Mit dem Institut für Kunstgeschichte unternehmen wir beispielsweise spannende Ausflüge: ins Elsass, um Burgen anzuschauen,
nach Paris in die Museen, nach Prag, nach London in die Holbein-Aus-
stellung im British Museum.

Außerdem können wir uns unzählige interessante Ausstellungen, Filme, Gebäude und Kunstwerke ansehen. Und mit jedem zusätzlichen Semester, das ich bestehe, wächst meine Motivation, weiterzumachen. *Du
musst stark sein, durchhalten, das schaffst du schon,* sage ich mir dann immer.
*Irgendwann wird es vorbei sein, und du wirst froh sein, dass du nicht aufgegeben
hast.*

Zwei Semester nach Studienbeginn ist der Kunstgeschichts-Grundkurs vorbei, und Jonas geht für ein Jahr ins Ausland, um dort zu studieren. Das folgende Jahr erlebe ich als ziemlich einsam: Einerseits
verstreuen sich die Mitstudenten des Grundkurses in alle Himmels-
richtungen, andererseits ist mit Jonas eine wichtige Bezugsperson fürs
Studium weg. Aber ich schreibe ihm ab und zu, und er schreibt zurück
und berichtet, was er an der Uni im Ausland erlebt. Und wenn ich im
Studium wieder mal etwas nicht verstehe, kann ich ihn immer noch
um Rat fragen.

Etwas anderes geschieht in dieser Zeit noch: Ich habe immer häufiger
Flashbacks (ein Wiedererleben früherer Gefühlszustände während der
schlimmsten Krankheitszeiten). Tagsüber erinnere ich mich plötzlich in
aller Deutlichkeit an traumatische Erlebnisse, nachts plagen mich Alp-

träume, ich erlebe schlimme Krankheitssituationen wieder, wache schweißgebadet auf. Ich habe diese Phänomene seit Jahren ab und zu, besonders wenn ich in Situationen oder an Orte gerate, die mich an Krankheitserlebnisse erinnern. Aber nun treten sie auf einmal gehäuft auf, was mein Studium stark belastet.

Ich lasse mich deshalb von Psychologen der Universitätsklinik untersuchen. Diagnose: Posttraumatische Belastungsstörung aufgrund jahrelanger traumatischer Erlebnisse. Weshalb sie gerade jetzt so ausgeprägt auftritt, ist unklar. Eine Psychologin meint, möglicherweise sei die Psyche nun – nachdem ich das Schlimmste überstanden und endlich die Matura geschafft hätte – dazu in der Lage, die schlimmen Erlebnisse zu verarbeiten, weshalb sie sich nun «melden» würde. Vorher hätte ich vermutlich jahrelang so intensiv um mein Leben und die Ausbildung gekämpft, dass ich alle Kraft dafür gebraucht hätte.

Ich entschließe mich dazu, die Vergangenheit mit fachlicher Unterstützung aufzuarbeiten. Eine Bekannte weist mich auf die biodynamische Körperpsychotherapie hin. Bei dieser Form von Therapie werden psychisch belastende Erlebnisse über den Körper abgearbeitet.

Ich finde eine kompetente Therapeutin und spreche gut auf die Behandlung an. Ich kann nicht nur die traumatischen Erlebnisse verarbeiten, sondern meine chronischen Ängste und daraus resultierenden körperlichen Verspannungen beginnen sich ebenfalls zu lösen. Und etwas anderes geschieht zudem unerwartet: Lange verschüttete Gefühle, auch gute Gefühle aus der Kindheit, kommen plötzlich wieder an die Oberfläche. Leider fehlen mir, wie meistens, die Zeit und das Geld, um diese Therapie genügend lange fortzusetzen.

In diesen Monaten erhalte ich auch die Gelegenheit, im Kunsthaus Zug ein Studienpraktikum zu beginnen. Die Vorbereitungen zur Ausstellung «Neoimpressionismus und Moderne» sind vermutlich das Schönste und Spannendste, was ich während des gesamten Studiums erleben darf.

Gegen Ende dieses Studienjahres in Basel beginne ich zudem eine kleine Teilzeitstelle als Museumspädagogin in einem regionalen Museum. Die Arbeit im Musikautomatenmuseum des schweizerischen Bundesamtes für Kultur im Schwarzbubenland bringt mir sehr viel Freude – und neues Selbstvertrauen, denn ich muss vor Menschen sprechen und auftreten. Und neue Sicherheit, denn ich muss diese Stelle nicht schon bald wieder aufgeben wie alle anderen Stellen, sondern werde dort

vier Jahre lang bleiben. Da ich mehr «intellektuell» und weniger «körperlich» gefordert bin, zudem nur zwei bis drei Mal im Monat einen Einsatz
habe, ist diese Arbeit mit meinem Gesundheitszustand besser zu bewältigen als die vorherigen Stellen.

Während des Studiums komme ich auf dem Weg ins philosophische
Seminar fast täglich an einer Buchhandlung vorbei, der ein gleichnamiger
Verlag angegliedert ist. Häufig schmökere ich nach den Philosophie-Ver-
anstaltungen im Laden. Rasch fällt mir die besonders schöne Aufmachung der angebotenen Produkte auf. Zu diesem Zeitpunkt habe ich
noch keine Ahnung, dass sich in einigen Jahren mit genau diesem Verlag
eine Zusammenarbeit ergeben wird und ich beruflich wieder einmal
nach Basel zurückkehren werde …

Durch das Philosophiestudium und die Vorlesungen in Psychologie beginne ich mir immer häufiger Gedanken über den Sinn des Lebens und
die psychologische Funktionsweise des Menschen zu machen. Auch
meine Einstellung zu Gott ändert sich in dieser Zeit. Die deutsche Sozio-
login Annelie Keil erzählt in einer Radiosendung: «Das Leben verspricht
einem nichts. Es gibt keine Garantie auf Glück, auf Erfolg. Jeder Schritt
kann scheitern. Es gibt keine Sicherheit. Wir sind abhängig vom Wohl-
wollen und von der Unterstützung anderer Menschen, die uns weiterhelfen.»

Diese Ansichten machen mich nachdenklich und erschüttern mich sogar ein wenig. Als Kind bin ich nämlich davon ausgegangen, dass das
Leben schön und toll und gut ist und immer so bleiben wird. Dass Gott
immer alles zum Guten wendet und dass es einem nie schlecht gehen
wird, weil Gott schon aufpasst.

Bücher über positives Denken oder die Macht des Unterbewusstseins
fallen bei mir als Kind auf fruchtbaren Boden, da ich davon überzeugt
bin, dass das Leben eine Art Wundertüte ist, aus der man sich einfach
rausfischen kann, was man möchte. Als fantasiebegabtes Kind finde ich
die Idee faszinierend, dass man sich in Gedanken etwas vorstellen kann,
und dann wird es irgendwann Wirklichkeit. Doch nun wird mir auf einmal die Einseitigkeit dieser Gedanken bewusst.

Das zentrale Problem dabei ist: Es geht hier vor allem um die eigene
Leistung: «Glaube nur! Sei positiv!» Und im Umkehrschluss bedeutet das
dann: «Wer genügend stark glaubt, ist gesund, glücklich und erfolgreich.»

Wer nicht gesund, glücklich und erfolgreich ist, glaubt folglich zu wenig.» Diese Theorie des positiven Denkens umfasst aber weder die Optionen der Niederlage oder des Scheiterns noch der Krankheit.

Ich entwickle immer mehr Zweifel an meiner früheren Einstellung zu Gott und zum Glauben. Und frage mich, ob Gott wohl wirklich durch die Menschen wirkt und wir auf Menschen angewiesen sind, die es gut mit uns meinen und uns unterstützen. Die Erklärung erscheint mir irgendwie plausibel: Lebt man in einem Umfeld, in dem man von anderen Menschen geliebt und unterstützt wird, erscheint das Leben bestimmt viel einfacher, sicherer und schöner, als wenn man beispielsweise in einem Umfeld lebt, in dem man von Menschen alleine gelassen oder gar misshandelt wird.

Das habe ich ja selber auch erlebt: Ich bin in einer Familie aufgewachsen, in der einem – im positiven Sinne – alle Schwierigkeiten aus dem Weg geräumt worden sind und man sehr umsorgt und behütet worden ist. Ich erinnere mich, dass unsere Mutter uns Kindern auf Ausflügen bestimmt hundert Taschentücher, Sandwichs, Trinkflaschen und vieles andere eingepackt hat. Und waren wir mal krank, so haben wir dieses Medikament, jenen Hustensirup, Wickel und ganz bestimmt noch ein Aufbaupräparat bekommen. Es war immer alles im Überfluss da bei uns zu Hause, und wenn etwas geschehen ist, haben sich die Eltern sogleich darum gekümmert.

In mir haben all diese Erlebnisse die Einstellung erzeugt, dass das Leben gerecht, sicher und schön ist und alles möglich sein kann. Nun realisiere ich plötzlich, dass ich nur dank meiner Familie als Kind immer so viel Glück und Erfolg hatte. Ob man im Leben Glück oder Pech hat, scheint sehr häufig tatsächlich vom Umfeld abhängig zu sein, in dem man sich befindet, stelle ich fest.

Habe ich keine Menschen, die sich um mich kümmern, werde ich mich möglicherweise mit einer Anzahl von Schwierigkeiten konfrontiert sehen, auch wenn ich Gott um Hilfe bitte. Habe ich einen Arzt, der mich falsch behandelt, oder kein Geld, um Therapien zu bezahlen, so kann ich täglich zu Gott beten, und ich werde nicht gesund. In wirtschaftlich schwierigen Zeiten kann ich Gott um Hilfe bitten und finde dennoch keine Arbeit. Oder doch? Das ist genau die Frage.

Kann Gott unabhängig von allen vorherrschenden Faktoren wirken? Wirkt er überhaupt neben den Dingen, oder ist er Ursprung sowie der

Verursacher aller Dinge, die geschehen? Und wenn das so wäre, wieso läuft dann so vieles schief auf dieser Welt? Dann müsste man sich fragen, wie ein barmherziger Gott so viel Elend zulassen kann, wenn er es doch gut meint mit uns Menschen. Oder hat Gott diese Welt und uns Menschen einfach mal erschaffen und lässt uns nun machen – und nur wenn wir um Hilfe bitten, greift er ein?

Ich frage mich in diesen Monaten auch, weshalb kranken Menschen von anderen oftmals wenig Interesse oder gar Wertschätzung entgegengebracht wird. Was sind die Gründe dafür? Was ist am «Kranksein» an sich nicht gut? Das Philosophieseminar «Gesundheit und Gerechtigkeit», das ich in diesem Semester belege, liefert mir interessante Antworten auf diese Fragen.

Krankheit ist ja nicht selten mit anderen Folgen verbunden, besonders eine schwere Krankheit. Etwa mit der Tatsache, keine Arbeit oder Ausbildung machen zu können. Was wiederum weitere Folgen wie Armut und soziale Isolation nach sich ziehen kann. Und das wiederum kann beschränkte Lebensmöglichkeiten zur Folge haben. Genaugenommen hat man es dann bei einem kranken Menschen vielleicht sogar mit jemandem zu tun, der nicht einfach «nur» krank, sondern in eine Vielzahl von Schwierigkeiten und unangenehmen Lebenssituationen verwickelt ist.

Aber weshalb wollen wir Menschen im Allgemeinen lieber nicht mit solchen «unangenehmen» Dingen konfrontiert werden? An der Universität lerne ich, dass sich der Mensch mit Vorliebe dem zuwendet, was er als angenehm und nützlich empfindet. Menschen, die attraktiv, sympathisch und erfolgreich sind, erhalten mehr Aufmerksamkeit und Zuwendung durch die Mitmenschen. Die als am schönsten empfundenen Urlaubsziele sind am schnellsten ausgebucht. Die tollsten Wohnungen und sogar Dinge wie das am ansprechendsten und am praktischsten gestaltete Buch werden bevorzugt gewählt.

Ich habe beispielsweise festgestellt, dass bei Buchbesprechungen häufig zuerst das Cover und die Buchgestaltung bewertet werden. Ist das Cover nicht schön oder zum Thema unpassend gestaltet, ist das Material schlecht, die Schrift zum Lesen zu klein oder zu groß – die Leser reagieren sofort und bewerten zudem häufig sehr ähnlich. Unterliegt also, was als angenehm und nützlich empfunden wird, bestimmten Gesetzmäßigkeiten?

Und wählt der Großteil der Menschen instinktiv Dinge, die angenehm sind, weil sie positive Emotionen auslösen? Liegt dieses Streben nach angenehmen Dingen folglich in der Natur des Menschen begründet? Nutzt deshalb die Werbung solche Emotionen, um ihre Produkte zu verkaufen? Ich habe meine Maturaarbeit zum Thema «Manipuliert Werbung?» geschrieben. Es ging dabei darum, zu zeigen, wie mittels Bildern positive Emotionen ausgelöst werden können, die schließlich zum Kauf eines Produkts führen.

Eine philosophische These besagt, dass alles, was existiert, eigentlich wertneutral ist. Die Dinge und Menschen um uns herum hätten an sich keinen Wert. Dasselbe gelte auch für Handlungen und Situationen. Aber wir Menschen fällen über all das Werturteile. Gut oder schlecht. Positiv oder negativ. Nützlich oder unnütz. Mag ich oder mag ich nicht. Werturteile, die durch subjektive Beurteilungen entstehen – dieses Buch ist mein Lieblingsbuch, deshalb ist es meiner Ansicht nach gut. Werturteile aufgrund von Informationen, die wir bereits erworben haben – diese Firma ist gut, weil sie ein gutes Renommee hat.

Wenn die Dinge, die existieren, an sich eigentlich wertneutral sein sollen, würde das auch heißen, dass alles, was wir mit Liebe, Anerkennung und Wertschätzung betrachten, an Wert gewinnt. Theoretisch könnte so folglich jeder x-beliebige Mensch «an Wert gewinnen». Auf diese Weise könnten auch Arme, Kranke, Behinderte, Obdachlose usw. Anerkennung und Wertschätzung erfahren.

Nur: In der Realität wird das anscheinend selten praktiziert. Da bekommen diejenigen Dinge und Menschen am meisten Zuwendung, deren Wert am höchsten erscheint. Nicht nur ich selber, auch viele andere Betroffene, die ich kenne, mussten die Erfahrung machen, wegen ihrer schweren Krankheit an den Rand der Gesellschaft gedrängt und vergessen zu werden. *Ist der Mensch nur schwer dazu in der Lage, seine psychologischen Grundmuster zu durchbrechen?*, frage ich mich. *Und weshalb ist das wohl so?*

An der Uni erzählt uns unsere Psychologieprofessorin, wissenschaftliche Studien würden belegen, dass der Mensch – außer seinen Familienangehörigen gegenüber – nicht altruistisch, nicht selbstlos, handle. Eine Aktion sei immer durch einen bestimmten Nutzen motiviert. Oder anders ausgedrückt: «Wenn ich etwas tue, tue ich es, weil es einen Bezug

zu meinem eigenen Leben hat, weil ich annehme, dass diese Handlung
mein persönliches Leben auf positive Weise beeinflussen wird.»

*Funktioniert der Mensch also nach einem bestimmten Nutzen-Ertrag-Prin-
zip?*, frage ich mich. *Wählt er bevorzugt das, was ihm am nützlichsten ist und
am meisten Ertrag bringt?*

Ich beginne während des Studiums zu vermuten, dass wir Menschen –
wenn auch mit individuellen Unterschieden – nach ähnlichen Dingen
streben, weil sie in unserer psychologischen Natur begründet liegen. Wir
streben nach einem glücklichen Leben, wie immer das auch für uns aussehen mag. Wir wünschen uns, gesund zu sein, und falls wir Beschwerden haben, diese so weit im Griff zu haben, dass sie uns keine Probleme
bereiten.

Wir wünschen uns gute Freundschaften und möchten von anderen
Menschen Anerkennung und Zuneigung bekommen, wünschen uns
eine schöne Partnerschaft, in der wir verstanden werden. Wünschen
uns, Tätigkeiten ausüben zu können, die uns Freude bereiten, ob es sich
dabei um einen Beruf oder ein Hobby handelt. Wir wünschen uns genügend Geld, um gut damit leben zu können. Wünschen uns ein schönes
Zuhause, in dem wir uns wohlfühlen. Wünschen uns einen möglichst
beschwerdefreien Alltag …

Mit einer schweren Krankheit hingegen werden häufig Attribute wie
Schmerzen, Leid, Tod, Elend, Arbeitslosigkeit, Armut, Isolation usw. verbunden. Alles Dinge, die nicht unserem menschlichen Grundstreben entsprechen. Ist das der Grund, weshalb kranke Menschen häufig nicht «er-
wünscht» sind? Weil sie Attribute verkörpern, die einem unangenehm
sind und mit denen man lieber nicht konfrontiert werden möchte?

Aber gibt es nicht auch welche, die nach anderen Prinzipien handeln?
Wie ist es beispielsweise mit Leuten, die einem kranken Menschen helfen und Zeit in seine Genesung investieren, auch wenn ihnen dies keinen
direkten Nutzen bringt, sie dadurch keine «konkreten» Vorteile haben
(außer vielleicht das gute Gefühl, einer leidenden Person geholfen zu haben)? Vermutlich sind solche Menschen zur Einsicht gekommen, dass
ein Kranker schlicht und ergreifend Hilfe braucht und dass es deshalb –
und zuallererst deshalb – gut ist, ihm zu helfen. Und weil sie sich vielleicht auch bewusst geworden sind, dass es Sinn macht, dem Mitmenschen mehr Segen zu wünschen als sich selbst. Und sie sich aus Nächs-

tenliebe zu dieser Entscheidung und dieser expliziten Lebenshaltung durchgerungen haben. Als Charakterschulung sozusagen.

Wir Menschen, so denke ich, haben ein tiefverwurzeltes Gefühl für Gerechtigkeit. Wir hoffen darauf, dass das Gute belohnt und das Schlechte bestraft wird, dass wir einen gerechten Lohn für unsere Mühen bekommen, dass wir für schlimme Erlebnisse irgendwann im Leben entschädigt werden.

Märchen thematisieren häufig genau diese Einstellung. Irgendwann taucht eine Fee auf und rettet die Protagonisten, die ungerechterweise Unglück erlitten haben. Das Märchen von Aschenbrödel ist ein passendes Beispiel dafür: Nachdem Aschenbrödel unverschuldet sehr viel Schlimmes erleiden musste, erfüllt ihr eine Fee drei Wünsche. Wie die Geschichte ausgeht, wissen die meisten bestimmt: Der Prinz verliebt sich in Aschenbrödel, heiratet sie und nimmt sie mit auf sein Schloss, wo sie bis in alle Ewigkeit glücklich leben.

Ich glaube, Märchen sind gar nicht so weit von unserem wahren Leben entfernt, wie man erst vermuten würde. Was ist eine Fee im Grunde genommen anderes als ein Mensch, der uneigennützig anderen Menschen hilft und damit ihr Schicksal zum Besseren wendet? Vielleicht sollten wir einfach häufiger nach solchen Feen Ausschau halten? …

Als mir das klar wird, denke ich auch vermehrt über meine eigene Verantwortung nach, in dieser Welt für andere eine Hilfe zu sein. «Es gibt nichts Gutes. Außer man tut es», hat der deutsche Schriftsteller Erich Kästner einmal verlauten lassen. Vielleicht muss jeder von uns seinen Teil dazu beitragen, damit es anderen gut geht.

26. Neue Impulse

Oktober 2007

Wieder einmal ist es ein Buch, das meinem Leben neue Impulse bringt. Mir fällt dazu ein Zitat des britischen Schriftstellers Aldous Huxley ein: «Wer zu lesen versteht, besitzt den Schlüssel zu großen Taten, zu unerträumten Möglichkeiten, zu einem berauschend schönen, sinnerfüllten und glücklichen Leben.» Wie oft schon haben mir Erkenntnisse, über die ich gelesen habe, im Leben weitergeholfen. Wenn man nur mal bedenkt, wie viele Weisheiten alleine in der Bibel zu finden sind …

Diesmal bin ich in der Universitätsbibliothek eigentlich auf der Suche nach einem Buch fürs Studium. Das Buch befindet sich jedoch nicht an seinem Platz, wie ich feststelle. Dafür erblicke ich ein anderes Buch, das in der Nähe steht und das ich keineswegs gesucht habe – aber vielleicht hat es ja mich gefunden. Es trägt den nüchternen Titel *Psychosomatische Vorsorgemedizin* und ist von einem Arzt geschrieben worden. Der Umschlagstext klingt unerwartet spannend, also leihe ich das Buch aus.

Übermäßiger Stress, schreibt der Autor in diesem Buch, zerstöre nicht nur die körperliche Gesundheit, sondern mache auch mental unzufrieden. Wer unter ständigem Stress stehe, könne sich gar nicht mehr glücklich und zufrieden fühlen. Entspannung sei eine der wichtigsten Voraussetzungen für körperliches und psychisches Wohlbefinden. Diese Aussage widerspiegelt in einer gewissen Weise das chinesische Sprichwort: «Ein entspannter Mensch ist ein gesunder Mensch.»

Was mache ich da eigentlich mit meinem Leben?, beginne ich mich plötzlich zu hinterfragen. *Kann ich wirklich nichts ändern?* Ich bin pausenlos am Lernen, quetsche noch ein Praktikum zwischen die Univeranstaltungen, lerne zusätzlich Schwedisch, arbeite – und nehme kaum mehr Rücksicht auf meine Gesundheit. Ich habe ein Stück weit keine Wahl, denn ich muss mich alleine durchkämpfen, habe durch die Krankheit schlechtere berufliche Aussichten als andere und muss dadurch unendlich viel mehr leisten, um nicht auf dem Abstellgleis zu landen.

Aber wie wichtig ist eigentlich Erfolg? Und was wäre, wenn ich im Leben nichts erreiche? Wäre mein Dasein dann wertlos? Über solche Fragen beginne ich plötzlich vertieft nachzudenken.

Eine schwere Krankheit ist wie gesagt nicht nur negativ, sondern kann auch die Chance bieten, sich auf das Wesentliche im Leben zu besinnen – weil man wegen seiner Konstitution gar nicht erst dazu in der Lage ist, beim normalen, allgemein üblichen «Programm» mitzumachen.

«Ich arbeite nur halbtags», erzählt mir zu dieser Zeit ein Bekannter. «Ich möchte noch etwas vom Leben haben, möchte ein bisschen Freizeit haben, die Freuden des Lebens genießen und noch spüren können, dass ich lebendig bin. Dafür schraube ich meinen Lebensstandard herunter. Meine Kleider kaufe ich im Secondhandshop, und es kostet mich überhaupt nichts, am Fluss unten zu sitzen, das Fließen des Wassers zu beobachten und zuzuschauen, wie die Sonne untergeht.» Er sieht völlig zufrieden aus, während er mir das berichtet.

Die Anforderungen der Umwelt sind hoch. Überall, an der Universität und bei der Arbeit, wird extrem viel Leistung verlangt. Immer noch mehr, besser, schneller, lautet der Trend, den ich um mich herum wahrnehme. Es wird eine Leistung erwartet, die für jeden gesunden Menschen anstrengend und für einen kranken Menschen eigentlich kaum zu bewältigen ist. Zudem wird einem häufig das Gefühl vermittelt, dass man zu wenig wert ist, wenn man nicht total erfolgreich ist. Es scheint nicht einfach, sich diesem Druck zu entziehen.

Aber ist das wirklich der Sinn des Lebens? Macht ein solches Leben glücklich? Und wie weit kann ich selber entscheiden, ob ich da mitmache oder nicht? Braucht man wirklich dieses und jenes, um zufrieden zu sein?, überlege ich mir. Ich besitze, verglichen mit anderen Gleichaltrigen, nicht viel, aber immer noch viel mehr, als meine Eltern in meinem Alter jemals hatten. Geschweige denn meine Großeltern.

Ein Bekannter von mir wohnt in Paris in einer winzigen, einfachen 1-Zimmer-Wohnung in der Nähe des Bois de Vincennes. Die Küche ist so klein, dass man sich kaum darin umdrehen kann. Und in der Badewanne kann man nur sitzen. Man schlägt sich nämlich den Kopf an, sobald man stehen will. Er hat mir einmal erzählt, dass seine Großtante und ihr Mann 30 Jahre lang zusammen in dieser Wohnung gelebt hätten. Anscheinend waren sie sogar glücklich, wie er berichtet hat. Wie viel braucht man also wirklich zum Leben?

Was ich hingegen schlimm finde, ist, wenn man ständig dermaßen am Existenzminimum leben muss, dass man immer wieder Angst haben muss, nicht überleben zu können. So wie ich das selber jahrelang erlebt habe. Krank sein, nur beschränkt arbeiten können, kaum Geld haben, immer wieder tagelang völlig isoliert zu Hause herumsitzen, weil man sich praktisch nichts leisten kann – ja, das ist schlimm, denn es macht einen irgendwann total kaputt und stumpft einen ab. Aber Besitz? Braucht man wirklich viel davon? Und was ist mit Status und Erfolg?

Ich erinnere mich an eine Begegnung im Studienjahr zuvor, als ich während der Semesterferien beim Genfer Auto-Salon gearbeitet und bei Bekannten meiner Eltern in Genf gewohnt habe. Eines Tages kam ein Freund dieser Bekannten zu Besuch.

«Ich war früher Produzent der Popgruppe ‹Kelly Family›», erzählte er.

«Doch irgendwann hatte ich genug von dem ganzen Stress. Deshalb bin ich ausgestiegen und führe nun eine kleine Pension in Irland. Ich genieße es jeden Tag, zum Fenster hinauszublicken und die Schafe zu sehen, die auf den grünen Wiesen weiden. Das ist der größte Frieden, den man sich auf dieser Welt vorstellen kann.»

Zu dieser Zeit finde ich in einem Warenhaus auch eine DVD des Films «Momo» von Michael Ende. Im Bonusmaterial entdecke ich ein Fernseh-Interview mit dem Schriftsteller Michael Ende, das mich zum Nachdenken anregt. Er sagt nämlich: «Wir sind umgeben von einer Umwelt, die wir zwar selber erschaffen haben, in der wir uns aber nicht wiedererkennen können, in der wir unser Selbst nicht wiedererkennen können … Daher stammt auch dieses Fremdheitserlebnis vieler Menschen in der Welt. Sich zu Hause fühlen heißt, dass man das eigene Innere in der äußeren Welt wiedererkennt. Und da dies in unserer Welt, so wie wir sie geschaffen haben, nicht möglich ist, fühlen sich so viele Menschen fremd in dieser Welt.»

Die Anforderungen, die von außen gestellt werden, die Bedingungen, die wir in der Umwelt vorfinden – entsprechen die vielleicht gar nicht unseren wirklichen Wünschen und Bedürfnissen?

«Momo starrte Meister Hora fassungslos an. Leise fragte sie: ‹Und was ist das für eine Krankheit?›

‹Am Anfang merkt man nicht viel davon. Man hat eines Tages keine Lust mehr irgendetwas zu tun. Nichts interessiert einen, man ödet sich. Aber diese Unlust verschwindet nicht wieder, sondern sie bleibt und nimmt langsam immer mehr zu. Sie wird schlimmer von Tag zu Tag, von Woche zu Woche. Man fühlt sich immer missmutiger, immer leerer im Innern, immer unzufriedener mit sich und der Welt. Dann hört nach und nach sogar dieses Gefühl auf, und man fühlt gar nichts mehr. Man wird ganz gleichgültig und grau. Die ganze Welt kommt einem fremd vor und geht einen nichts mehr an. Es gibt keinen Zorn mehr und keine Begeisterung, man kann sich nicht mehr freuen und nicht mehr trauern, man verlernt das Lachen und das Weinen. Dann ist es kalt geworden in einem, und man kann nichts und niemanden mehr lieb haben. Wenn es so weit gekommen ist, dann ist die Krankheit unheilbar. Es gibt keine Rückkehr mehr. Man hastet mit leerem, grauem Gesicht umher. Man ist genauso ge-

worden wie die grauen Herren selbst. Ja, dann ist man einer der
ihren ...›
Momo überlief ein Schauder.»[2]

Die Zeit ist wahrscheinlich eines der am gerechtesten verteilten Güter
auf dieser Welt. Allerdings: Bestimmen wir selber über unsere Zeit, oder
lassen wir andere darüber bestimmen?
Ich finde zu einem Entschluss. Punkt. Fertig. So lebe ich nicht mehr
weiter. Ich trage eine Verantwortung gegenüber meinem Leben und meinem Körper, der durch die Krankheit geschwächt ist. «Mit der Behandlung der Borreliose allein durch irgendwelche Medikamente ist es nicht
einfach getan», hat mir mein Spezialist einmal erzählt. «Sie müssen darüber hinaus zu einer gesünderen Lebensweise finden. Ihr Körper muss
auch selber dazu in der Lage sein, bei der Heilung mitzuhelfen.»
Ich lasse mich nicht mehr die ganze Zeit hetzen und hetze mich auch
selber nicht mehr. Es macht nichts, wenn andere nicht nachvollziehen
können, wie es mir gesundheitlich geht. Ich bin niemandem Rechen-
schaft schuldig, muss mich bei niemandem für meinen Gesundheitszustand entschuldigen. Ich kann anscheinend keine Hilfe von außen erwarten, aber ich selber kann mich immer noch unterstützen und mich
ernst nehmen.
Ich beschließe deshalb, wieder nach Hause zu meinen Eltern zu ziehen und das Studium an der Universität meiner Heimatstadt Bern weiter-
zuführen. Wieder einmal sind es meine Eltern, die mir zum vielleicht
schon tausendsten Mal weiterhelfen. Zugegeben, ich kann mir tollere
Dinge vorstellen, als mit fast 30 Jahren nochmals bei den Eltern zu wohnen. Aber es ist ja nur vorübergehend und erscheint mir im Moment als
die beste Lösung. Glücklicherweise lassen sich die bisher erbrachten Stu-
dienleistungen in Bern problemlos anrechnen, und meine kleine Teilzeit-
Stelle im Museum kann ich ebenfalls behalten.
Am Abend vor Weihnachten – kurz bevor ich nach Bern zurückziehe –
komme ich in Basel an einer Stadtvilla im Gellertviertel vorbei. Es hat an
diesem Tag bereits geschneit, und im Moment fallen noch zarte Schnee-
flocken vom Himmel. An der Haustür dieser Villa hängt ein festlich ge-

---

[2] Michael Ende: *Momo*, Stuttgart: Thienemann, 2005, Seite 243.

schmückter Kranz, und das Wohnzimmer ist hell erleuchtet mit unzähligen Kerzen. An einem langen, wunderschön dekorierten Tisch sitzen viele Menschen, essen und diskutieren. Neben dem prächtigen Weihnachtsbaum sitzen zwei Kinder und schauen sich die Geschenke an.

Ein Lächeln huscht über mein Gesicht. *Wie aus einem amerikanischen Film*, denke ich. Und dann geht mir noch ein weiterer Gedanke durch den Kopf: *Irgendwann einmal – auch wenn ich momentan noch keine Ahnung habe, wann – werde ich wieder ein schönes Leben haben. Irgendwann einmal wird alles wieder gut kommen. Ja, das wird es …*

Mit dem Umzug nach Hause fallen glücklicherweise viele vorherige Belastungen weg. Außerdem höre ich mit den Behandlungen auf. Bis dahin habe ich Neuraltherapie-Anwendungen durchführen lassen, um die Schmerzen im Körper zu verringern, habe alle möglichen weiteren Alternativtherapien ausprobiert: Salz/Vitamin-C-Therapie, kolloidales Silber, Clark-Zapper. Hat ein bisschen was gebracht, war aber nicht wirklich durchschlagend.

Nun bin ich an einem Punkt angelangt, an dem ich all die Spritzen, Infusionen und Medikamente einfach nicht mehr sehen mag. Dafür spare ich mein weniges Geld immer häufiger für gesundheitsfördernde Angebote. Im Ort neben meinem Heimatdorf ist ein bekanntes Solbad zu finden, dort gehe ich nun am Wochenende immer wieder mal hin. Das kann ich mir jedoch nur leisten, da ich momentan keine Miete zahlen muss. Andernfalls würde so was gar nicht drinliegen.

Zu dieser Zeit spreche ich auch kaum mehr über meine Krankheit. Meine Eltern haben wegen so einer klitzekleinen Zecke fast ihr gesamtes Vermögen ausgegeben und können das Wort «Borreliose» schon nicht mehr hören. Über 14 Jahre hinweg von jemandem ständig vernehmen zu müssen, dass er sich krank fühlt, ist auch für Angehörige eine Belastung …

27. Was bringt die Zukunft?

Dezember 2008

Momentan habe ich überhaupt keine Ahnung, wie es beruflich weitergehen soll. Auch wenn mir meine Studienfächer gefallen, spüre ich in meinem tiefsten Innern, dass das, was ich jetzt tue, nicht das Richtige ist. Ich weiß nicht mal genau, was es ist, das ich als unpassend empfinde. Das Studium entspricht mir, es macht mir Freude zu lernen, macht mir Freude, wissenschaftlich zu arbeiten. Wieso habe ich dann nur ständig das Gefühl, nicht am richtigen Ort zu sein?

Ich überlege, was ich nach dem Bachelorabschluss in Philosophie im Sommer tun soll. Ich möchte erst mal etwas Berufserfahrung sammeln, um anschließend zu entscheiden, in welcher Richtung ich weitermachen soll. Ein Praktikum wäre das Geeignete. Aber auf welchem Gebiet? Ich bin unsicher und zweifle an jeder Entscheidung.

Zu dieser Zeit lese ich viele psychologische Bücher, die an der Uni im Psychologischen Institut zu finden sind. Ich bin ein Mensch, der sich aus Büchern immer das rausnimmt, was ihn persönlich anspricht und ihm weiterhilft. Auch wenn mir der Inhalt eines Buches nicht vollumfänglich zusagt, können mich einzelne Passagen zum Nachdenken anregen. Ich bin überzeugt, dass ich von jedem Menschen etwas Neues lernen kann, das mir noch nicht bewusst ist. Und deshalb bin ich prinzipiell offen, vieles zu lesen, solange es nicht gerade völlig unrealistisch ist.

Nachdenken kann ich über alles einmal, sogar wenn es mir persönlich fremd erscheint. Und wenn es mir gar nicht zusagt, kann ich es ja wieder weglegen und vergessen. Ich glaube, das spiegelt meinen Wunsch wider, «hinter den Vorhang und hinter die Kulissen blicken zu können» und zu verstehen, wie unsere Welt funktioniert, welchen Sinn unser und mein Dasein hat.

Unter anderem beschäftigt mich in dieser Zeit auch ein Buch über Beruf und Berufung des amerikanischen Psychologen Howard Sasportas. Er schreibt darin, dass eine Berufung als Ruf Gottes verstanden werden kann, und in diesem Sinne als ein Ruf unseres tieferen Selbst, durch den wir veranlasst werden, uns durch einen bestimmten Dienst oder eine bestimmte Arbeit auszudrücken. Es gehe dabei nicht darum, Anerkennung oder Ansehen zu erlangen. Sondern ein Mensch mit einer Berufung suche nach einer sinnvollen Arbeit. Man müsse zu dem werden, der man nur selber sein könne, in dieser Welt das erfüllen, was man nur selber erfüllen könne. Jeder Mensch erhalte ein bestimmtes Naturell und spiegle als Individuum einen ganz bestimmten Aspekt des Göttlichen wider. Man müsse sich bewusst werden, was man werden soll, und die Verantwortung dafür übernehmen, das zu verwirklichen.

Sasportas ist sogar davon überzeugt, dass immer wieder auftretende Schwierigkeiten und Krisen im Leben uns darauf hinweisen wollen, dass wir nicht das tun, wozu wir eigentlich berufen sind. So, wie wenn man ein «falsches» Leben führen würde, das nicht zu einem gehört – und das Leben versuche uns dann durch «Erschütterungen» auf den richtigen Weg, auf unseren individuell passenden Weg zu bringen, für den wir bestimmt sind.

Der berühmte Schriftsteller Paulo Coelho schreibt in einer Zeitschriftenkolumne etwas Ähnliches: «Was ist unsere Bestimmung? Sie ist Gottes Segen, sie ist der Weg, den Gott für jeden Einzelnen hier auf Erden gewählt hat. Jedes Mal wenn wir etwas tun, das uns mit Begeisterung erfüllt, folgen wir unserer Bestimmung.» Und er beschreibt, welche Gründe uns daran hindern können, unsere Bestimmung, unsere Lebensträume umzusetzen, und endet mit folgenden Worten: «Erst wenn du dich selbst der Dinge, um die du gekämpft hast, für würdig erachtest, dann wirst du zu einem Werkzeug Gottes, dann hilfst du der Weltenseele und begreifst, warum du hier bist.»

Eine Berufung zu finden ist eigentlich das völlige Gegenteil dessen, was heutzutage im Arbeitsmarkt verlangt wird: Es geht bei einer Berufung nicht darum, immer noch mehr zu leisten und immer noch besser zu werden, sondern nur darum, das Richtige zu tun.

Wofür bin ich wohl *persönlich* berufen? Ich beginne an diesem Punkt zu verstehen, dass wir nicht zufällig so sind, wie wir sind, dass es einen Grund gibt, weshalb wir genau diese und jene Eigenschaften und Talente haben – weil wir damit im Leben wahrscheinlich eine bestimmte Aufgabe zu erfüllen haben. Ich sehe plötzlich ein, dass es keine «besseren» und «schlechteren» Eigenschaften, keine «besseren» oder «schlechteren» Tätigkeiten gibt.

Es ist völlig unwichtig, ob jemand draußen die Straße kehrt, ob er Brot herstellt, ob er Bücher schreibt, ob er Menschen operiert oder ob er sich zu Hause um seine Angehörigen kümmert. Wichtig ist nur, dass er es tut, weil es zu ihm passt, weil es seine Persönlichkeit widerspiegelt und er dadurch seinen persönlichen Beitrag in dieser Welt leistet.

Ich glaube, das ist die für mich allerwichtigste Erkenntnis überhaupt, zu der ich in meinem bisherigen Leben gelange. Ich erlebe diese Erkenntnis als eine Art «mentalen Wendepunkt». Ich war nämlich als Kind nicht immer glücklich darüber, dass ich so fantasiebegabt bin. «Hör auf zu träumen», habe ich von meinem Umfeld oft zu hören bekommen. Oder: «Mit deinen Eigenschaften kommst du nirgendwohin im Leben.» Nicht selten hatte ich deshalb den Eindruck, dass ich mich ändern, eine andere Person werden müsse.

Der Schriftsteller Michael Ende erzählt in einem Interview, dass man ihm als fantasiebegabtem Kind in der Schule jegliches Selbstvertrauen genommen und ihm gesagt habe, er sei dem Lebenskampf nicht gewachsen. Wie es scheint, war seine Aufgabe im Leben einfach eine andere, nämlich die, Bücher zu schreiben.

Und diese Tatsache wird mir in diesem Moment zum ersten Mal in meinem Leben richtig bewusst, und ich beginne mich mit meinen spezifischen Talenten und Eigenschaften auszusöhnen, empfinde plötzlich sogar Dankbarkeit dafür.

Wenn du nicht gewollt hättest, Gott, dass ich so bin, wie ich bin, und du im Leben nicht eine bestimmte Aufgabe für mich hättest, dann wäre ich nicht diejenige Person, die ich jetzt bin, sage ich im Gebet.

«Erstellen Sie sich ein ‹Lebensskript›», rät eine Psychologin in einer Studentenzeitschrift, die ich zu dieser Zeit zufällig lese. «Schreiben Sie auf, wie Ihr Wunschleben aussehen würde, was Sie beruflich und privat machen, wie Sie leben und wohnen möchten. Wenn Sie sich darüber klar sind, was Sie in Ihrem Leben anstreben, fällt es Ihnen leichter, die benötigten Schritte zu unternehmen, um zum Ziel zu gelangen.»

Ich weiß zu diesem Zeitpunkt nicht im Geringsten, worin denn meine persönliche Berufung liegen könnte. Ich spüre nur, dass ich mich irgendwie in einem «falschen» Leben befinde und nicht genau verstehe, weshalb. Nach der langen Krankheit fühle ich mich generell orientierungslos; aber da mein Identitätsgefühl Schritt für Schritt wieder zurückkehrt, spüre ich nun wenigstens, dass ich am falschen Ort bin. Ich versuche, Wünsche und Ziele zu formulieren, stelle jedoch fest, dass ich gar nicht recht weiß, wo ich hinwill.

Deshalb bitte ich Gott, mich an den passenden Ort zu bringen. Das ist das erste Mal, dass ich so etwas tue. Bisher habe ich immer nur mit Gott gesprochen – und dann meine eigenen Entscheidungen getroffen. Nun überlasse ich Gott zum ersten Mal in meinem Leben die Führung, vertraue einfach darauf, dass er mich an den richtigen Ort bringen wird. *Vermutlich,* so sage ich mir, *kennt Gott mich besser, als ich mich selber kenne, und*

weiß, was mich im Grunde meines Herzens glücklich macht und was meine Auf-
gabe im Leben ist.

Ich habe zugegebenermaßen seit meiner Kindheit Mühe mit der Aussage «Dein Wille geschehe» im Vaterunser. Ich habe mir während sehr
langer Zeit vorgestellt, das könnte bedeuten, dass Gott mir im schlimmsten Fall etwas aufzwingt, was ich überhaupt nicht haben möchte und
mich total unglücklich macht. «Nein danke, bei so was mache ich nicht
mit!», habe ich mich als Kind immer geweigert, «da musst du auf mich
verzichten, Gott.»

Durch meine neugewonnene Erkenntnis, dass vielleicht jeder Mensch
eine bestimmte Berufung auf dieser Welt hat, ändert sich deshalb zu diesem Zeitpunkt meine Einstellung zum «Willen Gottes». *Gott die Führung*
zu überlassen, denke ich mir, *bedeutet in diesem Sinne eigentlich auch, Gott die*
Chance zu geben, mich dorthin zu bringen, wo ich hingehöre, und in dieser Welt
das zu erfüllen, was ich erfüllen kann.

«Also gut, Gott, einverstanden. Ich lasse mich auf dieses Experiment
ein», stimme ich zu. «Ich entscheide jetzt mal nichts mehr; jetzt bist du
am Zug.»

Ich bin sogar fast schon neugierig, was er wohl mit mir vorhat. Und
dann überstürzen sich die Ereignisse förmlich …

28. Schmetterlinge im Bauch

April 2009

Es ist Samstag, der 25. April, und ich habe heute einen Arbeitseinsatz im
Museum. Wieder einmal springe ich für eine andere Mitarbeiterin ein,
die an diesem Tag nicht kommen kann. An diesem Samstag findet auch
die Sitzung einer Gesellschaft statt. Zwischen zwei Führungen kommt
der Direktor des Museums auf mich zu. «Zeigen Sie diesem jungen Herrn
von der Gesellschaft bitte rasch noch unsere Ausstellung!», fordert er
mich auf. «Gerne!», antworte ich und nehme den jungen Mann, der vermutlich in meinem Alter ist, auf eine Tour mit.

«Wie ist denn Ihr Name?», frage ich ihn.

«Berger», antwortet er und deutet auf das Schild auf seinem Jackett.
«Steht übrigens hier drauf.»

«M. Berger», kann ich lesen. «Freut mich, Herr Berger», erwidere ich, «gerne zeige ich Ihnen die Sehenswürdigkeiten unseres Museums.»

Nach der Führung verabschiede ich den jungen Mann, er bedankt sich und verlässt das Museum. Als ich abends vor dem Nachhausegehen nochmals alle Säle des Museums kontrolliere, finde ich in einem Saal Unterlagen, die liegengeblieben sind. Ich mustere sie genau und stelle fest, dass sie diesem jungen Mann gehören, der heute zur Sitzung hier war. Er hat sie hier liegengelassen, und ich habe es nicht einmal bemerkt.

Was mache ich da am besten? Nachschicken? Oder erst anrufen und informieren? Die Sekretärin unseres Museums hat nur die Nummer der Firma, in der er arbeitet. «Aber da wird wohl erst am Montag jemand zu erreichen sein», meint sie.

Als ich wieder zu Hause bin, schaue ich deshalb auf Facebook nach, ob dieser junge Mann zufällig dort Mitglied ist. Heutzutage sind ja sehr viele junge Leute auf Facebook. Und ich finde ihn, mit Foto: Manuel Berger[3] – kurze, gewellte Haare, blaue Augen. Genau der, der heute bei mir in der Führung war.

Ich schreibe ihm eine Nachricht: «Guten Abend, Sie waren heute im Museum bei mir in der Führung und haben Ihre Unterlagen bei uns liegengelassen.»

Am Montag habe ich eine Nachricht in meiner Mailbox: «Ähmm … du musst mich mit jemandem verwechseln. Letzten Samstag war ich den ganzen Tag am Zürichsee.»

Oje, falsche Person! Und ich war so überzeugt, die richtige gefunden zu haben. Wie viele männliche M. Bergers, die etwa 30 Jahre alt sind und gleich aussehen, kann es in der Schweiz schon geben?

«Tut mir sehr leid. Ich hielt dich für jemand anderen», entschuldige ich mich deshalb.

«Kein Problem. Wer bist du überhaupt?», will er wissen.

Und so nimmt der Dialog unerwartet seinen Lauf. Nach kurzer Zeit weiß ich alles Mögliche über ihn: dass er ein Jahr älter ist als ich. Dass er in der Kommunikation eines Bauunternehmens arbeitet. Dass er seit seiner Kindheit profimäßig Tennis spielt. Dass er größtenteils in Arabien aufgewachsen ist, weil sein Vater damals dort einen Palast für einen sau-

---

[3] Name geändert.

di-arabischen Prinzen gebaut hat und er erst als Teenager wieder in die Schweiz zurückgekommen ist. Dass er als Kind einmal in einem Tennismatch einen Gegner geschlagen hat, der im Spiel zuvor Roger Federer besiegt hatte. Dass er extrem gerne liest und stets ein Buch in seiner Tasche dabeihat – und dass er als Kind Schriftsteller werden wollte.

«Meine Zukunftsvision ist, irgendwann einmal in einer Hängematte zu sitzen und an meinem neuen Roman zu schreiben», berichtet er. *Lustiger Zufall,* denke ich, *das wollte ich auch mal. Vor langer Zeit – vor sehr langer Zeit …*

Mir wird plötzlich ganz wehmütig zumute … Da war einmal ein großer Lebenstraum. Vor vielen, vielen Jahren. Ab und zu hat mir meine Mutter während meiner Krankheitszeit Zeitungsartikel von jungen Leuten zugesteckt, die den Durchbruch als Autoren geschafft haben. «Möchtest du nicht auch wieder schreiben?», hat sie mich jeweils gefragt. Und diese Frage hat mir jedes Mal einen Stich ins Herz versetzt …

Natürlich möchte ich das! Aber ich kann nicht mehr. Ich werde niemals mehr Bücher schreiben und als Autorin arbeiten können. Mein Gehirn und mein Körper machen nicht mehr mit, dachte ich da. Irgendwann während all der schlimmen Ereignisse habe ich den Traum, Autorin zu werden, begraben und seither nicht mehr daran gedacht. Zu schmerzhaft die Erinnerungen an all die Möglichkeiten, die ich einmal hatte und die ich inzwischen verloren habe.

In diesen Tagen bekomme ich auch die Ergebnisse der Persönlichkeitsanalyse zugeschickt, die ich vor kurzem bei einer psychologischen Berufsberatung habe erstellen lassen, weil ich keine Ahnung habe, was ich beruflich machen soll. Gespannt überfliege ich die erste Seite:

«Ihr Sinn für die Welt der Fantasie ist sehr groß. Sie leben in einer Art verzauberten Welt und neigen sogar dazu, Ihre Fantasien auf Ihre Arbeit und Ihr persönliches Leben zu projizieren, so dass Sie andere Menschen und die Welt um sich herum wie Figuren und Objekte aus einem Roman oder Film sehen.

Sie denken nicht linear, sondern sind empfänglich für Bilder und Schwingungen, was für jede künstlerische Tätigkeit von enormem Vorteil ist.

Vermutlich sollten Sie am besten in einem künstlerischen Beruf arbeiten, in dem diese Fähigkeiten am stärksten zum Ausdruck kommen und in dem Sie Ihre schöpferischen Visionen verwirklichen können. Sie könnten eine begabte Schriftstellerin sein, da sich in diesem Beruf Ihre Höhenflüge der Fantasie, Ihre Empfänglichkeit für Symbolik, Ihre Gabe, Bilder und Stimmungen in Worte zu fassen und Ihr Bedürfnis, für andere Menschen, aber nicht mit anderen Menschen zu arbeiten, erfolgreich verbinden.»

Ich bin sehr überrascht, habe ich doch etwas völlig anderes erwartet. Diese Worte machen mich nachdenklich, aber gleichzeitig sage ich mir: *Das ist kein ernsthaft anzustrebender Beruf, davon kann man nicht leben. Und für jemanden wie mich, der wegen der Krankheit gar keine unbeständige Tätigkeit ausüben darf, sowieso schon mal ungeeignet. Vor allem schreibe ich ja schon seit Jahren nicht mehr und weiß nicht mal, ob ich aufgrund meiner Krankheit überhaupt noch dazu in der Lage wäre, Bücher zu konzipieren.*

Zur selben Zeit entdeckt meine Mutter zufällig in einem Stellenportal im Internet, dass ein Praktikum für Kunstgeschichtsstudenten in einem Kulturamt ausgeschrieben ist – in der Stadt Zug.

«Melde dich da mal», meint sie, «das klingt höchst interessant.»

«Aber ich möchte eigentlich nicht nach Zug gehen», entgegne ich, «ich kenne ja kaum jemanden dort und will doch in Bern bleiben.» Zu diesem Zeitpunkt plane ich gerade, mit meiner alten Schulfreundin Simone zusammenzuziehen.

«Eine so tolle Chance sollte man nicht einfach wegen des Wohnorts ablehnen», versucht mich meine Mutter zu überzeugen.

«Stimmt, du hast recht, ich kann mich ja mal melden.» Ich verschicke also eine Bewerbung – und prompt ruft mich die Chefin des Kulturamtes an. Da ich bereits ein Studienpraktikum im Zuger Kunsthaus absolviert habe, kenne ich die Kunstszene in Zug ein wenig und bin anscheinend eine geeignete Kandidatin.

«Deine Bewerbung würde passen», meint sie, als ich mich wenige Tage später im Kulturamt in Zug vorstelle. «Ich muss jedoch erst noch einen anderen Praktikanten anstellen, der seit langem arbeitslos ist und dringend eine Arbeitsmöglichkeit braucht. Falls du im Winter immer noch Interesse hast, dieses Praktikum zu machen, würde ich mich freuen, wenn du kommst.»

Die Aufgaben scheinen wirklich sehr interessant zu sein. «Ich habe prinzipiell großes Interesse an diesem Praktikum», antworte ich deshalb, «weiß aber natürlich nicht genau, was ich im Winter tue. Ich kann nicht versprechen, dass ich bis dahin nicht schon etwas anderes gefunden habe.» So verbleiben wir, dass sie sich meldet, wenn der Praktikumsplatz wieder frei ist, und ich mich melde, falls ich vorher etwas bekommen habe.

Über Pfingsten fahre ich mit meiner Familie für einige Tage nach Rom. Im Gepäck dabei habe ich all die Bücher, die mir Manuel zum Lesen empfohlen hat. Inzwischen schreibt er mir schon mehrmals täglich. Und als ich zurückkehre, finde ich eine Nachricht von ihm in der Mailbox: «Wir schreiben jetzt bereits seit einem Monat hin und her. Wollen wir uns nicht mal treffen?»

So verabreden wir uns eine Woche später: Sonntag, 13 Uhr, Hauptbahnhof Bern, bei den Gleisen oben. Ich bin auf einmal aufgeregt und weiß gar nicht genau, weshalb. Ich kenne ihn ja nicht mal persönlich. Aber trotzdem fühle ich mich innerlich ganz nervös, als ich nun auf dem Bahnsteig warte.

«Sorry», spricht mich unvermittelt ein junger, gut aussehender Mann an, «ich hätte vielleicht ein Buch in der Hand halten sollen, dann hättest du mich schneller erkannt.»

Ich finde ihn vom ersten Augenblick an sympathisch. Er sieht praktisch genauso aus wie auf den Fotos auf seinem Facebook-Profil: dunkelblonde, gelockte Haare, grün-blaue Augen, verschmitzter Blick, niedliches Lachen.

«Er sieht irgendwie aus wie alle anderen Männer, die du jemals gekannt hast», meint meine Freundin Tamara später scherzend.

Wir ziehen den ganzen Nachmittag lang durch Bern, diskutieren, lachen.

«Kommst du mit nach Zürich?», fragt er mich am Abend.

«Was, jetzt? Bist du verrückt?», lache ich.

«Ja, jetzt!», antwortet er.

«Also gut, in Ordnung. Ich hab ja noch Ferien.»

Die ganze Nacht lang sitzen wir auf seiner Terrasse draußen und diskutieren über Gott und die Welt. Und plötzlich realisiere ich: Ich bin verliebt! Als ich am nächsten Tag mit dem Zug nach Bern zurückfahre, kommt eine SMS rein: «Wann sehen wir uns wieder?», schreibt er.

Ich schließe einen Moment lang die Augen und lächle vor mich hin. Gleichzeitig huscht ein besorgniserregender Gedanke durch meinen

Kopf: *Schaffe ich das überhaupt gesundheitlich, eine Beziehung zu führen?* Mir geht es ja immer noch nicht wirklich gut, und wieder einmal habe ich Bedenken. *Aber wenn ich es jetzt nicht versuche, schaffe ich es vielleicht nie mehr,* rede ich mir gut zu.

Das kommende Wochenende fahren wir zusammen zu einem Musikfestival. Ich am Steuer, er auf dem Beifahrersitz.

«Hast du gewusst, dass es eigentlich verboten ist, während des Autofahrens jemanden zu küssen?», scherze ich. «Pass bloß auf, ich verliere sonst die Kontrolle über das Fahrzeug und fahre ins Gebüsch!» Er lacht nur. Von da an sehen wir uns fast jede Woche.

Alles bestens? Schön wär's. Für mich fangen die Schwierigkeiten nämlich erst an. Das ist das erste Mal im Leben, dass ich eine Beziehung habe. Mit über 30 Jahren. Ich habe krankheitsbedingt gezwungenermaßen jahrelang allein gelebt und muss mich erst mal daran gewöhnen, mit jemandem eine Beziehung zu führen, zu kommunizieren, Kompromisse einzugehen, mit jemandem gemeinsam etwas zu machen.

So viele neue Anforderungen, mit denen andere bereits als Teenager vertraut sind. Aber ich versuche, mich so gut wie möglich an die neue Situation anzupassen, und nach wenigen Monaten habe ich mich bereits erstaunlich gut daran gewöhnt. Was mir mehr zu schaffen macht, sind die großen Verlustängste, die ich empfinde. Als Folge der unzähligen Therapien, Schulwechsel, Arbeitswechsel, Wohnungswechsel und Beziehungsnöte wegen meiner langandauernden Krankheit fällt es mir schwer, mich überhaupt noch auf etwas einzulassen.

Ich rechne immer damit, dass ich es sowieso wieder abbrechen muss, da es nicht klappen wird. Die Angst, dass die Beziehung plötzlich wieder zu Ende sein könnte, ist deshalb enorm groß. Wenn mein Freund mal gerade nicht antwortet, gerate ich gleich in Panik.

Manchmal kontaktiere ich ihn sogar drei-, viermal täglich, nur um sicherzugehen, dass er noch da ist. Aber ich spreche nicht darüber, versuche, diese Angst, so gut es geht, für mich zu behalten. Ich will die Beziehung nicht damit belasten. Und mir wird wieder einmal bewusst, was für weitreichende Langzeitfolgen diese Krankheit hat …

In den Sommerferien bleibe ich wegen Manuel natürlich in der Schweiz. Ursprünglich plane ich, nach Semesterende einige Wochen ans Meer zu fahren, um mich vom anstrengenden Unijahr zu erholen. Stattdessen verbringe ich nun meine Ferien in Zürich bei Manuel. Mein

Freund beliefert mich pausenlos mit neuen Büchern. Und anschließend fragt er mich, wie ich denn diese und jene Stelle der Geschichte gefunden habe. Ich glaube, ich lese und erörtere in diesem Sommer so viele Bücher wie seit Jahren nicht mehr.

An einem schwülen Sommerabend sitzen wir zusammen auf dem Sofa im Wohnzimmer und diskutieren. «Wir könnten doch eigentlich ein gemeinsames Autorenteam gründen, wenn wir schon beide gerne schreiben», meint mein Freund plötzlich. «Du schreibst die Bücher, und ich lektoriere.»

«Genau, und dann bekommt jeder die Hälfte des Bücherverkaufs», ergänze ich spontan und lache.

In diesen Tagen bei Manuel klingelt an einem Morgen auch unerwartet mein Handy: «Hier spricht Deborah Marks vom Kulturamt Zug. Erinnerst du dich noch?»

«Natürlich», antworte ich.

«Könntest du nächste Woche das Praktikum im Kulturamt beginnen? Mein bisheriger Praktikant hat ganz überraschend eine Stelle an einer Universität in Deutschland gefunden und hört jetzt gleich auf. Ich muss es dringend wissen, weil ich andernfalls nach jemand anderem Ausschau halten muss. Ich werde in zwei Wochen in die Ferien fahren und sollte unbedingt einen Praktikanten haben, der sich um das Büro kümmert.»

Nächste Woche schon? Das ist ja sehr kurzfristig. Sie hat Glück, dass ich überhaupt in der Schweiz bin. Wenn ich nicht so unerwartet Manuel kennen gelernt hätte, wäre ich jetzt im Ausland und könnte nicht einfach in ein paar Tagen mit der Arbeit in der Schweiz beginnen. Aber die Praktika im Kulturbereich sind dünn gesät; auf diese Stelle haben sich im Frühling fast 100 Leute beworben. Außerdem habe ich momentan nichts anderes in Aussicht. Ich muss diese Chance nutzen, wenn ich sie schon angeboten bekomme. Also sage ich spontan zu.

«Toll», meint Deborah. «Kannst du noch heute Nachmittag im Kulturamt vorbeikommen?»

«Heute?» Ich zögere einen Augenblick. «Ja, das lässt sich einrichten. Ich bin im Moment nicht weit von Zug entfernt.»

So rasch wie möglich organisiere ich das Ganze. Ich brauche dringend eine Unterkunft in Zug, ich kann nicht gut monatelang von Bern aus pendeln. Aber wo finde ich in dieser kurzen Zeit etwas? Zufällig wird genau in dieser Woche in Zug ein Ferienstudio im Hauptsitz der schweizerischen Fokolar-Bewegung frei, in dem Feriengäste aus der ganzen Welt beherbergt werden.

«Wir können das Studio maximal sieben Monate vermieten», erfahre ich, «anschließend kommen wieder Feriengäste aus dem Ausland.»

Sieben Monate? Das ist absolut perfekt. Ich brauche eine Unterkunft für sechs Monate. Was für ein Riesenglück! Also starte ich einige Tage später mit dem Praktikum.

29. Kulturelle und andere Erlebnisse

August 2009

Meine Chefin fährt kurz nach Antritt meines Praktikums für drei Wochen in die Ferien. Sie überlässt mir das gesamte Kulturamt. «Ach übrigens», teilt sie mir vor ihrem Weggang mit, «kümmere dich doch noch um die Angelegenheiten des Innerschweizerischen Schriftstellerverbands. Der Präsident wird dich noch kontaktieren wegen der Lesung einer deutschen Autorin in Zug. Könntest du diese Lesung bitte organisieren?»

«Ist in Ordnung, das werde ich erledigen.» Ich habe natürlich kaum Ahnung, was ich eigentlich alles tun muss, aber irgendwie werde ich das schon schaffen. Und im schlimmsten Fall kann ich sonst auch improvisieren.

Ein ganz besonderes Ereignis in diesem Sommer ist die Hochzeit meiner Schwester. Da ich ihre Trauzeugin bin, helfe ich schon seit langem bei den Hochzeitsvorbereitungen mit. Die Feier findet in einer beeindruckenden Barockklosterkirche in der Schweiz statt. Am Morgen der Hochzeit begleite ich meine Schwester in die Stadt zum Friseur. Es regnet unerwartet in Strömen.

«Wir brauchen dringend einen passenden Regenschirm für die Fotoaufnahmen», meint sie.

Ich mache mich auf die Suche – und finde zum Glück tatsächlich in einem Supermarkt einen schneeweißen Regenschirm mit silbernen Verzierungen drauf. Meine Schwester ist eine wunderschöne Braut, die Feier in der Kirche sehr bewegend – der ehemalige Priester der Pfarrei, in der mein Vater angestellt ist, hält die Messe –, und auch der Hochzeitsabend in einem gediegenen Restaurant ist unvergesslich.

Eine Passage aus der Hochzeitspredigt wird mich noch lange zum Nachdenken anregen: «Der Mensch kann sich während vieler Jahre mit allem Möglichen amüsieren und ablenken – aber irgendeinmal, manchmal erst mit 50, 60, wird er an den Punkt kommen, an dem er zu Gott finden muss. Schafft er das nicht, kann er in eine grundlegende existenzielle Krise fallen und all seine Errungenschaften und Besitztümer als wertlos empfinden, sich innerlich leer und sinnentfremdet fühlen. Er wird ohne Gott an einem bestimmten Punkt des Lebens seinem Dasein keinen Sinn mehr geben können», erzählt der Pfarrer.

Kurz nach der Hochzeit fahre ich an einem Wochenende mit meiner Familie ins Tessin. Verwandte meines Schwagers besitzen am Lago Maggiore ein kleines Ferienhaus, der Aufenthalt ist ein Hochzeitsgeschenk. Da spricht mich eines Morgens meine Schwester unvermittelt beim Frühstück an: «Warum schreibst du nicht endlich die Geschichte von Knirps neu?»

Ich verstehe erst gar nicht, was sie meint. «Von welcher Geschichte sprichst du?»

«Na, du weißt schon, das Buch von Knirps, das du mir früher immer vorgelesen hast. Ich warte schon so lange darauf, dass du das endlich mal überarbeitest.»

«Die Geschichte von Knirps? Aber die ist doch uralt. Existiert das Manuskript überhaupt noch?», entgegne ich. Wieso kommt sie wohl ausgerechnet jetzt auf diese alte Geschichte zu sprechen? Die ist doch schon seit Jahren kein Thema mehr …

Ein Buch schreiben, das gehört definitiv nicht zu meinen momentanen Plänen, nicht mal ansatzweise. Ich weiß ja nicht mal, ob ich überhaupt noch dazu in der Lage wäre, ein Buch zu schreiben. Mein Gehirn ist von der schweren Infektion ziemlich mitgenommen. Aufsätze und Uni-Arbeiten von 20 Seiten schaffe ich inzwischen wieder; aber ein ganzes Buch von 200 oder noch mehr Seiten? Ich zweifle, ob ich dazu fähig wäre.

Deshalb reagiere ich erst mal zurückhaltend auf die Bitte meiner Schwester. Aber sie gibt nicht auf und versucht mich weiter zu überzeugen. «Du kannst doch so gut schreiben. Außerdem ist die Story von Knirps meine absolute Lieblingsgeschichte. Bitte mach sie für mich nochmals neu.»

Auf einmal ist sie wieder da, die Erinnerung: Ich bin 13 Jahre alt, sitze mit meiner Schwester abends im Kinderzimmerbett und erzähle ihr, dass Knirps und Primelchen mit dem Sternbild des Großen Wagens durchs Weltall reisen …

Ein flüchtiges Lächeln huscht über mein Gesicht. «Ich kann es mir ja mal überlegen», erwidere ich. Aber dies scheint nicht die gewünschte Antwort zu sein, denn nun redet auch noch mein Schwager auf mich ein und versucht mich zu überzeugen.

«Also gut, meinetwegen», lenke ich schließlich ein. «Ich schreibe ein neues Buch über Knirps für meine Schwester, sobald ich mal Zeit dafür habe. Ich versuche es. In dieser Familie hat man ja gar keine andere Wahl», füge ich noch scherzend hinzu. Meine Gutmütigkeit bringt mir im Leben nicht immer nur Vorteile. Aber in diesem Fall wird sie fast schon phänomenale Folgen haben, die ich zu diesem Zeitpunkt nicht im Geringsten erahnen kann.

«Oh, toll!», freut sich meine Schwester. «Ich suche das alte Manuskript zu Hause bei unseren Eltern und bringe es dir in den nächsten Tagen vorbei.» Das macht sie tatsächlich; sie findet es auf dem Dachboden des Elternhauses und bringt es mir nach Zug.

Das erste Mal seit bald 20 Jahren lese ich nun die Geschichte von Knirps wieder, muss lachen wegen der teilweise doch sehr skurrilen Ideen und manchmal sogar weinen, weil alte Erinnerungen aus glücklichen Zeiten hochkommen. Sollte ich wirklich mal genügend Zeit dazu haben, werde ich versuchen, eine neue Geschichte zu schreiben. Falls ich es schaffe …

Das Praktikum gefällt mir sehr gut. Meine Chefin gibt mir Freikarten für alle möglichen Kulturveranstaltungen, Lesungen, Konzerte, Festivals und Theatervorstellungen, die ich mir alle anschauen darf.

Ich gewinne nicht nur einen vielfältigen Einblick in das kulturelle Leben einer Stadt, sondern arbeite auch an spannenden Projekten. Unter anderem habe ich die Aufgabe, im Kulturamt eine Kulturbibliothek mit Werken von Zuger Künstlern und Autoren aufzubauen. Dabei fallen mir eines Tages die «Kaminski-Kids»-Bücher des Zuger Autors Carlo Meier in die Hände. Ich habe von dieser Buchreihe schon gehört, da sie sehr erfolgreich ist. Nun habe ich die Gelegenheit, die Bücher mal genauer anzuschauen.

«Tolle Ausstattung», ist mein allererster Gedanke, «sogar ein ganzer Dorfplan ist einem Buch beigelegt. Ach, bei jenem Verlag sind die erschienen? Ist das nicht dieser Verlag, an dem ich während des Studiums in Basel jeden Tag vorbeigekommen bin? Ist mir gar nie aufgefallen, dass die auch Kinderbücher produzieren.»

An einem Wochenende im Herbst kehre ich von Bern nach Zug zurück. Der Zug von Bern her hat Verspätung, ich verpasse ganz knapp den Anschlusszug, sehe zu, wie er mir vor der Nase wegfährt. *Na schön, denke ich, dann warte ich hier auf den nächsten Zug und kaufe mir am Kiosk noch etwas zu essen.*

Während ich in der Schlange zum Bezahlen anstehe, fällt mein Blick zufällig auf eine Zeitschrift, die ich nicht kenne. *Wenn ich schon hier warten muss und nichts tun kann, nehme ich doch am besten noch was zum Lesen mit,* entscheide ich spontan. Als ich dann auf der Wartebank auf dem Bahnsteig sitze, entdecke ich in dieser Zeitschrift einen Artikel über eine Frau, die sich nach langem Zögern entschieden hat, als Autorin zu arbeiten, und die nun sehr erfolgreich ist. «Irgendwann habe ich mir gesagt: Jetzt versuch ich's einfach», erzählt sie.

Gleich auf der nächsten Seite ist ein Artikel über den «Zauber des Zufalls» zu finden. «Geben Sie dem Zufall eine Chance, Sie an Orte zu führen, die Sie nicht geplant und mit denen Sie nicht gerechnet haben und die Ihrem Leben eine völlig unerwartete Wende geben können», lese ich.

Ein weiteres Highlight in diesem Herbst ist die Lesung einer bekannten deutschen Kinder- und Jugendbuchautorin in Zug, die ich besuche.

«Bereits als Mädchen habe ich davon geträumt, später einmal Autorin zu werden, habe aber erst mal in der Werbung gearbeitet, bevor ich mich dazu entschlossen habe, Bücher zu schreiben», beginnt sie zu erzählen.

«Das könnte fast meine Geschichte sein», denke ich, «ich habe auch bereits als Mädchen davon geträumt, später einmal Autorin zu werden.»

Und in diesem Moment geht mir ein weiterer Gedanke durch den Kopf: *Willst du mir eigentlich etwas Bestimmtes mitteilen, Gott? Ist das jetzt einfach ein absoluter Zufall, dass ich seit einem halben Jahr praktisch von A bis Z nur noch mit Büchern, Schreiberlingen und Autoren zu tun habe?*

Ich bin manchmal ein bisschen schwer von Begriff, aber inzwischen fällt sogar mir die unerklärliche Häufung dieser Themen in meinem Leben auf. Völlig gleichgültig, was ich tue oder wo ich hingehe, ich stoße immer wieder darauf.

Verfolgst du irgendeinen Plan? Was? Du meinst doch nicht etwa, dass ... ich selber ... nein, Gott, weißt du, wie unwahrscheinlich es ist, als Autorin arbeiten zu können? Die Chance liegt bei weniger als einem Prozent. Weshalb sollte da ausgerechnet ich es schaffen? Schau dir doch mal meine Vergangenheit an, ich habe ja schon durch die lange Krankheit nur noch wenige Möglichkeiten im Leben ... vor allem ist das einer der unprofitabelsten Berufe, den man überhaupt wählen kann ... okay, du hast recht ... für dich ist ja nichts unmöglich, tut mir leid, das habe ich völlig vergessen ...

Aber noch verstehe ich an diesem Punkt nicht, was Gott mit mir wohl vorhat ...

Es ist eine spannende Zeit, die ich hier im Kulturamt verbringe. Nur etwas bereitet mir Sorgen: Ich bin immer wieder krank, und die Anwesenheitszeit bei der Arbeit empfinde ich oftmals als zu anstrengend für meinen Gesundheitszustand. Ich schaffe es körperlich nur knapp, das Praktikum zu bewältigen, obwohl es nur in Teilzeit ist.

Am Abend nach der Arbeit habe ich häufig enorme Kopfschmerzen und fühle mich sehr erschöpft. Ich schrecke sogar manchmal zusammen, wenn mir die Chefin Anweisungen gibt, da ich immer derart müde bin, dass ich jeden Augenblick hinter dem PC einschlafen könnte. Meine Chefin ruft sogar besorgt meine Mutter an und fragt, was mit mir los sei, ich sei ja kaum arbeitsfähig. Sie meint, wenn ich so häufig krank sei, könne es schwierig werden, überhaupt einen Job zu behalten.

Die Doppelbelastung Arbeit/Beziehung ist im Grunde genommen schon zu viel für mich in meinem momentan noch nicht wirklich optimalen Gesundheitszustand. Denn auch privat läuft es nicht so rund: Mein Freund, der selber wegen vieler Überstunden bei der Arbeit auf ein Burnout zusteuert und kaum noch Nerven hat, reagiert zunehmend ungeduldiger auf meine ständigen Krankheitsschübe und verschiedenen Beschwerden. Die ersten Wochen waren noch locker und beschwingt, aber dann haben schon bald die ersten krankheitsbedingten Beziehungsschwierigkeiten begonnen.

Die Symptome einer chronischen Borreliose erschweren in der Tat jede enge menschliche Beziehung, da sie doch recht unangenehm sind, vielfältig und unkontrollierbar ausfallen können und somit auch für die Mitmenschen im Zusammenleben eine Belastung darstellen. Ich bin einmal monatlich im Bett wegen eines Borreliose-Schubes, und mindestens ein weiteres Mal wegen einer sonstigen Infektion, die mein defektes Immunsystem nicht abwehren kann.

Die restliche Zeit bin ich nach der Arbeit meistens total müde und möchte nur noch auf dem Sofa meines Freundes herumliegen. Zudem bin ich körperlich so fertig, dass ich nachts nicht mal mehr schlafen kann und von Tag zu Tag kaputter zur Arbeit gehe. Ich habe praktisch jeden Tag irgendwelche Schmerzen oder Symptome, die es mir zunehmend erschweren, mich auf die Beziehung zu konzentrieren, da ich in diesen Momenten nur noch darauf fokussiert bin, wie ich diese Beschwerden verringern kann.

Meine Grundstimmung ist dauerdepressiv und antriebslos, was, wie die starken Winterdepressionen, eine Folge des durch die Borreliose erniedrigten Serotoninspiegels ist. Gegen außen, im Zusammensein mit Freunden, kann ich für einige Stunden eine fröhliche Miene aufsetzen, aber im Privatleben fällt meine niedergedrückte Stimmung irgendwann auf. Der ständige Nebel im Kopf erschwert die Kommunikation, denn ich habe große Mühe mit dem Denken und Konzentrieren und spreche immer wieder über die gleichen Themen.

«Das wird langsam mühsam», findet mein Freund einmal, «du wiederholst dich ständig.»

«Sei doch nicht so antriebslos», höre ich ein anderes Mal, «sag doch mal, was du denkst.»

«Wie kann man bloß nach dem Konsum von Alkohol weinen?», wundert er sich ein weiteres Mal.

«Och Mensch, jetzt bist du schon wieder krank? Wir wollten doch heute aufräumen.»

Wie die meisten anderen Borreliose-Kranken vertrage ich überhaupt keinen Alkohol, reagiere ganz merkwürdig darauf. Auch jede anstrengende Diskussion ist zu viel für mich, überreizt mich fast schon, weshalb ich häufig überhaupt nichts sage.

Seit Jahren habe ich zudem immer wieder neurologische Ausfälle. Manchmal nur eine Viertelstunde lang, manchmal eine ganze Stunde lang sehe ich kaum etwas, die Umwelt um mich herum erscheint völlig verzerrt, und verschiedenfarbige Punkte und Zacken tanzen vor meinen Augen. Besonders unangenehm sind diese Sehausfälle, wenn ich irgendwo unterwegs bin. Das ist wohl ähnlich, wie wenn ein stark Kurzsichtiger draußen plötzlich seine Brille verliert und durch die Gegend irren muss. Und eines Tages habe ich einen solchen Ausfall, als ich mit meinem Freund auf dem Weg zur Bushaltestelle bin.

«Manuel, wart einen Augenblick», sage ich, als wir die Haltestelle schon fast erreicht haben, «meine Sehfähigkeit nimmt ab; ich muss mich rasch hier auf den Bordstein setzen.» Ich sehe immer weniger, die farbigen Zacken werden immer stärker, nun wird mir auch noch total schwindlig. «Ich … sollte vielleicht … am besten was trinken», presse ich stotternd hervor.

«Kauf dir doch einfach was am Kiosk», meint mein Freund.

«Ich kann das nicht mehr, Manuel, ich seh ja kaum mehr etwas. Hilf mir doch bitte.»

«Also, das schaffst du doch wohl noch alleine», entgegnet er und beginnt seelenruhig in einer Zeitung zu blättern.

Ich taste mich also vorsichtig, Stück für Stück, zum Kiosk vor, halte mich an den Zeitungsständern fest, damit ich nicht umfalle. Die Münzen, die ich anschließend hervorkrame, erkenne ich gar nicht mehr, drücke der Dame am Kiosk einfach irgendwas in die Hand.

«Machst du mal vorwärts, damit wir auf den Bus können?», höre ich Manuel rufen.

Ich gerate immer wieder in ähnliche Situationen: Ich sehe ganz normal und gesund aus, also kann auch niemand recht glauben, dass ich wirklich ernsthafte gesundheitliche Probleme habe und Hilfe brauche … Wahrscheinlich denkt mein Freund, mir sei einfach ein kleines bisschen schwindlig, und nun würde ich frauentypisch ein Riesentheater draus machen.

Manuel, der das Fünffache von mir verdient, beklagt sich auch zunehmend, dass ich mir vieles nicht leisten kann. Ich verdiene so wenig, dass ich häufig weder Essen in Restaurants noch Kino noch Bahnfahrten bezahlen kann. Die Rückmeldungen meines Freundes sind alles Hinweise auf typische Auswirkungen der chronischen Borreliose, die das Beziehungsleben belasten.

Der Partner eines chronisch Borreliose-Kranken muss im Grunde genommen enorm viel Toleranz, Verständnis, Hilfsbereitschaft und Mitgefühl aufbringen, und das eigentlich fast pausenlos. Die Beziehung ist nie gleichberechtigt, denn man ist immer vom Partner abhängig und auf sein Verständnis angewiesen. Man spielt stets den schwächeren Part in der Beziehung. Der Partner wird zwangsläufig auch zum Therapeuten, denn verständlicherweise beginnt man irgendwann zu erzählen, was man alles erlebt hat – und das sind nun nicht gerade schöne Erlebnisse, die man mit einem Borreliose-Leben hinter sich hat.

Gerade für junge Menschen, die noch kaum Schwierigkeiten kennen, scheint das oft zu mühsam zu sein, musste ich immer wieder feststellen. Deshalb folgt bald auch das unvermeidliche Ende der Beziehung.

Die Hoffnung, dass jemand trotz meiner gesundheitlichen Schwächen, trotz meiner beschränkten Zukunftsperspektiven mit mir zusammen sein möchte, dass endlich mal jemand Verständnis für mich aufbringt, hat sich wieder einmal zerschlagen ...

Ich kann irgendwie gar nicht mehr daran glauben, dass das überhaupt noch mal klappen wird. Seit ich krank bin, bekomme ich nur pausenlos Vorwürfe zu hören. Manchmal wundere ich mich selber darüber, dass mein Selbstvertrauen noch nicht komplett zerstört ist.

Wieder einmal habe ich, wie so häufig, das Gefühl, durch meine Krankheit nur eine Last für andere zu sein, überhaupt nichts beitragen zu können ... Erneut gelange ich an einen Tiefpunkt. Ich kämpfe nun schon seit 16 Jahren darum, in ein normales Leben zurückzufinden. Und wenn mein Gesundheitszustand nicht noch bedeutende Fortschritte macht, habe ich keine Ahnung, wie ich die nächste Arbeitsstelle in diesem Zustand überstehen soll.

Obwohl ich, dank großer Anstrengung und viel Einsatz während des Studiums, gute Noten und gute Praktika-Bewertungen in meinem Fachgebiet erwerben konnte, bin ich momentan immer noch zu wenig gesund, zu wenig leistungsfähig, um an einem Arbeitsplatz bestehen zu können. Die ständigen Krankheitsschübe und Beschwerden sind einfach zu zahlreich, als dass ich normal arbeiten könnte. Das ist für mich eine bedrückende Situation, denn ich arbeite sehr gerne, und die Vorstellung, in Zukunft vielleicht ohne rechte Arbeit, ohne berufliche Herausforderungen leben zu müssen, finde ich unerträglich. Es tut mir schon fast leid um die enormen Strapazen, die ich auf mich genommen habe, um das Studium zu absolvieren – war das jetzt alles einfach vergeblich?

Zudem gelange ich zu dieser Zeit an den kritischen «Über-30-Punkt». Im letzten Jahr haben viele meiner Freunde geheiratet, einige haben bereits Kinder bekommen, andere planen einen Hausbau. Obwohl wir immer noch gut befreundet sind, nehmen die Kontakte deutlich ab. Die Bekannten sind verständlicherweise stark beschäftigt. Die Zeiten, als man noch spontan etwas abmachen konnte, sind endgültig vorbei. Ich gerate zunehmend in totale Isolation, spreche manchmal wochenlang mit niemandem, außer einem schnellen «Guten Tag» und «Auf Wiedersehen» beim Einkaufen.

Ich muss aufpassen, dass ich nicht plötzlich beginne, mit meinen Pflanzen zu Hause zu kommunizieren, und bin sonst eigentlich nicht der Typ für Selbstgespräche. Facebook wird fast meine einzige Kontaktquelle zur Außenwelt. Meine Familie macht sich verständlicherweise Sorgen um mich. Und sogar ich beginne mir langsam Sorgen zu machen. In der letzten Zeit gab es sogar Tage, an denen ich gedacht habe, wie schön es wäre, einfach einzuschlafen und erst nach hundert Jahren wieder aufzuwachen, wenn alles wieder gut ist. Dann müsste ich nicht mehr Tag für Tag um mein Leben kämpfen. Ich kämpfe schon so lange und mag eigentlich gar nicht mehr. Wenn nicht irgendein Wunder geschieht, lande ich in absehbarer Zeit auf dem sozialen Abstellgleis …

Solange es keine Hilfe gibt, bleibt die chronische Borreliose ein «One-Way-Ticket», stelle ich fest. Die Rückfahrt ins Leben ist da nicht inbegriffen, die Situation wird nie wirklich besser. Wie auch? Die Infektion heilt ja nicht einfach von selbst aus.

Neueste Forschungen zeigen, dass die Borrelien verschiedenste Mechanismen entwickeln können, um zu persistieren; beispielsweise durch intrazellulären Aufenthalt oder durch die Bildung von Biofilmen, die durch Immunsystem und herkömmliche Antibiotika nicht zerstört werden können. Weitere Forschungen lassen vermuten, dass die Krankheit im fortgeschrittenen Stadium immunologisch-chemische Prozesse in Gang setzt. Ohne adäquate medizinische Behandlung lässt sich deshalb kein zufriedenstellender Gesundheitszustand erreichen. Mein Körper ist durch die jahrelange chronische Infektion einfach so dauergeschwächt, dass er sich gar nie richtig erholen kann und ich dadurch auch nur beschränkt arbeitsfähig bin.

Es mag schon sein, dass sich die Krankheit mit den Jahren von selber etwas abmildern kann. In meinem persönlichen Fall wie auch in weiteren mir bekannten Fällen habe ich den Eindruck, dass die Infektion peu à peu den Geist aufgibt, die Schübe immer etwas weniger schlimm werden – wenn auch extrem langsam und im Zeitraum von vielen Jahren. Ich kenne jedoch persönlich auch Fälle, bei denen die Krankheit – im Gegenteil – am Anfang noch nicht so verheerend war und mit den Jahren die Symptome und die körperliche Schwächung immer stärker zugenommen haben.

Und mal ganz ehrlich: Das kann meines Erachtens nicht der Sinn sein, dass ein chronisch Borreliose-Kranker 20, 30, 40 Jahre warten muss, bis sich seine extremen Beschwerden von alleine bessern. Bis dahin hat er den Anschluss an ein normales Leben längst verpasst und ist sowohl kräftemäßig als auch psychisch am Ende. All diese Krankheitserlebnisse kann man kaum verarbeiten. Wahrscheinlich hat er auch irreparable Schäden davongetragen und ist dadurch gar nicht mehr lebensfähig – falls er überhaupt noch am Leben ist. So oder so muss ein Betroffener medizinische und sonstige Hilfe bekommen, damit seine Leidenszeit erheblich abgekürzt wird und er schnellstmöglich wieder in ein gutes Leben zurückfindet.

Obwohl ich nicht mehr schwer krank bin, bin ich immer noch krank genug, um kein normales Leben führen zu können. Und öffentliche Unterstützung gibt es immer noch keine für die Betroffenen.

Ich befinde mich einen Moment lang echt in einem Tief. Ich habe Gott zwar gebeten, dass er mich an den passenden Ort hinbringt. Aber was wäre, wenn Gott überhaupt nichts ausrichten kann? Wenn ich nur glaube, dass er dazu in der Lage ist, aber in Wahrheit lässt er mich einfach machen, lässt alles auf der Welt geschehen? Ich möchte gerne daran glauben, dass es ein gutes Ende gibt, dass Gott mich auf einen guten Weg bringt – aber was ist, wenn ich mir das alles nur einbilde?

Ich gebe zu, dass ich zu diesem Zeitpunkt plötzlich massive Zweifel empfinde. Ein Studienfreund hat mir einmal erzählt, er glaube nicht an Schicksal oder Bestimmung. «Im allerdümmsten Fall ist man davon überzeugt, dass man ein schicksalhaftes oder glückliches Angebot bekommen hat, um schließlich festzustellen, dass man einem Betrüger auf den Leim gegangen ist oder sich einfach komplett in eine schlechte Situation verrannt hat», hat er damals gemeint. «Ich glaube an Möglichkeiten und Angebote, die im Leben auf uns zukommen. Und dann müssen wir uns diese genau anschauen und abwägen, ob sie gut sind oder nicht, und eine Entscheidung treffen.»

Und in einer gewissen Weise enthält diese Ansicht meiner Meinung nach sogar einen Kern Wahrheit: Wie viele Menschen sind beispielsweise schon Opfer von Verbrechen geworden im guten Glauben, von jemandem Hilfe zu bekommen! Herauszufinden, wohin und wie Gott einen führt, ist gar nicht so einfach, und ich denke, trotz aller Überzeugung, dass man auf Gott vertrauen kann, sollte man seine Eigenverantwortung und seinen Instinkt nicht ganz zur Seite legen – bei keiner Entscheidung, die man fällt.

Im Nachhinein ist es immer einfach, den Geschehnissen einen Sinn zuzuordnen. Aber wenn man mittendrin ist und nicht erkennt, wie es weitergeht, fällt es nicht immer so leicht, das Vertrauen zu bewahren, dass alles gut kommt …

Dennoch habe ich im tiefsten Innern immer noch Hoffnung, dass es irgendwie weitergeht, denn ich spüre, dass in meinem Leben etwas Grundlegendes geschieht, das sich meiner Beeinflussung entzieht.

In dieser Zeit mache ich mir auch nochmals viele Gedanken darüber, wie ich mein Leben weiterhin verbessern und was ich noch ändern könnte. Ich habe jahrelang die Erfahrung gemacht – und mache sie auch jetzt immer wieder –, dass ich kaum Hilfe bekomme. Mit der Zeit haben sich all diese Erlebnisse bei mir als eine Art Muster eingeprägt, «dass ich anscheinend gar nichts Gutes vom Leben erwarten kann».

Nun versuche ich umzulernen: Ich habe zwar sehr lange viele negative Erfahrungen gemacht, diese müssen jedoch trotzdem nicht für den Rest meines Lebens bestimmend sein. Ich kann auch selber Entscheidungen treffen, damit sich mein Leben zum Positiven entwickelt.

Ich gebe deshalb von jetzt an noch mehr Acht, dass ich mich gut um mich selber und meine Gesundheit kümmere, dass ich mich nur auf Situationen und Angebote einlasse, die wirklich gut für mich sind, und dass ich mich nur mit Menschen abgebe, die es gut mit mir meinen.

Eine ehemalige Miss Schweiz ist einmal gefragt worden, weshalb sie immer so positiv und fröhlich sei und so viel Erfolg habe. «Ganz einfach», hat sie geantwortet, «ich lasse nichts Schlechtes in mein Leben hinein.»

So einfach diese Aussage auch klingen mag, so inhaltsreich ist sie doch: Sie bedeutet nämlich, dass wir mitentscheiden können, wen und was wir in unser Leben lassen und womit wir uns beschäftigen. Und praktisch heißt das auch: Wir besitzen die Möglichkeit, uns besseren Dingen zuzuwenden.

30. Die rettende Therapie?

Und dann geschieht zu dieser Zeit wirklich etwas ganz Unerwartetes: Meine Schwester, die seit vielen Jahren in der Kommission für technische Innovationen KTI bei einem schweizerischen Bundesamt arbeitet, ruft mich eines Tages an.

«Hör mal», sagt sie, «wir haben hier ein Forschungsprojekt von Professor Sievers gefördert, der sich auf Borreliose spezialisiert hat. Er hat unter anderem neue Behandlungsansätze erforscht. Willst du nicht einmal mit ihm Kontakt aufnehmen?»

Das tue ich. Und dieser Professor stellt mir freundlicherweise eine Menge Unterlagen zu, die ich daraufhin durchsehe.

Soll ich diese neue Behandlung ausprobieren?, frage ich mich. Ich warte nun seit 16 Jahren auf eine adäquate Therapie meiner Borreliose. Die vorgeschlagene Behandlung besteht aus einer langfristigen Gabe bestimmter Antibiotika und weiterer Medikamente.

Ich bin schon seit so vielen Jahren am Therapieren, und nichts hat dauerhaft Erfolg gebracht. Ich kann irgendwie gar nicht mehr daran glauben, irgendwann wieder gesund zu werden, weiß nicht einmal mehr, wie sich das anfühlt, gesund zu sein. Meine Armvenen sind inzwischen vernarbt von den unzähligen Infusionen und Spritzen, und ich bin nicht mal sicher, ob ich überhaupt noch die Motivation aufbringe, wieder eine neue Therapie zu starten …

Ich möchte mich eigentlich auch gar nicht mehr mit der Krankheit beschäftigen. Als chronisch Borreliose-Kranke habe ich schon so viele Therapien hinter mir, bin deswegen jahrelang herumgereist und habe bereits Hunderte von Medikamenten geschluckt – und nichts hat durchschlagend etwas gebracht, höchstens teilweise … Lohnt sich das überhaupt, nochmals eine neue, anstrengende Therapie zu starten, und am Schluss geht's mir vielleicht doch nicht besser als jetzt?

Außerdem muss ich zugeben, dass mich diese medizinische Debatte «Pro und Kontra bzgl. Existenz einer chronischen Lyme-Borreliose» ebenfalls verunsichert: Einige Ärzte meinen, die Borreliose sei eine heimtückische Infektion, die, sobald sie ins zweite Stadium übergegangen sei, langfristig und kontinuierlich zu behandeln sei, um die Erreger gänzlich abzutöten.

Andere Ärzte aber sind der Ansicht, dass eine Behandlung von wenigen Wochen oder gar wenigen Tagen genüge, um die Infektion zu besiegen, und dass anschließend noch vorhandene Beschwerden gar nicht auf eine fortdauernde Borreliose zurückzuführen seien. Wie oft habe ich in den letzten Jahren schon gehört, dass ich gar keine Borreliose mehr haben könne …

Und obwohl mir klar ist, dass ich nicht gesund bin, entzieht mir diese medizinische Debatte den Boden, und ich frage mich selber, ob ich denn nun dauerkrank bin wegen einer chronischen, unzureichend behandelten Infektion oder aus anderen Gründen, etwa wegen einer Autoimmunreaktion oder wegen irreparabler Schäden im Körper.

Sind zum jetzigen Zeitpunkt überhaupt noch Borrelien bei mir vorhanden? Sind sie zwar noch vorhanden, verursachen aber keine Beschwerden mehr? Werden die chronischen Beschwerden einfach durch sonstige physische Prozesse ausgelöst? Ich habe null Ahnung, was in meinem Körper überhaupt abläuft und was ich deshalb nun am besten tun soll.

Ich glaube, ein großes Problem ist, dass man – abgesehen von Berichten im Internet – eigentlich nie öffentlich von Patienten hört, denen es nach einer Langzeit-Antibiotikabehandlung wirklich gut oder deutlich besser geht. Studien dazu wirken nicht immer so aussagekräftig; man möchte die erfolgreich behandelten Patienten sehen und hören, damit man auch überzeugt ist.

Ich kann mir sogar vorstellen, dass es vielen Ärzten wegen dieser verwirrenden Situation rund um die Borreliose ähnlich geht. *Was stimmt nun und was nicht, was hilft und was nicht?*, werden sie sich vielleicht fragen.

Die momentan trotz unzähliger Therapien noch ständig vorhandenen Beschwerden – Müdigkeit, Energiemangel, Schwindel, Konzentrationsstörungen, Antriebslosigkeit, tägliches Krankheits- und Fiebergefühl, geschwollene und schmerzende Lymphknoten, Druck in Nacken und Hinterkopf, Kopfschmerzen, stechende Schmerzen in Rücken, Brustkorb, Armen, Ellbogen, Fingern, Zehen, Knien sowie in Gelenken, Muskeln, Nerven und Knochen, Kribbeln in den Fingern, leichte Herzrhythmusstörungen, Tinnitus im rechten Ohr, chronische Stirnhöhlen- und Kieferhöhleninfekte, chronische Blaseninfekte, chronischer Husten, defektes Immunsystem, Schlafstörungen, Hitzeschübe abends, Haarausfall und wiederkehrende Schübe mit leichtem Fieber und Schwitzen – bedeuten für mich alles andere als wirklich optimale Lebensqualität. Und natürlich wäre ich dankbar, wenn sich mein Gesundheitszustand noch verbessern würde.

Ich suche erst mal in Foren im Internet nach Berichten und finde Betroffene, die erzählen, dass es ihnen nach einer langen, intensiven Antibiotikatherapie nun sehr gut gehen würde und sie wieder normal leben könnten. Gewisse Patienten, die keinen behandelnden Arzt gefunden haben, berichten sogar, dass sie sich in ihrer Verzweiflung einfach selber die Antibiotika verschrieben hätten. (Ganz ehrlich: Ich hätte mich auch selber mit Antibiotika behandelt, wenn ich keinen Arzt gefunden hätte, der mir sie verschrieben hätte. Ich habe diese Möglichkeit sogar ernsthaft in Betracht gezogen, denn ich konnte nicht mehr weiterleben wie bisher, das wurde mir irgendwann klar.)

Die erfahrene deutsche Borreliose-Ärztin Dr. Petra Hopf-Seidel, die neue Behandlungsansätze bei chronischer Borreliose aufgestellt hat, berät mich persönlich und ermutigt mich, eine solche Therapie durchzuführen. Die Fachzeitschrift «Borreliose Wissen» berichtet ausführlich über verschiedene neuartige Möglichkeiten zur Behandlung der chronischen Borreliose.

Das Borreliose-Centrum Augsburg spricht von neuer Hoffnung für Langzeitbetroffene dank neuester Therapien, von Heilungschancen an die 70 Prozent und Verbesserungen im gut messbaren Bereich – nur wenige würden sich als therapieresistent erweisen.

Und der österreichische Borreliose-Spezialist Albin Obiltschnig, der selber eine gravierende Borreliose durchgemacht hat, ist sogar davon überzeugt, dass chronische Borreliose heutzutage auf jeden Fall heilbar ist, auch wenn schwere Fälle mehr Geduld erforderten.

Ist das wirklich wahr?, frage ich mich. *Und könnte das sogar Realität werden, dass auch ich wieder einmal in einem gesunden Körper leben darf?* Ich kann noch gar nicht recht daran glauben.

Aber all diese positiven Berichte ermutigen mich natürlich. Wenn es andere geschafft haben, schaffe ich es ja vielleicht auch. Ich bin noch jung und zum Glück nicht durch jahrelange Behandlungen mit aggressiven Medikamenten vorbelastet. Es wäre also zumindest einen Versuch wert.

Mein neuer Hausarzt Dr. Tereh in Bern kann mich während der Therapie vor Ort betreuen und ist bereit, neue Wege in der Borreliose-Behandlung auszuprobieren und mich so lange zu behandeln, bis es mir wirklich gut geht. Ich entschließe mich letztlich dazu, eine Therapie nach den momentan neuesten Erkenntnissen zu machen, bringe meine letzte Motivation auf, kratze mein letztes Geld zusammen. Zum Glück! Es wird mir nämlich anschließend so gut gehen wie noch nie seit der Erstinfektion, und ich werde zudem erstmals überhaupt normal lebens- und arbeitsfähig sein!

Ich bin heute noch jeden Tag froh darüber, dass ich mich dazu entschlossen habe, diese Therapie durchzuführen, auch wenn es nicht immer einfach war: Ich musste währenddessen finanziell ziemlich knapp durch – von meinem Minimallohn musste ich monatlich noch ein paar hundert Franken extra zahlen für Medikamente, Behandlungen sowie weitere gesundheitsfördernde Maßnahmen. Es blieb in dieser Zeit wirklich nicht mehr viel zum Leben übrig. Ich musste mich außerdem immer wieder motivieren, die Therapie durchzuziehen, die starken Medikamente monatelang zu schlucken und nicht frühzeitig aufzugeben, besonders in den ersten Monaten, in denen ich kaum eine Verbesserung gespürt habe.

Auch hier hat mir der Glaube geholfen. *Nicht wahr, Gott, du gibst mir jetzt nochmals ganz viel Kraft, damit ich das auch wieder schaffe, und hilfst mir, damit ich die Behandlungen zu Ende bringen kann!*, habe ich Gott täglich gebeten.

Was würde ich anders machen, wenn ich heutzutage von einer infizierten Zecke gestochen würde und kurz danach die Diagnose «Borreliose» gestellt bekäme? Diese Frage habe ich mir schon öfter gestellt und bin – auch durch die Erkenntnis, dass diese Infektion, wenn sie einmal richtig ausgebrochen ist, nicht zu verharmlosen und zu unterschätzen ist – zu folgender Antwort gekommen:

Ich würde meine Arbeit bzw. Ausbildung für einige Monate unterbrechen. Ich würde einen kompetenten Arzt suchen und sofort mit einer Antibiotikabehandlung nach neuesten Erkenntnissen beginnen, diese genügend lange durchziehen sowie weitere komplementäre Behandlungen gegen Borreliose durchführen. Ich würde auch abklären lassen, ob ich durch den Zeckenstich noch mit anderen Erregern infiziert worden bin, und diese – falls vorhanden – gleich mitbehandeln. Ich würde, ohne zu zögern, entsäuern und auf basische Ernährung umstellen, damit die Borrelien keinen geeigneten «Lebensraum» vorfinden, in dem sie sich ausbreiten können.

Ich würde so schnell wie möglich Schwermetalle aus dem Körper entfernen, um einer Chronifizierung der Borreliose vorzubeugen. Ich würde meinen Lebensstil unverzüglich radikal ändern und so gesund wie nur möglich leben, um das Immunsystem zu stärken – auch wenn das bedeuten würde, die Ernährung komplett umzustellen oder aus einer ungesunden Wohnung ausziehen zu müssen. Und ich würde jede nur mögliche Hilfe und Unterstützung suchen und mir die Zeit nehmen, wieder ganz gesund zu werden.

Ich weiß, dass es nicht so einfach zu verkraften ist, wenn man als gesunder Mensch von heute auf morgen plötzlich schwer krank wird. Die Psyche steht erst mal unter Schock, wenn man so unerwartet aus einem normalen Alltag gerissen wird. Bis man realisiert und akzeptiert hat, was geschehen ist, und dann auch bereit ist, Hilfe zu holen und beispielsweise sein Leben umzustellen, kann viel Zeit verstreichen.

Zu viel Zeit meistens, denn bis dahin ist die Infektion schon breit gestreut und tritt oftmals sehr aggressiv auf. Und ab diesem Zeitpunkt muss man dann häufig jahrelang behandeln, bis man wieder eine halbwegs erträgliche Lebensqualität erreicht hat.

Als ich damals erkrankte, wusste man wirklich kaum etwas über diese Krankheit. Aber heutzutage gibt es eindeutig bessere Behandlungsmöglichkeiten, und ich würde – aus meiner eigenen Erfahrung – jedem raten, der neu an einer schweren Borreliose erkrankt, so rasch und entschlossen wie nur möglich zu reagieren und zu handeln, um eine jahrelange Krankheitsodyssee zu verhindern.

31. Eintauchen in eine fantastische Welt ...

Januar 2010

Ich bleibe vorläufig alleine an einem fremden Ort zurück und habe keine Ahnung, wie es weitergeht. Mein Freund ist weg, und ich kenne kaum jemanden hier. Soll ich nun hierbleiben oder wieder zurück nach Bern gehen? Die Ausbildung kann ich nicht fortführen, ich muss erst mal

Geld verdienen. Schließlich bekomme ich die Zusage für ein weiteres Praktikum, das aber erst in einigen Monaten beginnen wird.

Um nicht einfach nur sinnlos herumzusitzen, nutze ich die Zeit, um die alte Geschichte von Knirps für meine Schwester neu zu Papier zu bringen. Eines Abends setze ich mich hin und beginne zu schreiben ... und da ist es urplötzlich wieder, das altvertraute Gefühl: Ich bin zu Hause angekommen!

Am Anfang schreibe ich noch zögerlich, aber dank meines zunehmend besseren Gesundheitszustandes gelingt es mir immer leichter, Sätze zu formen. Das Denken fällt mir nicht mehr so schwer wie früher, die Fähigkeiten kommen immer mehr zurück. Mit der Zeit stürze ich mich regelrecht in die Arbeit, schreibe stundenlang, stelle um, schreibe neu, verbessere, korrigiere – bis ich zufrieden bin, bis die Sätze sitzen, die Logik und jedes kleine Detail stimmt.

Aus der Figur Knirps in der Original-Geschichte wird in der amerikanisch-englischen Übersetzung Snip, aus Primelchen wird Felina. Es kommen weitere Figuren hinzu, unter anderem Merlot, der Kater meiner Schwester, und die Geschichte spielt nun nicht mehr in Brockdorf, sondern in Brockheim. Ich beginne mit meinen Figuren mitzuleben, blicke nachts beim Schreiben in den Sternenhimmel und stelle mir vor, wie die vier Kinder jetzt gerade mit dem Großen Wagen herumfliegen (wie eine Journalistin später in einem Zeitungsinterview erwähnen wird).

Das neue Praktikum, das ich eigentlich beginnen sollte, kommt unerwartet nicht zustande, da die Abteilungsleiterin wegen einer schweren Erkrankung notfallmäßig für längere Zeit ins Krankenhaus muss. Es bleibt mir also nichts anderes übrig, als nach einer neuen Arbeit zu suchen. Und bis ich etwas Neues gefunden habe, schreibe ich einfach an der Geschichte weiter.

Gelegentlich kommt es mir so vor, als würde mich das Leben richtiggehend dahin schubsen, dieses Buch zu schreiben. Was ich in der letzten Zeit auch tue, das Schicksal dreht es irgendwie immer so, dass ich scheinbar gar nicht anders kann als schreiben.

Im Nachhinein muss ich sogar sagen: Wäre damals mein Freund nicht gegangen, wäre die neue Praktikumsstelle nicht unerwartet ins Wasser gefallen und hätte ich nicht gleichzeitig noch diese neuen Therapien gefunden, so wäre dieses Kinderbuch gar nie entstanden, denn ich hätte gar keine Zeit und vor allem auch nicht genügend gesundheitliche Kapazität zum Schreiben gehabt ... In meinem chronischen Krankheitszustand vor der Behandlung hätte ich es niemals geschafft, einen ganzen Roman zu schreiben, geschweige denn, jemals als Autorin zu arbeiten. Ich hätte mich nicht längerfristig aufs Schreiben konzentrieren können, wäre bei Lesungen eingeschlafen, und die vielen Krankheitsschübe hätten ein regelmäßiges Herumreisen für Auftritte verunmöglicht. Es ging mir wirklich gesundheitlich zu schlecht für all das.

Vielleicht muss manchmal im Leben auch alles «ungeplant laufen», damit wir überhaupt an den richtigen Ort gelangen können. Mir kommt in dieser Zeit immer wieder mal der Satz aus dieser Zeitschrift in den Sinn, die ich letztes Jahr zufällig gekauft habe: «Geben Sie dem Zufall eine Chance, Sie an Orte zu führen, die Sie nicht geplant und mit denen Sie nicht gerechnet haben und die Ihrem Leben eine völlig unerwartete Wende geben können.»

Wer weiß, vielleicht hat das, was nun alles geschieht, viel weniger mit Zufall als vielmehr mit der Führung und Unterstützung Gottes zu tun, sage ich mir. Ein inneres Gefühl bestätigt mich sogar in dieser Annahme, denn ich spüre, dass seit einiger Zeit in meinem Leben Dinge geschehen, die sich meiner Beeinflussung scheinbar total entziehen.

Die fertige Erstfassung der Geschichte schenke ich meiner Schwester, so wie sie es sich gewünscht hat. Sie liest sie – und ist begeistert. «Mach etwas daraus», sagt sie. «Schick das Manuskript an einen Verlag.»

«An einen Verlag? Das will doch niemand haben», erwidere ich.

«Du kannst es ja versuchen», ermutigt sie mich.

Ich weiß nicht so recht. Und wohin soll ich das Manuskript überhaupt schicken? Ich bin zu dieser Zeit nicht mehr auf dem Laufenden, was Kinderbuch-Verlage betrifft. Soll ich es vielleicht an den Verlag schicken, der diese «Kaminski-Kids»-Kinderbuchreihe herausgibt?

Ich schaue mir nochmals die Verlags-Website an. *Die machen wirklich sehr schöne Bücher,* stelle ich wiederum fest. *Aber bei diesem Verlag erscheinen zwei der derzeit erfolgreichsten Schweizer Kinder- und Jugendbuchserien, da habe ich doch niemals eine Chance. Zudem hat der Verlag einen christlichen Hintergrund. Da passt meine Fantasy-Geschichte vermutlich kaum rein. Und erst mal müsste ich die Geschichte sowieso nochmals publikumstauglich überarbeiten.*

Im Sommer 2010 habe ich wieder einen Arbeitseinsatz im Museum. An einem Samstag. Ich arbeite samstags nie dort, nur freitags und sonntags.

Aber eine Arbeitskollegin ruft mich kurzfristig an und fragt mich, ob wir die Einsätze tauschen können. Es sei dringend. So reise ich also an diesem Samstag ins Museum.

Als ich aus dem Zug steige, steigt zeitgleich ein Mann ein. Ich mustere ihn kurz. *Augenblick mal*, schießt es mir durch den Kopf, *das ist doch der Verleger dieser Kinderbuchreihe.* Ich habe ihn die Woche zuvor gerade auf einem Foto auf der Website des Autors gesehen und glaube, ihn wiederzuerkennen. Geistesgegenwärtig spreche ich ihn an: «Entschuldigen Sie, sind Sie nicht der Verleger der Kaminski-Kids?»

«Genau, richtig», erwidert er ziemlich erstaunt.

«Ich habe Sie aufgrund eines Fotos wiedererkannt. Ich bin nämlich ein Fan der Kaminski-Kids und kenne den Autor der Serie vom Kulturamt Zug, wo ich ein Praktikum gemacht habe. Ich arbeite übrigens hier im Musikautomaten-Museum, deshalb bin ich nun in dieser Gegend anzutreffen.»

Der Verleger freut sich, dass ich ihn so unerwartet anspreche. Wie sich herausstellt, wohnt er ebenfalls in der Region.

Diese unerwartete Begegnung ist jetzt aber auch ein erstaunlicher Zufall, denke ich. Dabei hätte ich heute eigentlich gar nicht hier sein sollen …

Kurze Zeit darauf reise ich für eine Woche zu meiner Patentante in die Berge. An einem Morgen überlege ich: *Soll ich das Manuskript doch einfach mal an diesen Verlag schicken? Der Verleger scheint zumindest schon mal sympathisch zu sein.* Am Mittag mache ich mich auf den Weg zu einer Wanderung. Dabei komme ich an einer kleinen Kirche im Dorf vorbei.

Die kenne ich gar nicht, wie sieht die eigentlich von innen aus?, frage ich mich. Seit meinem Kunstgeschichtsstudium gehe ich häufig in Kirchen hinein, weil es mich interessiert, was sie innen für Baustile aufweisen. Ich betrete also die Kirche und befinde mich gleich gegenüber einer Bücherecke. *Nicht schlecht,* denke ich, *die führen offenbar eine ganze Buchhandlung in der Kirche.*

Ein Buch fällt mir wegen seiner wunderschönen Aufmachung besonders ins Auge. Ich greife als Erstes danach, um es mir genauer anzuschauen. Und realisiere, dass dieses Buch aus genau dem Verlag stammt, an den ich optional mein Manuskript einschicken wollte. Ist das jetzt eine Antwort? Ich fühle mich fast etwas unheimlich. *Na gut, schicken kann ich es ja mal,* sage ich mir.

Zu diesem Zeitpunkt habe ich noch keine Ahnung, dass sich mit diesem Verlag in Zukunft eine Zusammenarbeit ergeben wird. Denn erst mal bekomme ich eine Absage. Wenn auch eine sehr nette.

«Sie haben wirklich Talent fürs Schreiben, machen gut ausgearbeitete Sätze und verstehen es, eine Spannung aufzubauen», teilt mir der Verleger in einer E-Mail mit. «Aber wir verlegen in unserem Verlag keine Fantasybücher für Kinder. Versuchen Sie es am besten mal bei einem Buchverlag, der auf dieses Genre spezialisiert ist.»

Nun habe ich zumindest einen Anhaltspunkt, wie ich weitermachen kann, und suche deshalb übers Internet passende Buchverlage, an die ich mein Manuskript schicken kann. Aber ich glaube in diesem Moment nicht im Geringsten daran, dass es jemals klappen könnte. Nach dem Leben, das ich hinter mir habe, weiß ich gar nicht mehr, was es bedeutet, Glück oder Erfolg zu haben ...

32. Ein Kindheitstraum geht unerwartet in Erfüllung ...

Januar 2011

Eines Tages ist er da. Der Brief. Er liegt im Briefkasten, als ich nach Hause komme. Von einem Kinderbuchverlag in Deutschland. Ich mustere ihn erst erstaunt. *Warum schicken die mir einen Brief?*, frage ich mich. *Ach klar, das wird wohl eine Absage sein für das Buchmanuskript, das ich eingeschickt habe.* Ich trage den Brief Richtung Papierkorb, öffne ihn, überfliege kurz die Zeilen – und kann kaum glauben, was ich da lese: «Wir haben Interesse an Ihrer Geschichte, sie würde gut in unser Verlagsprogramm passen.»

Meine Hände beginnen zu zittern, ich muss mich setzen. Fast schon wollte ich den Brief wegwerfen. Ist das möglich? Nein, ist so was echt möglich? Ich kann es überhaupt nicht glauben. Als Kind habe ich immer von diesem Moment geträumt. Und jetzt ist er plötzlich da. Völlig unverhofft, nach jahrelanger Krankheit und unzähligen Schwierigkeiten.

Ich erinnere mich an die Zeit zurück, als ich elf Jahre alt war und am Wochenende abends an meinem Kinderzimmerpult gesessen habe, um zu schreiben. Dann habe ich zum Fenster hinaus in den nächtlichen Sternenhimmel geblickt und mir vorgestellt, wie ich später einmal eine richtige Autorin sein würde und viele Leute meine Bücher lesen würden.

Ich habe ehrlich gesagt nie mehr im Leben damit gerechnet, dass dieser Traum einmal noch wahr werden könnte. Das Gefühl, das ich in diesem Moment empfinde, kann ich nicht wirklich beschreiben. So etwas zu bekommen, nachdem man so vieles verloren hat, das ist unbeschreiblich …

Und nun fließen sie, die Tränen, tropfen auf das Schreiben vom Verlag, das ich in der Hand halte. Ich bin überwältigt. Gleichzeitig schießen mir tausend Gedanken durch den Kopf. Wie gut, dass mich meine Schwester davon überzeugt hat, das Manuskript doch noch einzuschicken. Dass sie mich dazu überredet hat, das Buch überhaupt zu schreiben. Aber was wird da wohl alles auf mich zukommen? Was muss ich als Nächstes tun? Und schaffe ich das überhaupt?

Obwohl … ein Bekannter von mir hat ebenfalls ein Buch herausgebracht. Nach einiger Zeit war es vergessen, Lesungen hat er auch nie durchgeführt. Nicht selten verschwinden Autoren nach dem ersten Buch wieder. Eine Buchveröffentlichung muss ja nicht zwingend heißen, dass sich danach alles verändert. Also lasse ich mich auf dieses Abenteuer Buch ein – es wird mit großer Wahrscheinlichkeit sowieso nicht weitergehen, also freue ich mich einfach über das, was ich nun erleben darf.

Eine völlig unbekannte, neue Welt eröffnet sich mir. Ich folge Schritt für Schritt den Anweisungen, die der Verlag mir gibt. Als Erstes wird von einer jungen, sympathischen Lektorin das Lektorat ausgeführt. Gespannt warte ich in der Zwischenzeit auf das Resultat.

Die Lektorin schickt mir mein Manuskript zurück. «Ich habe Ihr Manuskript lektoriert», schreibt sie. «Anbei sende ich es Ihnen in zwei Exemplaren zu. Das erste Exemplar enthält sämtliche Änderungen und Anmerkungen, deshalb sieht es jetzt sehr rot aus. Dieses Exemplar dient der Ansicht. Im zweiten Exemplar sind die Änderungen in den Text übernommen worden, und nur noch die Kommentare am Rand werden angezeigt. In diesen Kommentaren weise ich auf Dinge hin, die noch einer Überarbeitung bedürfen bzw. unklar sind. Jenes Exemplar dient der Überarbeitung. Achten Sie bei der Überarbeitung bitte darauf, in Word die Funktion ‹Änderungen nachverfolgen› einzustellen, damit ich sehen kann, was Sie gemacht haben. Die Änderungen, die ich vorgenommen habe, betreffen in erster Linie die Buchstaben ‹ss› und ‹ß›, einige Schweizer Ausdrücke, die im bundesdeutschen Sprachraum so nicht üblich sind, und manchmal auch Groß- und Kleinschreibung bzw. Zusammen- und

Getrenntschreibung. Manchmal habe ich auch Sätze oder Satzteile umgestellt oder umformuliert. Wenn Sie noch Fragen zu den Änderungen haben, können Sie sie gerne stellen.»

Wie spannend!, denke ich. Es motiviert mich, an einem total interessanten Projekt arbeiten zu können. Nach den vielen unangenehmen Jahren, die ich durchgemacht habe, ist es unheimlich positiv, etwas tun zu können, das mir wirklich Freude bringt.

Das ist nämlich auch ein sehr mühsamer Aspekt der schweren Krankheit: Man fällt mit der Zeit irgendwie aus allem raus, hat keine Möglichkeiten mehr, sich langfristig für etwas zu engagieren, erlebt nichts mehr. Durch die Tatsache, dass man nicht selten total verarmt, sich weder Ausflüge noch Veranstaltungen, ja nicht mal mehr das Radio- und Fernsehprogramm oder gar einen Büchereiausweis leisten kann, «verarmt» man auch sonst in jeder Hinsicht. «Die Welt da draußen» bleibt einem in all ihren Facetten verwehrt.

Im schlimmsten Fall ist man irgendwann so isoliert, dass einem fast nichts mehr anderes übrig bleibt, als sich (gezwungenermaßen) die ganze Zeit mit der Krankheit zu beschäftigen. Nicht dass man dadurch kränker würde, aber es kann einen runterziehen. Alles, womit man sich mental beschäftigt, prägt das eigene Leben.

Und jetzt freue ich mich wirklich, denn ich habe nicht nur einfach ins Leere hinaus geschrieben, sondern die Geschichte wird veröffentlicht, Kinder werden sie lesen können. Ich bin begeistert bei der Sache, überarbeite das Manuskript nach den Vorschlägen der Lektorin. Wenn ich an einer Stelle eine andere Idee habe, diskutieren wir zusammen und finden einen guten Kompromiss. Sandy, eine ganz tolle Volontärin des Verlags, betreut mein Buchprojekt, hilft fleißig mit, Verbesserungen anzubringen, und prüft das Buch nochmals auf Herz und Nieren.

Und eines Tages ist er in meiner Mailbox, der erste Entwurf des Covers. *Wow*, denke ich, *das sieht aber toll aus*. Einige Tage später bekomme ich auch die Illustrationen des Buches zu sehen. Ich bin begeistert! Als Nächstes erhalte ich das gesetzte Manuskript zugeschickt. Jetzt heißt es, ein letztes Mal das Ganze zu überprüfen, bevor es in den Druck geht.

An einem Sommerabend 2011 – nach fast zwei Jahren Arbeit – verbessere ich den letzten Satz der Geschichte. Ich bin fertig. Ich habe es geschafft. Habe es geschafft, ein ganzes Buch zu schreiben, nachdem ich lange Zeit nicht mal mehr dazu in der Lage war, überhaupt zu schreiben. Das Gefühl ist überwältigend. Die Freude und Dankbarkeit, die ich empfinde, dass ich es nach all diesen Jahren zustande gebracht habe ein richtiges Buch zu schreiben, ist nicht wirklich in Worte zu fassen …

33. Das Buch ist da!

August 2011

Mitte des Monats erscheint mein Kinderbuch offiziell im Buchhandel. Ich kann es kaum noch erwarten, bis endlich das Paket aus Deutschland im Briefkasten liegt. Und als ich zum allerersten Mal mein fertiges Buch in der Hand halte, ist das schon ein ganz unglaubliches Gefühl.

Unfassbar, denke ich, *das ist jetzt also das Buch, an dem ich so lange gearbeitet habe.* Und ich bin aufgeregt: *Was wird wohl alles geschehen? Wie wird das Buch ankommen? Werden es die Leute mögen?* So was lässt sich kaum voraussagen. Im Verlauf der nächsten Monate rutsche ich in eine gänzlich unbekannte Welt hinein …

Der Verlag verschickt Pressemitteilungen, und ich bekomme plötzlich Anfragen für Interviews von Zeitungen und Zeitschriften. Die Journalisten kommen bei mir zu Hause vorbei, Pressefotografen machen Aufnahmen. Ein Kulturradio in Basel macht sogar eine ganze Radiosendung zum Buch. Die Aufnahmen im Studio sind spannend, die Stimmung lustig.

In diesen Monaten habe ich auch die ersten Lesungen in der Schweiz, um das Buch vorzustellen. Anfangs bin ich ziemlich nervös, aber mit der Zeit werde ich gelassener. Auch das ist eine ganz neue Erfahrung, vor fremden Leuten etwas vorzulesen, das man selber geschrieben hat. Ganz speziell ist es auch, auf einmal ein eigenes Buch und Autogrammkarten zu signieren. Als Kind habe ich immer davon geträumt – nun ist es Realität geworden.

Auch an etwas anderes muss ich mich gewöhnen: Ich bekomme Fanpost zugeschickt! Habe ich bis anhin kaum etwas anderes als Arztrechnungen und Absagen von Behörden erhalten, so schicken mir nun Kinder Briefe, Zeichnungen und selber gebastelte Kalender. «Was sind Ihre Hobbys?», fragen sie mich. «Welches ist ihr Lieblingsauto?» Oder: «Gibt es von Snip auch einen Film?»

Erwachsene senden mir Rückmeldungen zum Buch: «Ihr Buch ist zu meinem neuen Klobuch geworden, weil es sich so schön leicht lesen lässt. Das ist nicht negativ gemeint, denn bei mir schaffen es nur spezielle Bücher, Klobücher zu werden», schreibt eine Leserin.

«Mein Junge war richtig begeistert von der Idee, eine Katze als Spürhund einzusetzen, und musste das mit unserer Katze auch gleich ausprobieren. Das Geschrei war nur riesig, als die Katze die Gummibärchen tatsächlich gefunden hat und er dann keine mehr hatte», berichtet eine andere Leserin.

Und im November erhalte ich völlig unerwartet eine Nachricht des Schweizer Kinder- und Jugendliteraturvereins «Abraxas». Die Mitteilung ist kurz und sachlich: «Wir haben Ihr Buch bei unseren Herbst-Leseperlen aufgenommen, die bald online gehen. Zusätzlich legen wir die Leseperlen zum Schmökern auch auf dem Festival aus. Würden Sie uns dafür noch ein zusätzliches Exemplar zukommen lassen?»

Eine Leseperle von Abraxas?, frage ich mich im ersten Moment verwundert. *Was ist das denn?* Ich suche im Internet nach einer genauen Erklärung: «Der Verein ABRAXAS führt seit 2004 das wiederkehrende Kinder- und Jugendliteratur-Festival ABRAXAS sowie andere Projekte mit dem Ziel der Leseförderung durch … Wenn der Rabe ABRAXAS in den vergangenen Jahren außerhalb des Festivals unterwegs war, hatte er fast immer seine Bücherkiste im Gepäck: Bücher für alle Altersstufen … Daraus ist ein Service für junge Leseratten entstanden. Alle halbe Jahre – entsprechend den Neuerscheinungen aus den Verlagen – wählen wir für euch besonders schöne, berührende, witzige Titel aus, für uns die Perlen aus der riesigen Menge der Neuheiten», lese ich.

Und die haben wirklich mein Kinderbuch für die diesjährigen Leseperlen ausgewählt? Von diesen unzähligen Neuerscheinungen hat es gerade mein Buch geschafft? Das bedeutet ja, dass mein Buch zu den tollsten Kinderbuch-Neuerscheinungen 2011 gewählt worden ist! Das kann doch gar nicht möglich sein …

Gewiss, ich habe sehr lange und sorgfältig an diesem Buch gearbeitet, habe festgestellt, dass die schriftstellerischen Fähigkeiten langsam wieder zurückkommen, aber mit so was hätte ich doch nie gerechnet. Ich bin erst völlig fassungslos – anschließend stoße ich einen Jubelschrei aus, kann es kaum glauben.

In diesem Monat erfahre ich auch, dass mein Verlag eine Lesung für mich auf der Leipziger Buchmesse 2012 reserviert hat. In der großen Messehalle. Ich bin jetzt schon total aufgeregt … Die Leipziger Buchmesse gehört zu den bedeutendsten europäischen Buchmessen, und der Gedanke, dort lesen zu dürfen, ist in der Tat aufregend. Ich war noch nie im Leben auf einer Buchmesse, nicht als Besucherin und schon gar nicht als Autorin.

Kurz vorher habe ich mich zudem dem Schweizerischen Verband der Kinder- und Jugendbuchschaffenden angeschlossen. Und bei der Jahresversammlung werde ich nun angefragt, ob ich nicht die Anliegen dieses Verbandes mitvertreten möchte.

Von da an habe ich die Möglichkeit, spannende Kinderliteraturprojekte und -veranstaltungen mitzuorganisieren. Und lerne dadurch natürlich auch viele interessante und bekannte Autoren aus dem In- und Ausland kennen. Eine ganz schöne Erfahrung, denn irgendwie fühlt sich das an wie in einer großen Familie – man trifft sich immer wieder auf Messen und Festivals und bleibt auch außerhalb von Veranstaltungen häufig untereinander in Kontakt.

Und es geht weiter mit dem Schreiben. Der Verleger aus Basel nimmt wieder Kontakt mit mir auf: «Ich würde mich freuen, wenn du etwas für unseren Verlag machen würdest. Bitte überleg dir doch mal mögliche Kinder-/Jugendbuchprojekte und schick sie mir zu», schreibt er mir. Wenig später treffe ich mich mit ihm in Basel, um konkrete Buchpläne zu besprechen.

«Ist das wirklich alles real?», frage ich mich häufig. Ich kann nicht fassen, was momentan alles geschieht. Irgendwie kommen mir all diese Ereignisse so was von unwahrscheinlich vor. Es scheint mir, als sei ich in einem Märchen gelandet … oder in irgendeinem kitschigen Hollywood-Streifen. Es ist in der Tat völlig unrealistisch, so etwas zu erleben, nachdem man ein solches Leben hinter sich hat.

Ich muss zugeben, dass ich diese Zeit wie in Trance wahrnehme; auf eine gewisse Weise ist das alles sogar ein ziemlicher Schock für mich nach all den Krankheitsjahren.

34. Auf der Leipziger Buchmesse

März 2012

In zwei Wochen fliege ich zur Leipziger Buchmesse. Ich bin völlig kribbelig, wenn ich daran denke. Das Flugticket und die Eintrittskarte für die
Messe sind längst bestellt, die PR-Materialien wie Leseproben, Buchzeichen und Autogrammkarten bereits eingepackt.

Und dann rückt der Termin für die Buchmesse immer näher. Am Tag
vor dem Abflug kontrolliere ich nochmals all meine Sachen: Flugticket
nach Leipzig, Transportkarte, Eintrittsticket für die Messe, Leseproben-
büchlein, Buchzeichen, Autogrammkarten … alles da.

Am nächsten Tag geht es los, mit dem voll bepackten Koffer an den
Flughafen Zürich. Das ist übrigens das erste Mal, dass ich ganz alleine
irgendwo hinfliege. Immer noch gibt es nach der Krankheit unzählige
«erste Male», da ich viele Jahre lang so vieles nicht tun konnte. Von Zürich geht es nach München, umsteigen, anschließend weiter nach Leipzig. Im Flugzeug sitzen unzählige Passagiere mit Messezeitungen in der
Hand – die Leipziger Buchmesse scheint dieses Mal das gefragteste Rei-
seziel zu sein.

«Ich bin da!», teile ich per Handy meinen Freunden auf Facebook mit,
nachdem das Flugzeug auf dem Leipziger Flughafen gelandet ist. Erstes
Ziel ist natürlich die Messe. Ich kaufe eine Fahrkarte am Bahnschalter
des Flughafens und mache mich mitsamt meinem Gepäck auf den Weg.
Und dann stehe ich auf einmal da, vor dem Messegebäude. Ein riesiges,
kugelförmiges, graues Gebäude aus Metall und Glas. *Wow!*, denke ich,
unglaublich, das ist nun also die Leipziger Buchmesse.

Ich bin in der Tat überwältigt. Ich glaube, die Tatsache, dass so vieles
in meinem Leben nicht selbstverständlich ist, lässt mich immer noch voller Dankbarkeit für alles sein, was ich erleben darf. *Schau dir mal an, was
du geschafft hast nach all den Jahren*, sage ich mir und bin fast schon ein
bisschen stolz.

Als ich das Messegebäude betrete, finde ich mich in einer immensen
Glashalle wieder. Vor mir erblicke ich das berühmte «Blaue Sofa» des
ZDF, auf dem während der Leipziger Messe bekannte Autoren inter-
viewt werden. Eine Rolltreppe bringt mich eine Etage höher. Ich gelange
in eine noch größere Halle, in der sich unzählige Kinderbuchstände be-

finden. Eingeklemmt zwischen Loewe, Coppenrath und Oetinger finde ich endlich meinen Verlag.

Ich verbringe wirklich eine total spannende Zeit hier. Während dieser Tage lerne ich viele tolle bekannte Autoren kennen, entdecke neue Bücher, kann an Workshops teilnehmen und Vorträge anhören. Ich habe die Gelegenheit, bei der Familie eines ehemaligen Professors aus Basel zu wohnen, die im Urlaub ist und mir ihre Wohnung in Leipzig überlässt. Neben der Messe ziehe ich auch oft durch die Stadt und entdecke die Sehenswürdigkeiten.

Meine Lesung ist am Sonntag, und obwohl ich gut vorbereitet bin, fühle ich mich richtiggehend nervös, als ich um halb elf in der Lesebude in der großen Messehalle eintreffe. Ein Messemitarbeiter macht meinen Sessel bereit, stellt mir ein Glas Mineralwasser hin, drückt mir ein Mikrofon in die Hand. Die Lesebude ist voll mit Kindern und Erwachsenen, die mich erwartungsvoll anblicken. Und nun geht's los …

Das schaffst du, alles kommt gut, beruhige ich mich selber. Wie oft ich das in den letzten Jahren schon zu mir gesagt habe … Ich begrüße die Zuhörer, stelle ihnen mein neues Kinderbuch vor, beginne zu lesen. Die halbe Stunde vergeht wie im Flug. Nach der Lesung beantworte ich Fragen, signiere Bücher und Autogramme.

Und dann bleibt mir noch ein letzter Tag in Leipzig, ich ziehe nochmals durch die Stadt und lasse die Eindrücke auf mich wirken, bevor es wieder auf den Heimweg geht, Richtung Flughafen.

Ich sitze im Flugzeug von Leipzig nach Frankfurt. Tausende Meter über dem Boden. Vor einigen Jahren war ich noch am Boden, fast schon unter dem Boden. Konnte kaum mehr gehen. Und nun habe ich meine erste Autorenlesung in Deutschland hinter mir. Auf der Leipziger Buchmesse 2012, wo ich vor unzähligen Leuten in der großen Messehalle mein erstes Kinderbuch vorgestellt habe. Wenn ich auf meine Vergangenheit zurückblicke, hätte ich nie im Traum geglaubt, dass in Zukunft einmal so etwas geschehen würde … *Danke, Gott, dass ich das noch erleben durfte!*, denke ich, überwältigt von Freude.

35. Wo ich heute stehe

Wo ich heute stehe? Gesundheitlich geht es mir immer noch gut, und ich werde medizinisch weiterhin gut betreut. Ich darf sogar sagen, es geht mir immer besser, denn ich erhole mich nicht nur zunehmend von der langen Krankheit, sondern auch von den anstrengenden Therapien. Nach dem Absetzen der Antibiotika sowie dem Verschwinden der jahrelangen Beschwerden habe ich sehr viel geweint – obwohl es mir eigentlich physisch so gut ging wie noch nie und ich eine große Ruhe im Körper hatte. Aber mir ist auf einmal richtig deutlich bewusst geworden, welche Schreckenserlebnisse ich während vieler Jahre überstanden habe. Irgendwann jedoch ist dieser Zustand von großer Dankbarkeit, neuer Lebensmotivation und Hoffnung auf eine gute Zukunft abgelöst worden.

Der Immunaufbau läuft momentan noch auf unbestimmte Zeit weiter, und Aufbaupräparate/Nahrungsergänzungsmittel/Enzyme nehme ich weiterhin. Antibiotika brauche ich keine mehr, und auch sonst muss ich keine Therapien mehr durchführen.

Mir ist natürlich bewusst, dass ich eine lange, schwere Krankheit durchgemacht habe, weshalb ich Rücksicht auf mich selber nehme und meinen gesünderen Lebensstil, den ich mir angeeignet habe, beibehalte: Ich gebe Acht, dass ich gesund esse, genügend schlafe und regelmäßig entspanne. Mein Fitness-Training führe ich ebenfalls weiter, nutze häufig auch gesundheitsfördernde Anwendungen.

Mit dieser Lebensweise gelingt es mir, meinen guten Gesundheitszustand zu erhalten. Zu wissen, dass ich einerseits gute medizinische Betreuung habe und andererseits selber etwas dazu beitragen kann, damit es mir gut geht, ist ein sehr beruhigendes Gefühl.

Und sonst? Ich bin im Moment an einem Punkt angekommen, an dem ich beginne, mein Leben zum ersten Mal wieder als lebenswert zu empfinden. Es ist nicht so, dass es früher keine schönen Erlebnisse gegeben hätte. Aber ich konnte sie eigentlich nie richtig genießen, weil ich immer erschöpft und benebelt war, Schmerzen und sonstige Beschwerden hatte und ein total chaotisches, unsicheres Leben führen musste.

Ich habe es geschafft, wieder in ein normales Leben zurückzukehren, bin sozial integriert, übe Freizeitaktivitäten aus. Ich arbeite im Kulturbereich und schreibe natürlich weiterhin. Im Moment arbeite ich gerade an der Fortsetzung von «Snip», da Kinder immer wieder fragen, wann die

Geschichte weitergeht. Außerdem habe ich Pläne für ein weiteres Kinderbuchprojekt.

Vor kurzem war ich mit Simone in Bern im Kino. Diesmal glücklicherweise ohne Herzanfall. Carina hat mich soeben gefragt, ob ich Patentante ihres Kindes werden möchte. Mit Tamara habe ich mich vor wenigen Wochen zum Essen verabredet. Claudia werde ich im Dezember an ihrem Geburtstag in Fribourg wiedersehen. Auch meiner Schwester und meinen Eltern geht es gut. Meine Schwester hat letztes Jahr ein Mädchen bekommen, dessen stolze Patentante ich geworden bin.

Kürzlich war ich mit Bernice und anderen Kollegen auf einem Salsa-Tanz-Event. Wir sind mit dem Fahrrad zum zehn Kilometer entfernten Veranstaltungsort gefahren, haben einige Stunden lang getanzt – und sind dann mitten in der Nacht mit dem Fahrrad wieder nach Hause zurückgekehrt. Ich hatte überhaupt keine Mühe, habe sogar noch Scherze gemacht auf der Heimfahrt. Da ist mir richtig bewusst geworden, wie gut es mir wieder geht. Zu so was wäre ich früher niemals in der Lage gewesen …

Ich erlebe zurzeit den wahrscheinlich besten Herbst/Winter seit 1993. Ich bekomme fast keine Infekte, und wenn, dann wie früher, vor der Borreliose: kurz und heftig – und vorbei. Mein Immunsystem funktioniert zunehmend besser. Auch meine Stimmung hat sich enorm aufgehellt. Das ist sozusagen der erste Winter, in dem ich mich wieder auf meinen Geburtstag, auf Advent und Weihnachten und dann auf den Dreikönigstag freue.

Es ist schon irgendwie seltsam: Manchmal wache ich heute auf, und es kommt mir vor, als sei ich niemals krank gewesen. Obwohl sich mein Gesundheitszustand über all die Jahre kontinuierlich etwas verbessert hat, ist es nun mit dieser Intensivtherapie in doch verhältnismäßig kurzer Zeit nochmals enorm aufwärts gegangen. Nur die schlimmen Erinnerungen lassen mich nicht vergessen, was geschehen ist.

Die Erinnerungen, Angewohnheiten, Muster, all die Strapazen sowie die vielen «Enttäuschungen», «Zurückweisungen» und auch Ängste, die ich während der enorm langen Krankheitszeit «mitgenommen» habe, werden vermutlich nicht von heute auf morgen verschwinden. Aber auch diese verblassen zunehmend, und immer häufiger gelingt es mir, ohne den ganzen Ballast weiterzuleben.

Ich bin nicht verbittert darüber, dass ich so viele Jahre meines Lebens buchstäblich «jenseits jeglicher Lebensqualität» verbringen und auf so vieles verzichten musste – glücklicherweise bin ich trotz der langen Krankheit erst Anfang dreißig und kann noch etwas aus meinem Leben machen. Da ich so schwierige Zeiten durchstehen musste, konnte ich viel Lebensweisheit erwerben, die mir nun hilft, meinen Alltag gut zu gestalten.

Total froh bin ich dennoch, dass es inzwischen bessere Behandlungsmöglichkeiten bei chronischer Borreliose gibt als noch vor 20 Jahren und ich auch einen Arzt gefunden habe, der mich hervorragend behandelt hat. Mein Hausarzt hat mir mit seiner guten Betreuung und seinem Verständnis das Vertrauen ins Leben zurückgegeben, worüber ich extrem dankbar bin. Vor allem bin ich dank dieser neuesten Behandlungen gegen chronische Borreliose überhaupt erst normal lebens- und arbeitsfähig geworden und wieder dazu in der Lage, ein gutes Leben aufzubauen. Über fünfzehn Jahre habe ich mit täglichen Schmerzen, Beschwerden und Fiebergefühl verbracht. Nun wieder in einem gesunden Körper leben zu dürfen, ist das größte Geschenk überhaupt und durch nichts auf der Welt zu ersetzen.

«Die Gesundheit ist eines der wichtigsten Güter überhaupt, da sie die Grundlage für fast alles andere im Leben bildet», hat unsere Dozentin damals an der Uni im Philosophie-Seminar «Gesundheit und Gerechtigkeit» erzählt. Auch dem kann ich zustimmen.

Die Worte, die Samweis Gamdschie in der Film-Trilogie «Der Herr der Ringe» ausspricht, spiegeln auf treffendste Weise meine momentane Situation. Besser könnte ich es nicht ausdrücken.

«Das ist wie in den großen Geschichten, Herr Frodo. In denen, die wirklich wichtig waren. Voller Dunkelheit und Gefahren waren sie. Und manchmal wollte man das Ende gar nicht wissen. Denn wie könnte so eine Geschichte gut ausgehen? Wie könnte die Welt wieder wie vorher werden, wenn so viel Schlimmes passiert ist? Aber letzten Endes geht er auch vorüber, dieser Schatten. Selbst die Dunkelheit muss weichen. Ein neuer Tag wird kommen. Und wenn die Sonne scheint, wird sie umso heller scheinen. Die Leute in diesen Geschichten hatten stets die Gelegenheit, umzukehren, nur taten sie's nicht. Sie gingen weiter, weil sie an irgendetwas geglaubt haben.»

Ja, auch ich habe an etwas geglaubt. Ich habe im tiefsten Innern trotz aller Hindernisse und trotz gelegentlicher Zweifel unerschütterlich an ein gutes Ende geglaubt, habe geglaubt, dass mein Leben noch einen Sinn hat.

Die neue Erfahrung, die ich in den letzten Jahren gemacht habe – dass ich mich Gott anvertrauen kann und er mich an den passenden Ort bringt, wenn ich offen dafür bin –, hat mir zudem eine enorme innere Ruhe gegeben und lässt mich das Leben seither mit ganz anderen Augen betrachten. Ich habe auch erfahren, dass Gott dazu in der Lage ist, wieder alles zum Guten zu wenden, auch wenn es scheinbar kaum noch Hoffnung gibt. Ich hatte eigentlich kaum eine Chance, und habe doch noch eine bekommen.

All diese Erlebnisse haben meine Vorstellungen von Gott und dem Sinn meines Daseins nochmals erweitert. Ich habe erkannt, dass Gott wirklich dazu in der Lage ist, Türen zu öffnen, sogar wenn sie eigentlich verschlossen sind. Ich lebe deshalb im Vertrauen darauf, dass – gleichgültig, was die Zukunft bringt – es so kommen wird, dass es gut für mich ist.

Und natürlich gibt es auch Pläne und Träume für diese Zukunft. Ich möchte noch viel herumreisen, etwas von der Welt sehen. Eine eigene Familie ist vielleicht auch irgendwann einmal ein Thema. Und nicht zuletzt hoffe ich, noch lange als Autorin arbeiten zu können.

Was auch immer geschehen wird, das Leben hat mich wieder zurück. Definitiv!

36. Ein paar Gedanken zum Schluss

Bei mir ist glücklicherweise schließlich alles wieder gut gekommen. Nach unzähligen Jahren bin ich durch gute Therapien und durch die große Unterstützung meiner Familie wieder gesund geworden.

Aber für viele Betroffene wird die Tür zurück in ein normales Leben verschlossen bleiben, wenn sie keine Hilfe bekommen …

«Jeder hat das Recht auf einen Lebensstandard, der seine und seiner Familie Gesundheit und Wohl gewährleistet, einschließlich Nahrung, Kleidung, Wohnung, ärztliche Versorgung und notwendige soziale Leistungen gewährleistet sowie das Recht auf Sicherheit im Falle

von Arbeitslosigkeit, Krankheit, Invalidität oder Verwitwung, im Alter sowie bei anderweitigem Verlust seiner Unterhaltsmittel durch unverschuldete Umstände.»
Allgemeine Erklärung der Menschenrechte der UNO, Artikel 25, Absatz 1

Ich wünsche mir deshalb, dass es in baldiger Zukunft gute medizinische, psychologische und soziale Unterstützung für chronisch Borreliose-Kranke sowie Möglichkeiten zur Re-Integration geben wird, damit Betroffene einfacher wieder in ein lebenswertes Dasein zurückfinden und nicht unter enormen Anstrengungen alles alleine bewältigen müssen. Es könnten dadurch unzählige Menschen gerettet werden, die zum momentanen Zeitpunkt noch sinnlos leiden müssen. Und für diejenigen, bei denen die Krankheit bereits zu weit fortgeschritten ist, als dass eine Heilung noch möglich wäre, wünsche ich mir, dass sie angemessene finanzielle Unterstützung sowie Therapien erhalten, die ihre Gesundheit verbessern, um trotz allem in Sicherheit ein menschenwürdiges Leben führen zu können.

Ich bin eigentlich ein Optimist und möchte deshalb zum Schluss dieses Buches gerne etwas Positives sagen. Die aktuelle Situation rund um die Borreliose ist jedoch sehr zwiespältig: Obwohl immer noch verhältnismäßig wenig Forschungsgelder zur Verfügung gestellt werden, ist in den letzten Jahren weltweit dennoch mehr Forschung betrieben worden als noch vor einiger Zeit. Und es gibt mittlerweile bessere Therapiemöglichkeiten bei chronischer Borreliose als früher.

Als Beispiele anführen kann ich hier Prof. Dr. Martin Sievers, der an der ZHAW, der Zürcher Hochschule für Angewandte Wissenschaften in der Schweiz, die Wirkung verschiedener Antibiotika auf Borrelien erforscht hat. Oder Prof. Dr. Eva Sapi von der University of New Haven, USA, die den Nachweis erbringen konnte, dass Borrelien Biofilme bilden, wodurch sie sich vor dem Immunsystem und den Antibiotika schützen können – und dadurch möglicherweise die Infektion persistieren lassen.

Prof. Dr. Hans-Wilhelm Rauwald von der Universität Leipzig hat vor nicht allzu langer Zeit die Wirkung der Cystus-Pflanze auf Borrelien untersucht, und in Australien hat kürzlich ein Forscher-Team erfolgreiche Versuche mit Bakteriophagen zur Behandlung von Borreliose-Patienten durchgeführt – eine Therapieform, die in Osteuropa weiterentwickelt worden ist.

Auch der deutsche Borreliose-Spezialist Dr. Wolfgang Klemann hat auf der Jahrestagung der Deutschen Borreliosegesellschaft 2012 in Schweinfurt erwähnt, dass Bakteriophagen die Biofilme der Borrelien abtöten könnten und dass neuartige synthetische Biologie-Technologien die Herstellung von natürlichen Phagen mit biofilmabbauenden Enzymen ermöglichen sollten, um Batterien von enzymatisch aktiven Phagen zu produzieren.

In Neu Delhi, Indien, werden inzwischen schwergeschädigte Borreliose-Patienten mit einer sogenannten Stammzellen-Therapie behandelt, die vielen Patienten hilft, ihre Lebensqualität stark zu verbessern.

Das ist nur eine ganz kleine Auswahl an Beispielen – es gäbe noch viel mehr zu berichten –, und all diese Borreliose-Forschungen machen eigentlich Mut, dass es irgendwann einen Durchbruch in der Behandlung der chronischen Borreliose geben könnte. Gleichzeitig jedoch ist die chronische Borreliose bisher weltweit als Krankheit nicht offiziell anerkannt. Das bedeutet, dass die Betroffenen nicht adäquat behandelt werden müssen – und meistens auch nicht adäquat behandelt werden.

Die Vorsitzende des gemeinnützigen Aktionsbündnisses gegen zeckenübertragene Infektionen Deutschland e.V., «OnLyme-Aktion.org», Birgit Jürschik-Busbach, recherchierte jahrelang, um den Ursachen der schlechten Versorgung von Borreliose-Patienten auf die Spur zu kommen. Die erschütternden Ergebnisse ihrer Ursachenforschung hat sie in ihrem Sachbuch *Die verschwiegene Epidemie* zusammengefasst.

Je nach Quelle infizieren sich allein in Deutschland bis zu 1 Mio. Menschen jährlich mit Borrelien – in Österreich sind es etwa 70.000, in der Schweiz etwa 12.000. Viele der Infizierten bleiben chronisch krank, weil die Infektion zu spät entdeckt und/oder falsch therapiert wird.

Man glaubt es kaum, aber die schwierige Lage für Patienten mit Borreliose wird maßgeblich vom langen Arm der US-Medizin verursacht. Es sind die Autoren der medizinischen Leitlinien zur Lyme-Borreliose aus den USA, die behaupten, es gäbe gar keine chronische Borreliose. Es sind US-Wissenschaftler, denen man Interessenskonflikte – unter anderem mit Versicherungskonzernen – nachweisen konnte, die in ihren Leitlinien schreiben, dass eine Borreliose nach 28 Tagen antibiotischer Therapie geheilt sei.

Bis heute gibt es für diese Behauptung keinen Nachweis, aber Versicherungen sind natürlich hocherfreut, wenn sie nach vier Wochen keine Borreliose-Therapie mehr bezahlen müssen, da die Infektion ja vermeintlich ausgeheilt sei; auch wenn viele Patienten nach der Standardtherapie krank zurückbleiben.

Die Tatsache, dass neueste wissenschaftliche Forschungen auf die Persistenzmöglichkeit der Borrelien-Infektion hinweisen, ist bis anhin genauso ignoriert worden wie die Tatsache, dass weltweit Millionen(!) von Menschen nach einem Zeckenstich jahrelang ernsthaft krank bleiben. Dass diese Patienten durch fortdauernde medizinische Behandlungen, Arbeitsausfälle, Sozialhilfe und Rentengelder am Ende das Vielfache einer adäquaten ursächlichen Behandlung kosten – was auf ein ganzes Leben gesehen nicht selten in Millionen ausartet –, scheint bis zum jetzigen Zeitpunkt auch noch nicht als Problem wahrgenommen worden zu sein.

Jeder, der sich nun fragt, was US-Mediziner eigentlich mit Patienten in Europa zu tun haben, sollte wissen, dass die medizinischen Fachgesellschaften in Europa sich bei ihren Borreliose-Leitlinien eng an ihre US-Kollegen anlehnen und die US-Empfehlungen nahezu unverändert übernommen haben. So kommt es, dass in Europa Borreliose-Patienten quasi nach US-Empfehlungen diagnostiziert und therapiert werden. In Europa haben wir jedoch nicht nur andere und mehr Borrelien-Spezies, die uns krank machen, nein, Patienten in Europa entwickeln auch andere Krankheitsausprägungen.

Alleine schon vor diesem Hintergrund ist es deshalb fragwürdig, dass sich Medizingesellschaften in Deutschland argumentativ auf US-Studien stützen, obwohl die Ergebnisse nicht ohne weiteres auf Europa übertragen werden können. Aber welcher Patient oder Arzt weiß das schon?!

Konkret bedeutet das: Die chronisch Betroffenen in Deutschland erhalten von Kassenärzten keine adäquate Behandlung. Die verhältnismäßig wenigen Borreliose-Spezialisten sind überlastet, haben monatelange Wartezeiten, und die Behandlung wird zudem von den Krankenkassen gar nicht, nur teilweise oder nur befristet bezahlt.

Nach Erkenntnissen von Experten ist eine chronische Borreliose mit Antibiotika allein nicht heilbar. Zusätzlich benötigte Medikamente und Therapien werden jedoch von den Krankenkassen häufig nicht übernommen. Aus diesem Grund sind solche Behandlungen meist nur für solche

Patienten erschwinglich, die sie selber bezahlen können. Die einzige Borreliose-Klinik in Deutschland, die ein umfassendes Therapiekonzept nach neuesten Erkenntnissen anbietet und die besonders auch für schwere Fälle mit ernsthaften Komplikationen geeignet wäre, wird von den Kassen nicht oder nur teilweise bezahlt.

Des Weiteren gibt es in Deutschland keine Renten für chronisch Borreliose-Kranke, da die Krankheit offiziell ja gar nicht existiert.

Birgit Jürschik-Busbach schildert einen typischen Fall: Ein borrelioseerfahrener Arzt diagnostiziert bei einem Patienten mit einem längeren Leidensweg eine Lyme-Borreliose und schickt ihn zum Hausarzt, damit dieser eine zwölfwöchige Infusionstherapie durchführt. Dieser wiederum sagt, laut Leitlinien könne er nur vierzehn Tage therapieren. Diese Leitlinien in Deutschland sind jedoch nur S1-Empfehlungen der geringsten Qualitätsstufe, mit geringer wissenschaftlicher Legitimität.

Das aber weiß der Patient nicht, der Arzt häufig auch nicht. Ein engagierter Hausarzt hat daraufhin einen Antrag bei der Krankenkasse gestellt, um länger behandeln zu können – die wiederum teilte ihm mit, er solle sich an die kassenärztliche Vereinigung wenden, da dadurch das hausärztliche Budget betroffen sei. So geht die Zeit ins Land und der Patient, der dringend behandelt werden müsste, gerät in die Drehtür-Falle der deutschen Gesundheitsbürokratie. Und welcher Hausarzt möchte mit einer längeren Therapiedauer sein Budget gefährden?

Der Patient erhält die Infusionen folglich nur für vierzehn Tage. Derart unzureichend behandelt und untertherapiert kehren die Beschwerden bald wieder zurück. Doch jetzt erhält der weiterhin kranke Betroffene keine ursächliche, also ursachenbekämpfende Therapie mehr, sondern Schmerzmittel und Antidepressiva; denn angeblich kann es ja nun keine Borreliose mehr sein. Für Jürschik-Busbach ist das sprichwörtliche «Kochbuchmedizin».

In der Regel sollte ja das Ansprechen des Patienten auf eine Therapie darüber bestimmen, wie lange er behandelt wird. Manche Patienten haben Vorerkrankungen, leiden unter zusätzlichen Infektionen – es gibt viele Gründe, warum eine bestimmte Anzahl an Therapietagen nicht bei allen Patienten funktioniert. Allein schon deshalb ist es fragwürdig, jeden Erkrankten nach einem bestimmten Schema X zu behandeln. Es ist schwer nachzuvollziehen, wie man Patienten, welche noch unter Beschwerden leiden, eine weitere ursächliche Behandlung verweigern und behaupten kann, sie würden jetzt nicht mehr an Borreliose leiden, obwohl es dafür keinen Beweis, keinerlei Evidenz gibt.

Auch in Österreich gestaltet sich die Situation ähnlich. Chronische Borreliose existiert nicht offiziell, die Patienten müssen ebenfalls nicht behandelt werden. Auch Rentenanträge, auf chronische Borreliose lautend, werden abgelehnt. In Österreich ist zudem die Anzahl der Spezialisten noch viel geringer als in Deutschland, und es gibt nicht einmal eine eigene Patientenorganisation.

In der Schweiz werden – mit entsprechender Zusatzversicherung – die bei einer chronischen Borreliose notwendigen Behandlungen von den Krankenkassen oftmals teilweise übernommen. Es gibt jedoch kaum Spezialisten hierzulande, und einige davon nehmen gar keine neuen Patienten mehr auf – eine große Anzahl der Erkrankten kann nicht adäquat behandelt werden. Anspruch auf Rente gibt es in der Schweiz bei chronischer Borreliose ebenfalls nicht, weshalb viele Betroffene seit Jahren mit Rechtsanwälten um finanzielle Unterstützung kämpfen.

Was geschieht mit diesen Leuten, werden Sie sich bestimmt fragen. Meistens verlieren sie durch die fortschreitende, unbehandelte bzw. nicht adäquat behandelte Krankheit irgendwann die Arbeit oder können die Ausbildung nicht mehr fortführen und landen – chronisch krank und arbeitsunfähig – bei der Sozialhilfe, bei den Rentenversicherungen oder sogar im Abseits, auf der Straße.

Da es wie gesagt bei chronischer Borreliose eigentlich keine Rente gibt, müssen sich die Betroffenen entweder als invalid berenten lassen (falls durch die Borreliose bereits nachweisbare Schäden entstanden sind) oder – wenn noch keine beweisbare Invalidität eingetreten ist – sich als anderweitig krank, oftmals gar als psychisch krank einstufen lassen, um überhaupt Rentengeld zu bekommen. Dadurch erhalten sie zwar finanzielle Unterstützung, aber immer noch keine ursächliche Behandlung gegen die Borreliose, was bedeutet, dass sie mit extremen und zunehmenden Beschwerden weiterleben müssen.

Im «besten» Fall sind sie trotz der chronischen Krankheit noch dazu in der Lage, Teilzeit zu arbeiten. So oder so aber verarmen die meisten Betroffenen mit chronischer Borreliose mit der Zeit, ob sie nun noch ein wenig arbeiten oder ob sie Sozialhilfe oder Rentengeld beziehen.

Häufig zerbrechen auf Dauer auch Beziehungen, da Partner nicht selten überlastet sind mit der jahrelang andauernden Krankheit und der zusätzlichen Tatsache, dass es einfach nirgendwo Hilfe gibt. Mit zunehmender unbehandelter Infektion und den sich dadurch verschlimmernden Beschwerden gehen häufig auch Freundschaften kaputt, da die Borreliose-Kranken immer weniger Kraft haben, etwas mit anderen zu unternehmen.

Die Betroffenen bleiben dann sich selber überlassen, und das mit sehr wenig Geld. Von diesem müssen sie zudem auch noch Behandlungen und Medikamente selber finanzieren; meistens reicht es kaum zum Leben. Dass Betroffene zeitweise an die Mittellosen-Tafel oder in die Gassenküche essen gehen müssen oder eine Sozialkarte fürs Essen bekommen, um nicht zu verhungern, ist Realität. Häufig ist weder Geld vorhanden für Freizeitaktivitäten vor Ort noch für Ausflüge oder sonstige Erlebnisse; oftmals nicht einmal mehr für das Radio- und Fernsehprogramm.

Ein Leben am Existenzminimum also, und die Betroffenen beginnen irgendwann, die Zeit in ihrer Bleibe abzusitzen, völlig isoliert von der Umwelt, auf sich allein gestellt mit schlimmen Beschwerden, und das Leben zieht an ihnen vorbei. Nicht selten entwickeln sie zudem nach einer jahrelangen Borreliose auch noch andere Krankheiten, wie beispielsweise Autoimmun-Krankheiten, bei denen das Immunsystem die eigenen Organe angreift. Oder die Betroffenen werden durch die unbehandelte, fortschreitende Borreliose invalid und tragen irreparable Schäden davon.

Besonders schlimm sind auch Betroffene dran, die bereits als Kinder/Jugendliche schwer erkrankt sind. Häufig haben sie weder Gelegenheit, den Start ins Arbeitsleben zu schaffen, noch Möglichkeiten, eine dauerhafte Beziehung fürs Leben aufzubauen. Da sie zudem noch nie gearbeitet haben, erhalten sie nur eine Minimalst-Rente, die eigentlich gar nicht zum Leben reicht. Höchstens ein Zimmer in einer Wohngemeinschaft oder ein einfaches Studio plus Billignahrung liegen da drin. Für alles andere ist kein Budget mehr vorhanden, weshalb diesen jungen Betroffenen meist nichts anderes übrig bleibt, als bei den Eltern wohnen zu bleiben – auch weil sie wegen ihres schlechten Gesundheitszustandes häufig zusätzliche Unterstützung und Pflege benötigen. Keine befriedigende Situation, weder für die jungen Leute noch für ihre Eltern.

Andere junge Betroffene, wie ich, die trotz aller Hindernisse eine Ausbildung absolvieren konnten, versuchen zu arbeiten und sich durchzuschlagen – und nehmen dabei ebenfalls ein Leben am absoluten Existenzminimum in Kauf. Ganz tragisch finde ich persönlich auch, dass bereits Kleinkinder jahrelang leiden müssen, da sie keine Behandlung bekommen. Bei ihnen entstehen dann durch die unbehandelte Infektion oftmals auch Anomalien in der Entwicklung.

Können Betroffene von ihren Angehörigen aufgefangen werden, verarmen diese häufig mit der Zeit total, da die Krankheit über Jahre enorme Kosten verursacht, welche die Verwandten tragen müssen. Dass Angehörige ihr gesamtes Vermögen ausgeben, sogar ihr Haus verkaufen müssen, kommt immer wieder vor.

Ich spreche hier wohlgemerkt nicht von Einzelfällen. Schätzungen zufolge bewegt sich die Zahl der chronisch Borreliose-Betroffenen alleine in den deutschsprachigen europäischen Ländern bereits in Millionenhöhe. Unzählige Menschen, die so oder ähnlich Tag für Tag leben müssen ... Eine desaströse Situation rund um die am häufigsten vorkommende Infektionskrankheit in den deutschsprachigen europäischen Ländern.

Eine frühzeitig und genügend lange behandelte Borreliose kostet laut Ute Fischer, Pressesprecherin des Deutschen Borreliose- und FSME-Bundes, inklusive Labor nicht mehr als 150 Euro. In meinem Fall hat die chronische Borreliose mit allen Folgen etwa 400.000 Euro gekostet. Unbehandelt oder fehlbehandelt müssen also nicht nur die Patienten und ihre Angehörigen leiden, sondern die Krankheit verursacht auch großen volkswirtschaftlichen Schaden.

Dennoch gibt es Grund zur Hoffnung, denn es bewegt sich langsam etwas: Im Moment schließen sich Patientengruppen auf der ganzen Welt zusammen, um die Öffentlichkeit gemeinsam über ihr Schicksal und die Auswirkungen der Krankheit zu informieren. Es werden zurzeit auch weltweit Unterschriften für eine Petition gesammelt, die von der IDSA (Infectious Diseases Society of America), welche die ursprünglichen Borreliose-Behandlungsleitlinien erstellt hat, fordert, diese Leitlinien zu überarbeiten.

Auch die Medien berichten zunehmend über die Krankheit, und ich stelle persönlich fest, dass (hier in der Schweiz) immer mehr Ärzte langsam hellhörig werden. So gesehen bin ich guten Mutes, dass sich die Situation für die Betroffen in Zukunft bessern wird, dass die Betroffenen richtige Behandlungen erhalten werden, dass noch mehr geforscht wird und noch wirksamere Therapien gefunden werden – und somit in Zukunft viele Borreliose-Schicksale verhindert werden können.

Ich habe meine Lebensgeschichte aufgeschrieben, um anderen Betroffenen damit eine Stimme zu geben und zu zeigen, wie das Leben eines chronisch Borreliose-Kranken in Wirklichkeit über Jahre hinweg aussehen kann. Ich hoffe zudem, dass ich mit diesem Buch vielen anderen Menschen so etwas ersparen kann; denn diese Krankheit ist wirklich unerträglich und sowohl physisch als auch psychisch kaum zu überstehen. Ganz besonders wünsche ich mir auch, dass andere Kinder nicht das Gleiche durchmachen müssen, was ich als Kind erlebt habe.

Meine Bitte deshalb an alle Eltern, die dieses Buch lesen: Bitte passen Sie auf Ihre Kinder auf! Schicken Sie sie nicht ungeschützt nach draußen, lassen Sie Zecken in der Apotheke auf Erreger untersuchen, und gehen Sie sofort zum Arzt, wenn verdächtige Symptome auftreten. Eine schwere Borreliose kann nicht nur das Leben Ihres Kindes zerstören, sondern auch das Ihrer ganzen Familie.

Als ich erkrankt bin, wusste man wie gesagt noch kaum etwas über Borreliose – somit war meine Krankheit mit all ihren unvermeidlichen Folgen ein Stück weit Schicksal. Aber ich finde, gerade heute, wo einerseits immer mehr Menschen an Borreliose erkranken, andererseits viel mehr Kenntnisse über diese Infektion existieren als damals, dürfte es nicht mehr so viele schwere und lange Krankheitsfälle wie meinen geben.

Nicht zuletzt hoffe ich deshalb, dass Ärzte, Therapeuten, Pflegepersonal, Psychologen, Sozialarbeiter, Erzieher, Politiker usw. dank diesem Buch die langfristigen Auswirkungen einer chronischen Borreliose besser nachvollziehen können und somit die Möglichkeit haben, sich angemessen um die Betroffenen zu kümmern und Entscheidungen zugunsten der Borreliose-Kranken zu treffen.

Jeder Mensch hat das Recht auf ein gutes Leben, und hinter jedem Borreliose-Schicksal steckt ein Mensch mit Hoffnungen, Wünschen und tausend Träumen. Es darf nicht einfach so vielen Menschen die Chance auf ein gutes Leben genommen werden, solange es Möglichkeiten gäbe, dies zu verhindern!

Danksagung

Ich möchte mich von Herzen bei meiner Familie bedanken für die jahrelange unermüdliche Unterstützung und Hilfe während meiner Krankheit, ganz besonders bei meiner Mutter, die Übermenschliches geleistet hat und ohne die ich nicht hier wäre, wo ich jetzt bin. Auch meiner Schwester danke ich ganz herzlich für die immerwährende großartige Unterstützung und meinem Vater für die jahrelange finanzielle Hilfe. Ich danke auch meinen Großeltern, die mich in schlimmen Zeiten immer wieder zu sich genommen und gepflegt haben. Nicht zuletzt möchte ich mich bei all meinen Freunden bedanken, die immer zu mir gehalten und mir geholfen haben.

Ich danke meinem Verleger Christian Meyer vom Brunnen Verlag Basel herzlich dafür, dass er dieses Buch möglich gemacht hat, und für seine tolle Betreuung und Unterstützung während des Entstehungsprozesses. Ein großes Dankeschön geht auch an meine Lektorin Vera Hahn für ihren engagierten Einsatz.

Ich danke allen Fachpersonen, die einen Beitrag zu diesem Buch geleistet haben: Ute Fischer, Dr. Petra Hopf-Seidel, Prof. Dr. Martin Sievers, Dr. med. Norbert Satz. Mit ihrer unermüdlichen Arbeit machen sie vielen Borreliose-Patienten Hoffnung.

Ich danke meinem langjährigen Zeckenspezialisten Dr. med. Norbert Satz herzlich für die jahrelange nette und gute Betreuung, die unzähligen Zeugnisse, die er mir ausgestellt hat, damit ich doch noch eine Ausbildung machen konnte – und dass er meine Beschwerden ernst genommen und eine richtige Diagnose gestellt hat.

Ich möchte mich zudem herzlich bei meinem Hausarzt Dr. med. Klaus Tereh bedanken, der bereit war, mich langfristig zu behandeln, und mir dadurch wieder ein gutes Leben ermöglicht hat. Ich bin sehr dankbar für die tolle und verständnisvolle Unterstützung während der ganzen Zeit und die Bereitschaft, neue Möglichkeiten auszuprobieren. Ich danke auch der Cranio-Osteopraxis Molero sowie der Serafin AG, einem Institut für Mikroimmuntherapie, für die gute Betreuung.

Und vor allem danke ich Gott, der mich durch all die schweren Jahre getragen und mir Kraft gegeben hat, dass ich diese Krankheit mit all ihren Folgen überstehe.

Meine Therapie-Stationen

Zuerst ein wichtiger Hinweis

Ich habe mich dazu entschieden, meine Borreliose-Therapie zu veröffentlichen, die ich mit meinem behandelnden Arzt zusammen erstellt habe, da bereits bei der Arbeit zu diesem Buch unzählige Anfragen zu meiner Therapie, zu Medikamenten, Dosierungen, Wirkungen, Nebenwirkungen u. v. m. gekommen sind und ich leider kaum die Kapazität haben werde, so viele Fragen detailliert beantworten zu können.

Wer nachlesen möchte, was ich genau gemacht habe, darf das hier gerne tun; diese Therapie bietet jedoch *keine allgemein gültige Garantie auf Wirksamkeit!* Jeder Borreliose-Fall benötigt ein anderes Therapieschema, Ihr Arzt/Therapeut muss ein auf Sie spezifisch angepasstes Therapieprogramm erstellen. Behandeln Sie deshalb bitte niemals ohne vorhergehende Untersuchung und ohne Aufsicht durch eine qualifizierte Fachperson! Für Fragen zur Behandlung der Borreliose wenden Sie sich bitte an Ihren Spezialisten oder an die für Ihr Land zuständigen Patienten-Organisationen.

Beschreibung der Borreliose-Therapie

Mein betreuender Arzt, Dr. Tereh aus Bern, hat mich zuerst gründlich untersucht, um sicherzugehen, dass die momentanen Beschwerden immer noch auf eine Borreliose zurückzuführen sind und ob sonstige gesundheitliche Probleme existieren. Bei einer langandauernden Borreliose können verschiedenste Begleiterscheinungen, Folgekrankheiten, Schäden und Mängel entstehen oder weitere durch Zecken übertragene Co-Infektionen vorhanden sein. Das alles muss dann natürlich auch behandelt werden.

Es mag oft länger dauern, bis man in der Behandlung einer chronischen Borreliose trotz intensiver Therapien Verbesserungen feststellt (gewisse Patienten berichten sogar über jahrelange Behandlungen). Es kann jedoch auch vorkommen, dass ein Patient überhaupt nicht auf eine adäquate Borreliose-Behandlung anspricht, weil nicht (mehr) Borrelien, sondern andere Erreger (und manchmal sogar andere medizinische Ursachen) das Hauptproblem sind.

Bei der folgenden Voruntersuchung ist festgestellt worden, dass ich neben der Borreliose glücklicherweise keine Co-Infektionen hatte – ein Umstand, der die Behandlung natürlich erleichtert hat. Seit vielen Jahren -- und auch jetzt wieder – habe ich Eisenmangel, außerdem ist eine starke Schwächung/Fehlfunktion des Immunsystems und ein erniedrigter Serotoninspiegel festgestellt worden.

Zusammen mit meinem Arzt habe ich einen Therapieplan erstellt, der sich nach den Behandlungsleitlinien der Deutschen Borreliosegesellschaft richtete. Er bestand aus den Forschungserkenntnissen von Prof. Sievers und Prof. Sapi, aus den Erkenntnissen von Dr. Hopf-Seidel, den Erkenntnissen des Borreliose-Centrums Augsburg, bewährten Behandlungsmethoden meines Arztes sowie Informationen aus der Fachzeitschrift «Borreliose Wissen» und aus dem Buch *Leben mit Borreliose*.

Ergänzt wurde der Therapieplan mit Mitteln, die mir persönlich bereits Hilfe bei der Behandlung der Borreliose gebracht haben. Mein Arzt, der mit dem Therapie-Buch *Krank nach Zeckenstich* gearbeitet hat, war zudem bereit, so lange zu behandeln, bis es mir wirklich gut geht.

Die angegebenen Richtlinien zur Behandlung würden sich bei einem Patienten mit chronischer Borreliose in Realität sogar oftmals als zu kurz erweisen, meinte er, man müsse meist länger behandeln. Er hat schon viele Borreliose-Patienten behandelt und besitzt die Möglichkeit, die Patienten in seiner Praxis neben den Antibiotika zusätzlich noch mit Hochfrequenz- und Ozontherapie zu behandeln.

Da ich bereits viele Jahre vorher therapiert habe und sich die Infektion immer etwas mehr abgeschwächt hat, sich auch viele borreliosebedingte Schäden durch vorhergehende Behandlungen verbessert haben, ist diese Intensivtherapie verhältnismäßig «kurz» ausgefallen – es ist auch gut möglich, dass die Therapie dank Kombination von neuesten Antibiotika, wirksamer Komplementärmedizin und weiteren gesundheitsfördernden Maßnahmen relativ schnell Erfolg gezeigt hat (wie mein Arzt meinte). Ich könnte mir vorstellen, dass ein Patient, der zusätzliche Infektionen, Schäden oder Krankheiten hat, länger behandelt werden müsste.

Die Infektion kann jedoch in *jedem* Stadium erfolgreich behandelt werden. Es ist nicht so, dass diese Krankheit beispielsweise nur in einer «abflauenden» Phase, in der die Symptome abgeschwächt auftreten, behandelbar ist.

Die deutsche Borreliose-Ärztin Dr. Hopf-Seidel meint, dass bei einem Nichtansprechen zu bestimmten Zeiten der Erkrankung nicht die Erkrankung/Erreger selbst schuld sind, sondern dass zu diesem Zeitpunkt meist nicht die richtigen Antibiotika verwendet würden. Wenn man in diesem fortgeschrittenen Stadium nur Penicillin-Derivate oder Cephalosporine verabreiche (was häufig aus Unwissenheit erfolge), würden die intrazellulären Erreger gar nicht erreicht und alles bliebe beim Alten. Dennoch würden sich die Symptome einer Borreliose auch beim natürlichen Verlauf der Krankheit im Lauf der Jahre abschwächen, und der Patient könne dereinst irgendwie damit zurechtkommen (wie man an meinem Fall jedoch sieht: mit ständigen Einschränkungen).

Wichtig ist vermutlich einfach, dass man an der Behandlung kontinuierlich dranbleibt, bis man sich wieder gut fühlt, wie lange es auch dauern mag. Das meint nicht nur mein Arzt, sondern das ist auch die Meinung verschiedenster Borreliose-Spezialisten.

Ich habe während dieser Zeit nur ganz wenig auswärts gearbeitet, mehr wäre nicht erreichbar gewesen neben all den Behandlungen und Medikamenten. Ich denke, es lohnt sich, eine solch lange Therapie im Voraus zu organisieren, sich wenn nötig allenfalls sogar krankschreiben zu lassen. Das ist besser, als plötzlich unter Druck zu geraten und überstürzt die Arbeit (oder noch schlimmer die Therapie) abbrechen zu müssen. Der Körper erholt sich auch erfolgreicher in Ruhe, als wenn er während der Behandlungen enormem Stress ausgesetzt ist.

Ich habe etliche chaotische Borreliose-Therapien erlebt, bei denen oftmals völlig ohne System und Plan therapiert worden ist, weil man praktisch nichts über die Krankheit und deren Behandlung wusste. Das wollte ich nun verhindern, da es in der Zwischenzeit glücklicherweise auch Handbücher zur Behandlung gab.

Vor Therapiebeginn habe ich deshalb alle benötigten Informationen, Medikamente und Hilfsmittel sowie einen Dosierspender besorgt, in den ich wöchentlich die benötigten Medikamente nachfüllen konnte. So hatte ich die Präparate stets griffbereit zur Hand, auch wenn ich mal von zu Hause weg war.

Ich habe einen Ordner erstellt, in dem ich alles aufbewahrt habe: Therapielisten, Ernährungsgrundsätze, Behandlungstermine usw. Ich habe aufgeschrieben, wann ich welche Medikamente nehmen und welche Therapien durchführen muss, damit ich den Therapieablauf stets präsent hatte. Im *Borreliose-Jahrbuch* habe ich regelmäßig meinen gesundheitlichen Zustand notiert, um Verbesserungen bzw. Verschlechterungen dokumentieren zu können.

Ich bin Schritt für Schritt vorgegangen – habe nur so viel behandelt, dass es noch erträglich war, und immer wieder mit dem Arzt abgesprochen, wie wir in der Behandlung fortfahren.

Es braucht seine Zeit, bis eventuell noch vorhandene Erreger abgetötet sind, bis Schäden ausheilen, bis Entzündungen abklingen, bis das Immunsystem wieder funktioniert usw. Wenn man seinem Körper die nötige Zeit gewährt und Geduld aufbringt, kann man stressfreier therapieren.

Bevor ich nun die Behandlung begonnen habe, habe ich erst noch meine Amalgamfüllungen in den Zähnen ersetzen lassen, da – wie unter anderem auch der deutsche Umweltmediziner Dr. Joachim Mutter in seinem Buch *Gesund statt chronisch krank* beschreibt – Quecksilber im Körper das Immunsystem behindern und mithelfen kann, eine Borreliose chronifizieren zu lassen.

- Zudem habe ich mit Zeolith (2 x 1 Teelöffel täglich in einem Glas Wasser, www.zeolith-bentonit-versand.de) und
- Chlorella-Algen (Viabiona, 6 Tbl. täglich, www.viabiona.com) entgiftet. (Diese beiden Mittel helfen, Schwermetalle aus dem Körper zu entfernen.)
- Aufgrund des Eisenmangels habe ich zudem Eisenpräparate (Floradix, www.floradix.ch, und Viomalt-Eisen, www.wander.ch) plus zusätzliche Eiseninfusionen beim Arzt erhalten, die in regelmäßigen Abständen von einigen Monaten wiederholt worden sind. Dabei habe ich gemerkt, dass sich die chronische Müdigkeit und Antriebslosigkeit stark verbessern.

Des Weiteren habe ich meine Ernährung umgestellt, da ich erfahren habe, dass Borreliose-Kranke übersäuert sind und Entzündungen im Körper haben. Zudem soll man mit der richtigen Ernährung mithelfen können, die Immunabwehr zu stärken. Ich habe mit einer Entsäuerung mittels «Biotta-Balance-Woche» (www.biotta.ch) begonnen, anschließend habe ich meine Ernährungsumstellung gestartet. Auf der Homepage des Borreliose-Centrums Augsburg konnte ich einen kostenlosen Ernährungsratgeber für Borreliose-Kranke herunterladen, was ich äußerst hilfreich fand (Menüpunkt «Ernährungsumstellung» auf www.fitforaging.de).

In der Apotheke habe ich einen kostenlosen Ratgeber zum Säure-Basen-Haushalt erhalten, mit ph-Werten der einzelnen Lebensmittel, und zusätzlich habe ich Basen-Mineralsalz-Tabletten eingenommen (Allsan, 3 x 2 Tbl./Tag, www.allsan.ch) und viel Basentee getrunken (Balance-Tee von Coop, www.coop.ch).

Ich habe auch auf Zucker verzichtet, da ich erfahren habe, dass sich Borrelien von Zucker ernähren und dass auf Zucker verzichtet werden sollte, damit die Entzündungen im Körper besser abklingen. Ich habe deshalb nur noch mit Stevia gesüßt (sogar Schokolade mit Stevia gegessen, die im Reformhaus erhältlich ist).

Ich habe die Ernährungsrichtlinien wie gesagt in meinem Borreliose-Ordner aufbewahrt und mir jeweils jede Woche überlegt, was ich kochen könnte. Hilfe haben mir dabei auch spezifische Kochbücher geleistet (etwa das *Säure-Basen-Kochbuch* von Margrit Sulzberger, oder *Health Food. Voller Energie mit einem starken Immunsystem* von Friedrich Bohlmann und Cornelia Schinharl). Ich habe z. B. viel Gemüse und Kartoffeln, Gerichte mit Curry wie Kürbis-Curry-Suppe gegessen, Gerichte mit Knoblauch gewürzt usw.

Langfristiges Ziel war ja auch – entsprechend dem Motto: «Die Mikrobe ist nichts, das Milieu ist alles» –, meinen Körper in einen Zustand zu bringen, in dem sich Erreger unwohl fühlen. Im Ernährungsratgeber des Borreliose-Centrums Augsburg wird geschildert, dass bei chronischen Erkrankungen wie z. B. der Borreliose, bei der sich die Erreger im Gewebe einnisten, dieses Gewebe mehrmals pro Tag, besonders nach den Mahlzeiten, mit starken Basenfluten überschwemmt werden sollte, weil es dadurch für die Borrelien dort ungemütlich wird und sie durch das Immunsystem und die Antibiotika besser bekämpft werden können.

Deshalb habe ich den Tag hindurch und besonders auch nach dem Essen immer wieder Gemüsesaft getrunken (Biotta-Breuss-Gemüsesaft, www.biotta.ch). Wenn man sich selber kein Essen machen oder auch generell die Therapie nicht alleine durchführen kann, weil man zu schwach ist, ist es eine gute Idee, Angehörige oder Freunde um Unterstützung zu bitten oder einen Pflegedienst zu engagieren, der das übernimmt. Auch hier ist es hilfreich, wenn man im Voraus organisiert, wer einem bei der Therapie zur Seite stehen kann. So lassen sich unerwartete Konsequenzen besser auffangen.

Drei Monate später habe ich mit der nachfolgenden Therapie begonnen. Ich habe die entgiftenden Mittel sowie die Basen-Mineralsalz-Tabletten abgesetzt, jedoch die veränderte Ernährung beibehalten.

Während mehrerer Monate erhielt ich nun hochdosierte Antibiotika (aufgrund meines Zustandes nur orale, keine intravenösen Antibiotika – je nach Stadium und Krankheitsverlauf werden jedoch auch intravenöse Antibiotika eingesetzt): Erst vier Monate lang Minocyclin (50 mg, 2 x 2 Tbl./Tag). Ich habe mit etwas geringerer Dosierung als angegeben begonnen und dann nach ein bis zwei Wochen auf die volle Dosis gesteigert. Manchmal hatte ich fast keine Motivation mehr, um weiterzumachen, denn gerade zu Beginn lag ich tagelang mit Schüttelfrost, Fieber, Herzklopfen, Kopf-, Gelenk- und Muskelschmerzen im Bett.

Es soll sich hierbei um eine sogenannte Herxheimer-Reaktion handeln. Sie tritt bei starkem Erregerzerfall auf, aber nicht bei jedem Patienten. Ich habe dann jeweils sehr viel Wasser und Tee getrunken und Aspirin dagegen eingenommen und habe erst später erfahren, dass Ärzte auch Kortikoide gegen eine solche Herxheimer-Reaktion anwenden.

Ich weiß nicht genau, ob das nun Borrelien-Toxine oder die Wirkungen der Antibiotika – oder beides zusammen – waren, die nicht nur auf den Körper, sondern auch auf die Psyche äußerst unangenehme Auswirkungen hatten. Häufig hatte ich während dieser Zeit Angstzustände und grundlose Heulkrämpfe und war irgendwie neben der Spur. Zudem ist mir das Denken extrem schwer gefallen, ich konnte mich kaum konzentrieren. (Meine Familie sagt, ich sei während der Einnahme der Antibiotika/Antimalariamittel häufig nicht recht ansprechbar gewesen.)

Zum Glück hat mich mein Arzt ermutigt, nicht aufzuhören, denn ich war phasenweise fast versucht, die Antibiotika abzusetzen: Es ging mir nicht nur schlecht, sondern die Besserung ließ auch auf sich warten. Nach zwei, drei Monaten Behandlung ging es mir sogar viel schlechter als vorher, und ich hatte Zweifel an dieser Therapie, stand sogar kurz davor, abzubrechen.

Ich war so erschöpft, dass ich mir manchmal kaum etwas zu essen machen mochte. Um die begonnene Ernährungsumstellung dennoch weiterführen zu können, aß ich an solchen Tagen einfach Gemüsesuppe von Knorr aus dem Tetrapak. Diese muss man nur aufschneiden und warm machen, und die darin enthaltenen Zutaten sind basisch. Ich hatte diese Suppe paketweise im Vorratsschrank, um mir an diesen schlimmen Tagen etwas Einfaches zubereiten zu können, das ins empfohlene Ernährungsprogramm passt.

Die Antibiotika haben mich sehr müde gemacht, Schwindel, Benommenheit, Kopfschmerzen, leichten Durchfall und Übelkeit ausgelöst, was sich jedoch mit viel Trinken und verteilter Einnahme über den Tag (z. B. nicht zwei Tabletten zusammen, sondern je eine im Abstand von einigen Stunden) etwas mildern ließ. Wenn ich die Medikamente zudem mit den Mahlzeiten zusammen eingenommen habe, waren die Nebenwirkungen weniger stark. Und abends habe ich die Antibiotika häufig vor dem Schlafengehen genommen, dann habe ich nicht mehr gemerkt, wenn mir schlecht geworden ist.

Da ich die Antibiotika immer fünf Tage eingenommen und zwei Tage pausiert habe, war die Behandlung im Großen und Ganzen erträglich. Im schlimmsten Fall habe ich ein paar zusätzliche Tage Pause gemacht, bis ich mit den Medikamenten weitergemacht habe.

Ich habe außerdem festgestellt, dass der regelmäßige Verzehr von probiotischem Joghurt (etwa Actimel ohne Zucker von Danone, www.actimel.com) während der Therapie wohltuend für den Darm war. Um die Darmflora zu schützen, das Immunsystem zu stärken sowie den Körper zu reparieren, habe ich spezielle Medikamente für Borreliose-Kranke bekommen, die vom Borreliose-Centrum Augsburg nach neuesten Erkenntnissen in einem sogenannten Immun-Paket zusammengestellt wurden. (Menüpunkt «Nahrungsergänzung» auf www.fitforaging.de.) Borrelien können verschiedenste Stoffe im Körper verbrauchen und Funktionen beeinträchtigen, die ersetzt und repariert werden müssen, wie B-Vitamine, Vitamin D, Magnesium u. v. m. Informationen dazu findet man in der Fachliteratur – z. B. Norbert Satz: *Klinik der Lyme-Borreliose*; Petra Hopf-Seidel: *Krank nach Zeckenstich*.

Zusätzlich zu den Antibiotika habe ich hochdosierte Enzyme im monatlichen Wechsel eingenommen, zur Auflösung der Biofilme der Borrelien (Serrapeptase von NutraMedix, www.nutramedix.com, und Boluoke mit dem Wirkstoff Lumbrokinase von Canada RNA, www.prohealth.com; von jedem Präparat 3 x 3 Tbl./Tag. – Prof. Eva Sapi von der University of New Haven hat herausgefunden, dass Borrelien sogenannte Biofilme bilden können, die sie vor Angriffen des Immunsystems und vor Antibiotika schützen).

Die Kombination von Serrapeptase und Lumbrokinase plus der Antibiotika hat unheimlich stark im Körper gewirkt. Es hat sich häufig so angefühlt, als ob ein Staubsauger durch meinen Körper fahren und aufräumen würde. Serrapeptase soll laut Prof. Sapi eine auflösende Wirkung auf die Biofilme der Borrelien haben. Und Lumbrokinase wird von verschiedenen amerikanischen Borreliose-Spezialisten (etwa Dr. Marty Ross aus Seattle) bei besonders schweren chronischen Borreliose-Fällen zur Beseitigung der Biofilme eingesetzt.

Ich persönlich habe festgestellt, dass bei mir unter der Einnahme dieser beiden hochdosierten Enzyme langjährige hartnäckige Schmerzen, beispielsweise in den Muskeln und Knochen, verschwanden. Ich bin überzeugt davon, dass die Therapie ohne Einsatz der Enzyme weniger wirksam gewesen wäre (habe auch mal einen Versuch gemacht und die Antibiotika ohne Enzyme eingenommen, die Wirkung war viel geringer).

Ich habe auch Naturheilmittel zur Borreliose-Behandlung eingesetzt, und zwar Zistrosen-Extrakt (Cystus 052, 6 Tbl./Tag, oder Cystus-Zistrosentee, mehrere Tassen täglich; beides von «Naturprodukte Dr. Pandalis», www.pandalis.de). Wie Prof. Dr. Hans-Wilhelm Rauwald von der Universität Leipzig in Untersuchungen herausgefunden hat, sollen die Spirochäten-Borrelien durch die Wirkstoffe der Zistrose verklebt und unschädlich gemacht werden.

Des Weiteren habe ich Omega-Fettsäuren (Omega 3–6–9 von Abtei, 2 x 1 Tbl./Tag, www.abtei.de) und Boswellia serrata (Viabiona, 3 x 1 Tbl./Tag, www.viabiona.com) gegen Entzündungen genommen.

Während der gesamten Therapie habe ich sehr viel Grüntee getrunken (Green Tea von Lipton, www.lipton.com). Durch die Fachzeitschrift «Borreliose-Wissen» (Nr. 18, 10/2008) habe ich erfahren, dass ägyptische Forscher herausgefunden hätten, dass Grüntee die Wirkung von Antibiotika gegen Bakterien verstärke.

Daneben habe ich auch viel stilles Wasser sowie Kombucha

(www.carpediem.com) und CellaNova OM24 (www.cellanova.ch) getrunken. Die beiden letztgenannten Getränke schienen bei mir einen besonders wohltuenden Effekt zu haben.

Und morgens habe ich immer mein Bioflex-Frequenzgerät gebraucht, das krankhafte Zellen im Körper mit der gesunden menschlichen SOLL-Zellschwingung überlagert, wodurch krankhafte Veränderungen im Körper heilen können und die körperliche Regeneration angeregt wird. (Ich habe bereits im Kapitel «Belle Romandie» darüber geschrieben, und da die Behandlung mit dem Bioflex damals meine zu dieser Zeit sehr schlechten und eingeschränkten Organfunktionen sehr verbessert hat, habe ich ihn wieder gebraucht. Erhältlich ist er im Institut für Chronobiologie, www.dietziker.ch/index.php/Home.html). Zum Glück sind die Bioflex-Behandlungen nicht schmerzhaft und pflegeleicht anzuwenden. Ich habe die beiden Elektroden einfach ins warme Badewasser gelegt und dabei ein bisschen entspannt.

Chronische Schmerzen haben sich zudem mit regelmäßigen Anwendungen eines TENS-Schmerzgerätes (E2 Elite von Omron, www.omron-medizintechnik.de) verbessert.

Fast jeden Tag habe ich in dieser Zeit mit einer Entspannungs-CD relaxt. Die regelmäßige Entspannung hat mir geholfen, nach all den hektischen, chaotischen Jahren wieder zur Ruhe zu kommen.

Außerdem habe ich während der ganzen Zeit Überhitzungsanwendungen (Sauna, Hamam) gemacht, da Borrelien keine Hitze mögen. Ich hatte diesbezüglich kein festes Schema, sondern habe diese Anwendungen durchgeführt, wenn ich gerade Zeit und Gelegenheit dafür hatte (z. B. nach einem Sporttraining oder an einem freien Wochenende).

Als ich vor vielen Jahren noch schwer krank war, musste ich einmal eine Hyperthermie-Behandlung abbrechen, da ich dabei kollabiert bin. Doch nun habe ich die Hitze gut vertragen. Ich vermute, dass es besser ist, solche Überhitzungsmaßnahmen erst anzuwenden, wenn Körper und Kreislauf genügend stabil sind. Besonders auch der Tages-Aufenthalt im Hamam mit verschiedenen Hitzestationen hat mir sehr gut getan.

Zusätzlich habe ich bei meinem Arzt von Beginn der Antibiotikabehandlung an eine Hochfrequenztherapie gegen Borreliose erhalten (mit einem MultiZapper CL-1000, bei verschiedenen Ärzten und Therapeuten zu finden), bei der die Borrelien mit einer bestimmten Frequenz zum Absterben gebracht werden. Dadurch können viele Borrelien-Erreger auf einen Schlag abgetötet werden. Plus eine Ozoninfusionstherapie (Große Eigenblutbehandlung), die ebenfalls gegen Erreger wirkt. Beide Therapien im Abstand von etwa ein bis drei Wochen (15 x Hochfrequenztherapie, 10 x Ozontherapie).

Durch diese zusätzlichen Behandlungen gegen die Erreger verstärken sich zwar die Herxheimer-Reaktionen, jedoch werden auch mehr Erreger abgetötet, wodurch vermutlich auch Antibiotika weniger lange eingenommen werden müssen.

Die anfängliche Therapie mit Minocyclin hat derart stark gewirkt, dass ich kaum noch arbeiten konnte, mich einfach nur kaputt und krank fühlte und von Besserung erst mal nichts spürte. Und die Hochfrequenztherapie sowie die Ozontherapie haben wie gesagt zusätzliche Herxheimer-Reaktionen ausgelöst.

Die Borreliose-Selbsthilfegruppe Schweinfurt schreibt in einem Infoblatt, dass viele Patienten über besonders heftige Reaktionen auf Minocyclin berichten würden. Das seien jedoch weniger Nebenwirkungen, sondern vielmehr Wirkungen. Wahrscheinlich wegen der außergewöhnlichen Fähigkeit dieses Antibiotikums, die Blut-Hirn-Schranke zu überwinden (was kein anderes Antibiotikum derart gründlich schaffe) und wegen seiner ausgeprägten Fettlöslichkeit (Hirn und Nerven bestünden hauptsächlich aus lipidreichen Geweben, und der Fettstoffwechsel sei bei chronischen Borreliose-Infektionen oft betroffen).

Auch ich habe extrem stark auf dieses Antibiotikum reagiert, weshalb mein Arzt nach vier Monaten die Medikamente gewechselt und mir Azithromycin verschrieben hat, das etwas weniger stark als Minocyclin wirken soll (500 mg, 2 x 1 Tbl./Tag, fünf Tage Einnahme, zwei Tage Pause).

Von Monat zu Monat haben sich in der Folge die Beschwerden gebessert, und nach drei weiteren Monaten ging es mir bereits so gut, dass ich häufig nicht mehr wusste, ob ich denn die Medikamente eigentlich schon eingenommen hatte, da ich nur noch wenig darauf reagiert habe.

Es mag sein, dass sich auch unter Minocyclin der Zustand in den Monaten darauf verbessert hätte, vielleicht war der «kritische Punkt» ja bereits überschritten und viele Erreger schon abgetötet, das kann ich im Nachhinein zu wenig abschätzen. Aber das Medikament hat zu diesem Zeitpunkt so stark im Körper gewirkt und so starke Herxheimer-Reaktionen ausgelöst, dass ich nicht mehr arbeitsfähig war und kaum mehr aufstehen konnte. Aus diesem Grund hat mir dann der Arzt das weniger starke Azithromycin verschrieben, damit ich noch etwas «lebensfähig» bin. Einige Patienten beginnen deshalb auch die Antibiose mit einem etwas weniger starken Antibiotikum und wechseln erst später auf Minocyclin.

Und nach weiteren drei Monaten habe ich dann kaum noch auf Azithromycin reagiert und in Absprache mit dem Arzt nochmals das Antibiotikum gewechselt. Ich habe wiederum Minocyclin erhalten, diesmal aber in Kombination mit Quensyl, einem Medikament, das auch bei Malaria eingesetzt wird und das zu einer intrazellulären Alkalisierung führt, wodurch der «Säuremantel» der cystischen Borrelien-Formen angegriffen wird und sie sich deshalb leichter auflösen lassen. (Minocyclin 50 mg, 2 x 2 Tbl./Tag plus Quensyl 200 mg, 1 Tbl./jeden 2. Tag; fünf Tage Einnahme, zwei Tage Pause. – Anmerkung von Dr. Petra Hopf-Seidel: Neuere Untersuchungen von Prof. E. Sapi von der University of New Haven haben jedoch gezeigt, dass das mit Quensyl nicht so effektiv gelingt wie etwa mit Tinidazol.)

Zu Beginn der Antibiotikabehandlung habe ich so heftig auf das Minocyclin reagiert, dass mich die zusätzliche Gabe von Quensyl körperlich überfordert hat. Nun, nachdem sich mein Gesundheitszustand bereits stark verbessert hat, habe ich die beiden Medikamente in Kombination ertragen. Der Einsatz von Quensyl hat nochmals mächtig im Körper aufgeräumt, wie ich feststellen konnte. Auch alte, schon lange nicht mehr präsente Beschwerden sind plötzlich wieder aufgetreten, haben sich dann aber gebessert.

Zudem habe ich gemerkt, dass unter der Einnahme von Quensyl mit der Zeit meine chronischen Gelenkschmerzen im Körper zurückgegangen sind. Da Quensyl auch ein antirheumatisches Medikament ist, das bei chronischer Polyarthritis eingesetzt wird, vermute ich, dass es zusätzlich einen positiven Effekt auf meine wiederkehrenden Gelenkschmerzen ausgeübt hat.

Einige Zeit zuvor hatte ich von einer Bekannten erfahren, dass eine sogenannte Photonentherapie angeblich erfolgreich gegen Borreliose angewendet wird. Der Therapieansatz unterstellt, dass dadurch in Zellen eingedrungene Borrelien aus den Zellen transportiert werden, wodurch sie besser abgetötet werden können. Studien dazu stehen zum jetzigen Zeitpunkt noch aus, aber die Therapie ist bereits bei verschiedenen Patienten angewendet worden.

In Absprache mit meinem Arzt habe ich beschlossen, diese Therapie ergänzend anzuwenden. Ich habe eine Therapeutin gefunden (www.cranio-osteopraxis.com), welche diese Photonentherapie anbietet, und habe zehn Behandlungen (ein bis zwei Mal wöchentlich) nach dem Therapieschema von Dr. Ingo Woitzel aus Pforzheim machen lassen und noch einige Nachbehandlungen angehängt.

Ich habe ausgesprochen gut auf diese Therapie angesprochen. Nach einigen Sitzungen mit der Photonentherapie hat sich das wirklich angefühlt, als würde der Körper von innen heraus ausheilen; anders kann ich das nicht beschreiben. Wohlgemerkt habe ich diese Therapiemethode nicht alleine angewendet, sondern in Kombination mit den Antibiotika sowie den anderen Naturheilmitteln und Aufbaupräparaten. Zu diesem Zeitpunkt war meine Motivation, wieder ganz gesund zu werden, enorm.

Das klingt jetzt vermutlich alles ziemlich positiv, aber ich kann versichern, dass ich die ersten Monate nicht besonders optimistisch war, da ich keine Ahnung hatte, ob all diese Therapien wirklich etwas bringen werden. Ich musste mir sogar häufig gut zureden, weiterzumachen. Erst nach mehreren Monaten ist mir zum ersten Mal richtig klar geworden, dass diese Behandlung wohl wirklich effektiv ist. Wenn ich im Voraus gewusst hätte, dass es mir schließlich – nach langer Behandlungszeit – wieder so gut gehen würde, wäre ich bestimmt von Anfang an top motiviert gewesen, durchzuhalten.

Während dieser Therapie habe ich zudem eine andere Unterkunft gesucht, denn die Wohnung, in der ich damals gelebt habe, war alt und hatte Schimmelpilzbefall. «Wenn Sie gesund bleiben wollen, sollten Sie in jedem Bereich Ihres Lebens möglichst gesund leben, folglich auch gesund wohnen», hatte mir mein Hausarzt zu bedenken gegeben. Ich hatte bereits seit längerem zusätzliche gesundheitliche Probleme, sobald ich daheim war, wie brennende Augen und Husten sowie vermehrt Kopfschmerzen und Schwindel. Mein Arzt meinte, das seien typische Auswirkungen von Schimmelpilzbelastung. Glücklicherweise habe ich eine ganz neue, einwandfreie Wohnung gefunden, und mein Gesundheitszustand hat sich mit dem Umzug nochmals verbessert; auch die tränenden Augen und die anderen Symptome sind verschwunden.

Wie auch Dr. Hopf-Seidel berichtet, können verschiedene Umweltbelastungen dazu beitragen, eine Borreliose chronifizieren zu lassen, da sie das Immunsystem schwächen. Bereits vor vielen Jahren hat sie in der Behandlung von chronisch kranken Borreliose-Patienten neue Wege beschritten, indem sie solche «Faktoren» mitberücksichtigte und neue Behandlungsansätze aufzeigte.

Ich bin nach allem, was ich erlebt habe, inzwischen selber davon überzeugt, dass die Eliminierung solcher Faktoren bei der Behandlung der Borreliose sehr gesundheitsfördernd wirken kann. Gerade als Betroffener lohnt es sich deshalb, achtzugeben, ob man in einer Wohnung voller Schimmelpilze, Wasseradern, Erdstrahlen, Elektrosmog, Formaldehyd, Abgase oder sonstiger Schadstoffe lebt und allenfalls die Wohnung wechseln oder Störfaktoren ausschalten sollte.

Mir leuchtet das ein, dass ein chronisch kranker Mensch, der sowieso schon geschwächt ist, von einem gesunden Wohnumfeld profitieren kann, um leichter zu regenerieren. Die meisten Menschen verbringen ja relativ viel Zeit in ihrer Wohnung (kranke Menschen oftmals noch mehr); da lohnt es sich meines Erachtens, wenn man als chronisch Kranker sein Wohnumfeld optimiert.

Da ich mich selber mit solchen Störfaktoren in der Wohnung natürlich nicht auskenne, habe ich kurzerhand eine professionelle Wohnberaterin engagiert, die das übernommen hat. Da sie mir zudem noch meine Wohnung optimal eingerichtet hat und ich den Umzug auch gleich zum Anlass genommen habe, mal richtig zu entrümpeln, hat sich meine Wohn- und Lebensqualität nochmals erhöht.

Aus diesem Grund habe ich in der neuen Wohnung auch den Wireless-Internetanschluss und mein Schnurlostelefon durch Kabelgeräte ersetzt und das Handy nur noch kurz morgens und abends eingeschaltet. Zudem habe ich meinen PC- und TV-Konsum verringert.

Der deutsche Arzt Dr. Klinghardt, der ebenfalls Borreliose-Patienten behandelt, hat festgestellt, dass Borrelien offenbar mehr Toxine produzieren, wenn sie bestimmten elektromagnetischen Feldern ausgesetzt sind. Aus diesem Grund setzt er seine Borreliose-Patienten auf Elektrosmog-Entzug. Mal abgesehen davon, dass diese Strahlenbelastung auch für das bei Borreliose-Kranken häufig angegriffene vegetative Nervensystem nicht wirklich förderlich ist.

Nicht zuletzt habe ich von da an auch anti-allergische Pflegeprodukte

(Avène, www.avene.de) und Reinigungsprodukte benutzt, um die Belastungen für Körper und Immunsystem so gering wie möglich zu halten.

Ich habe auch festgestellt, dass es – besonders bei einer Krankheit wie Borreliose, bei der man schnell ermüdet, leicht den Überblick verliert und sich antriebslos fühlt – sehr vorteilhaft ist, wenn man nicht zu viele Gegenstände besitzt und eine ordentliche und saubere Wohnung hat. Mein Leben hat sich nochmals zehnmal vereinfacht, seit ich nur noch wenige Dinge habe.

Das Borreliose-Centrum Augsburg rät in der Behandlung der chronischen Borreliose zu gesundheitsförderndem Verhalten wie genügend Schlaf (am besten vor Mitternacht, um optimal zu regenerieren), viel Flüssigkeit, gesunde Ernährung, viel Bewegung an der frischen Luft, das Meiden von Giften (Alkohol, Nikotin, Koffein) und schädlichen Einflüssen – sowie dem Aufbau eines ausgewogenen Alltags, in dem man sich Zeit für sich nimmt, positiv denkt, Beziehungen und Freundschaften pflegt, dem Leben einen Sinn gibt, sich selber wertschätzt, Vertrauenspersonen hat, bei denen man sich aussprechen kann, u. v. m.

Ich bin inzwischen ebenfalls zur Überzeugung gelangt, dass bei dieser komplexen chronischen Krankheit ohne grundlegende und radikale Änderungen bzw. Verbesserungen des Lebensstils in verschiedensten Bereichen vermutlich eine wünschenswerte Lebensqualität nicht erreichbar ist.

Neben den bereits erwähnten Maßnahmen habe ich nicht zuletzt darauf geachtet, keine Arbeit mehr auszuüben, die gesundheitlich nicht zumutbar ist, und auch nicht mehr Aufgaben und Verpflichtungen anzunehmen, als ich zu bewältigen in der Lage bin. Außerdem habe ich mich vermehrt Menschen zugewandt, bei denen ich Unterstützung bekomme, was auch bedeutet, dass einzelne «belastende» Bekanntschaften zu Ende gegangen sind.

Wichtig finde ich zudem, dass man sich nicht von anderen Menschen mit Argumenten wie «Ich kann mich auch nicht nur um mich selber kümmern» oder «Du leistest ja so gar nichts im Leben» unter Druck setzen lässt. Es geht schließlich darum, als ehemals schwerstkranker Mensch die eigene Gesundheit wiederherzustellen – das darf man nie vergessen!

Ich bin froh, dass ich mir richtig Zeit genommen habe, um gesund zu werden, und nicht nur «so nebenbei» therapiert habe. Ich weiß jedoch auch, dass solche gesundheitsfördernden Maßnahmen nicht immer einfach zu verwirklichen sind, besonders wenn man bereits seit Jahren durch Krankheit und Behandlungen müde und durch krankheitsbedingte Isolation, traumatische Erlebnisse sowie mangelnde Perspektiven demotiviert ist, weil man seit ewigen Zeiten keinen normalen Alltag mehr erleben kann oder schlicht und einfach im Beruf und Privatleben stark eingespannt ist. Aber meines Erachtens sollte man sich wirklich die Zeit – und auch das Recht – nehmen, gesund zu werden.

Ich glaube, man sollte sich auch nicht davor scheuen, allenfalls fachliche Unterstützung zu suchen, um solche Veränderungen des Lebensstils konsequent durchführen zu können. Man gelangt bedeutend schneller in ein gutes, gesundes Leben zurück, wenn man Hilfe annimmt.

Hilfreich ist auch, klare Ziele vor Augen zu haben: Was möchte man verwirklichen, wenn es einem gesundheitlich wieder besser geht? Einen Kurs? Ein bestimmtes Hobby? Eine neue Ausbildung? Eine neue Arbeitsstelle? Eine neue Wohnung? Eine neue Beziehung? Mehr Zeit mit der Familie oder dem Partner verbringen? Eine große Reise unternehmen?

Wenn man weiß, wofür es sich überhaupt lohnt, gesund zu werden, fällt es einem leichter, die Motivation für gesundheitsfördernde Änderungen zu finden. Für mich war beispielsweise die Aussicht, als Autorin arbeiten und ein gutes Leben aufbauen zu können, wenn ich wieder genesen bin, der Antrieb, mein Leben in verschiedensten Bereichen zum Besseren zu ändern. Diese verschiedenen – und relativ kostengünstig zu realisierenden – Veränderungen sind im Grunde genommen alles nur kleine Bausteine, denen ich früher kaum Bedeutung beigemessen habe, die aber insgesamt dazu beigetragen haben, dass ich immer stärker geworden bin und mein Körper besser und schneller regenerieren konnte.

Nach neun Monaten Dauer-Behandlung hatte ich zum ersten Mal keinen monatlichen Krankheitsschub mehr vor und während meiner Regel, so dass ich nicht gemerkt habe, dass die Periode kommt. Bis dahin haben sich meine Beschwerden (die aber auch täglich aufgetreten sind) regelmäßig jeden Monat vor Beginn der Periode nochmals verschlimmert, was für weibliche Borreliose-Betroffene typisch ist.

Bei der weiterhin stattfindenden Hochfrequenztherapie ist festgestellt worden, dass ich kaum noch darauf reagiere und sich die benutzte Frequenz kaum mehr verändert. (Die Arztgehilfin hat mir erklärt, noch vorhandene Borrelien im Körper würden sich wehren, wenn sie mit der zerstörerischen Frequenz beschossen würden, und die Frequenz modulieren, wodurch man diese während der Behandlung immer wieder neu einstellen müsse. Zu Beginn der Behandlung musste die Arztgehilfin alle paar Minuten die Frequenz wieder auf den genauen Wert einstellen, damit sie nicht zu stark abweicht. Zu diesem Zeitpunkt hat sich die Frequenz praktisch nicht mehr verändert, was ein Hinweis darauf war, dass die Borrelien-Aktivität im Körper stark abgenommen hat.) «Das ist wunderbar», hat mein Arzt da gemeint. «Und jetzt ziehen wir die Behandlung gerade noch weiter, bis alles gut ist.»

Zu diesem Zeitpunkt sind wir wieder auf neue Forschungsergebnisse gestoßen. Anstatt Minocyclin und Quensyl habe ich Tinidazol erhalten, das noch besser gegen zystische Formen der Borrelien wirken soll. Ich habe nur noch leicht auf dieses Antibiotikum reagiert. An gewissen Stellen im Körper sind zu Beginn nochmals ein wenig Schmerzen aufgetreten, und nach drei weiteren Monaten Behandlung (insgesamt zwölf Monate Antibiotikatherapie) habe ich mich ganz beschwerdefrei gefühlt (die einzigen noch vorhandenen Beschwerden waren wohl die, welche durch die Nebenwirkungen der Antibiotika hervorgerufen wurden).

Ich habe aber die Behandlung nicht ganz abgebrochen, denn die chronische Borreliose ist eine nicht zu unterschätzende Krankheit. Die Borrelien können ihre Form ändern, sich verstecken, ruhen und später wieder aktiv werden. Im Grunde genommen sind viele Mechanismen der Borrelien im menschlichen Körper noch nicht genau bekannt und müssen noch besser erforscht werden. Somit war auch diese Therapie ein Versuch, denn wir mussten einfach nach den momentan neuesten Erkenntnissen und mit den zurzeit vorhandenen Mitteln behandeln. Und Sicherheit ist besser als das Vertrauen, dass jetzt alles wieder gut ist.

Deshalb haben wir noch einige Zeit weitergemacht mit einer gepulsten Therapie, um eventuellen Rückfällen vorzubeugen. Das bedeutet, dass ich nur noch eine Woche pro Monat Antibiotika erhalten habe, und zwar an jenen Tagen, an denen bis kurz zuvor üblicherweise die monatlichen Krankheitsschübe stattgefunden haben (also rund um die Periode). Die restlichen Tage des Monats habe ich keine Antibiotika genommen. Der Arzt hat mir Minocyclin/Quensyl und Tinidazol im monatlichen Wechsel verschrieben, in der gleichen Dosierung wie in der Dauerantibiose. Ich musste mich dabei auf den Kalender verlassen, denn die monatlichen Krankheitsschübe sind wie gesagt zu diesem Zeitpunkt ausgefallen.

Während der gepulsten Therapie habe ich die Behandlung mit den Naturheilmitteln und Aufbaupräparaten weitergezogen und habe auch noch Überhitzungsanwendungen gemacht.

- Zusätzlich habe ich mich drei Monate lang mit Colestyramin (Quantalan, 3 x 1 Beutel/Tag, wird vom Arzt verschrieben),
- Glutathion (L-Glutathion von Viabiona, 1 Tbl./Tag),
- Chlorella-Algen (von Viabiona) und
- Korianderkraut (speziell für Neurotoxine im Gehirn; Cilantris von Nestmann, www.nestmann.de) zur Ausleitung möglicher Toxine behandelt. (Rolf Zenker von der Selbsthilfegruppe München hat zur Anwendung einiger dieser Mittel ein gutes Merkblatt erstellt mit genauem Anwendungsschema von Chlorella-Algen und Korianderkraut, das im Internet zu finden ist.)

Die Theorie von den Toxinen, die von den Borrelien abgesondert werden, den Körper auf verschiedene Weise schädigen und vom Körper nicht selber ausgeschieden werden können, ist wissenschaftlich bisher nicht eindeutig belegt worden. Man findet Literatur, die sowohl für als auch gegen das fortdauernde Vorhandensein von Toxinen im Körper spricht. Vorsorglich habe ich aber Maßnahmen ergriffen.

Ebenfalls zu dieser Zeit habe ich zusätzliche Medikamente eingenommen, um borreliosebedingte Schäden im Körper zu verbessern:

- Glucosamin, Chondroitin und Hyaluron (Gelenknahrung Pro Hyaluron von Orthoexpert, 1 Beutel/Tag, www.orthoexpert.de) oder
- Grünlippmuschelextrakt (Pernaton, 2 x 1 Tbl./Tag, www.grethers-pastilles.ch) zur Verbesserung der beeinträchtigten Gelenke,
- Brainbooster mit Ginkgo, Cholin und Inositol (Enhanced Ginkgo Smart von Viabiona, 1 Tbl./Tag) zur Verbesserung der Hirnleistung,
- L-Tryptophan (von Viabiona, 1 Tbl./Tag) und
- Johanniskraut (Deprivita von Permamed, 1 Tbl./Tag, www.permamed.ch) zur Stimmungsverbesserung (wegen des erniedrigten Serotoninspiegels. Typische Folgen eines Serotoninmangels wie depressive Stimmung, Antriebslosigkeit, kreisende Gedanken, waren mir seit Jahren sehr bekannt).

Während der gepulsten Therapie und der Entgiftung habe ich in einem dafür spezialisierten Institut (www.serafin.ch) auch eine sogenannte Mikroimmuntherapie begonnen, die von den belgischen Ärzten Dr. Maurice Jenaer und Dr. Bernard Marichal Ende der 1960er-Jahre entwickelt worden ist.

Ziel der Mikroimmuntherapie ist es, den menschlichen Organismus unter Einsatz der wichtigsten an der Immunreaktion beteiligten Substanzen (Botenstoffe) in hochverdünnter Aufbereitung auf schonende und natürliche Weise wieder zu einer normalen Immunantwort zu bringen. In Zukunft sollte mein Immunsystem selber wieder dazu in der Lage sein, zu funktionieren und Infektionen abzuwehren.

Zudem hat mir mein langjähriger Borreliose-Arzt, der Schweizer Zeckenspezialist Dr. Norbert Satz, erzählt, dass bei einer fortgeschrittenen Borreliose auch immunologische Prozesse entstehen, die Beschwerden verursachen können. Es gibt körpereigene Proteine, die gewissen Borrelien-Antigenen sehr ähnlich sind. Ist das Immunsystem im Rahmen einer Borrelieninfektion einmal aktiviert, können diese körpereigenen Antigene fälschlicherweise als Borrelienantigene angesehen und attackiert werden. Über autoimmunologische Vorgänge werden Entzündungsprozeße im Körper aufrecht erhalten, die verschiedenste Symptome zur Folge haben. Im schlechtesten Fall kehren die Beschwerden nach einer «erfolgreichen» Antibiotikabehandlung sogar zurück, weil nicht mehr Erreger, sondern andere körperliche Prozesse – wie eben Immun-Prozesse – für die Beschwerden verantwortlich sind. Die Antibiotika sind laut Dr. Satz offenbar dazu in der Lage, diese Immun-Prozesse günstig zu beeinflussen, solange sie eingenommen werden.

Auch deshalb war ich auf der Suche nach einer Immuntherapie zur langfristigen Regulation des Immunsystems. Eine spezifische Immuntherapie für chronische Borreliose gibt es bisher noch nicht, und herkömmliche Immuntherapien haben nicht selten schwerwiegende Nebenwirkungen.

Wir sind als mögliche Alternative dann auf die (nebenwirkungsfreie) Mikroimmuntherapie gestoßen, die bei gravierenden Auto-Immun-Erkrankungen wie Multiple Sklerose – und inzwischen auch bei Borreliose – eingesetzt wird. Nach der genauen Untersuchung meines momentanen Immunstatus (u. a. verminderte T8-Werte und erhöhte NK-Killerzellen-Werte), habe ich individuell passende Präparate verordnet bekommen, die mein Immunsystem wieder in einen Optimalzustand bringen sollten (2Leid-N von Labo'Life, 1 Tbl./Tag, www.labolife.info).

In den ersten drei Wochen dieser Mikroimmuntherapie war ich wahnsinnig müde (was als Erstreaktion auf diese Therapie häufig vorkommen soll), ich habe vier bis fünf Stunden am Tag sowie die ganze Nacht durchgeschlafen. Anschließend hat sich mein Befinden wieder verbessert, und der gesamte Gesundheitszustand hat sich nochmals ein Stück optimiert.

Dass diese Therapie anschlägt, habe ich auch wenige Monate später gemerkt, als ich kaum noch Infekte bekommen und diese viel schneller überwunden habe – und viel widerstandsfähiger geworden war. Die kontinuierliche Therapie mit Zistrose-Extrakt, der neben Borrelien auch andere Krankheitserreger abtötet, mag ebenfalls dazu beigetragen haben, dass ich generell viel weniger infektanfällig war.

Die Ärztin im Institut für Mikroimmuntherapie hat meinen Körper zusätzlich mittels eines NLS-Frequenzgerätes von Oberon aufgebaut, ein von russischen Wissenschaftlern entwickeltes Therapiekonzept, das Störungen und Schäden im Körper aufspürt und mittels entsprechender Frequenzen korrigiert (www.oberon-nls.ch).

Nach der ersten Behandlung hat sich das angefühlt, als ob sich mein Körper in einer Reparatur-Werkstatt befände; es arbeitete die ganze Nacht extrem im Körper. Ich habe später auch eine CD erhalten, auf der die spezifischen gesundheitsfördernden Frequenzen meines Körpers abgespeichert sind und die ich zu Hause immer wieder anhören konnte.

Außerdem habe ich zur Krankheitsverarbeitung eine Psychologin für traumazentrierte Psychotherapie aufgesucht, die unter anderem mit Körperpsychotherapie, Entspannungstechniken und Eye Movement Desensitization and Reprocessing (EMDR) arbeitet. Eine Posttraumatische Belastungsstörung aufgrund der jahrelangen traumatischen Krankheitserlebnisse ist ja bei mir bereits während des Studiums diagnostiziert worden, und ich wollte das nun endlich mal richtig verarbeiten.

Obwohl ich diese Erlebnisse eigentlich recht gut «verdrängt» habe und mich teilweise auch nicht mehr bewusst daran erinnern kann, habe ich festgestellt, dass sie mich doch immer wieder mal belasten und in mir hochkommen, wenn häufig auch nur phasenweise für einige Stunden oder Tage.

Ich finde es – so wie ich das nach meinen eigenen Erfahrungen einschätzen kann – äußerst wichtig, gerade bei gravierenden und langen Krankheitsverläufen die Erlebnisse dieser schweren Erkrankung bei einer speziell dafür geschulten Fachperson zu verarbeiten. Die traumatischen Krankheitserlebnisse bleiben (sogar wenn man sich nicht mehr bewusst daran erinnern kann) weiterhin im Körper gespeichert, wirken belastend und rauben Energie. Sie können sich beispielsweise in Ängsten, Blockaden, Erschöpfung, Abgestumpftheit, Depressionen, Burnout, Konzentrationsstörungen, vegetativer Übererregung oder sogar psychosomatischen Symptomen zeigen und den Gesundheitszustand zusätzlich stark beeinträchtigen.

Nach vielen Jahren mit einer chronischen Borreliose lässt sich häufig nicht mehr genau sagen, was die Gesundheit denn nun mehr belastet: die körperlichen oder die psychischen Folgen der Krankheit. Eine adäquate psychologische Verarbeitung kann sich diesbezüglich sehr förderlich auf das gesundheitliche Wohlbefinden auswirken. Das Borreliose-Centrum Augsburg bietet in seiner Borreliose-Therapie, wohl kaum zufällig, ebenfalls mentale Unterstützung für die Patienten an.

Zu dieser Zeit hat sich mein Körpergefühl komplett zu verändern begonnen. Das war natürlich fantastisch, aber auch total ungewohnt nach all den Jahren. Die ständige innere nervöse Unruhe, das unangenehme Gefühl, körperlich, gedanklich und emotional fremdgesteuert zu werden, ist verschwunden.

Ich weiß nicht genau, wie ich das in Worte fassen soll, aber da war über Jahre hinweg dieses tiefsitzende Gefühl – da läuft etwas in meinem Körper ab, was nicht normal ist, was sich fremd anfühlt und mich zu einem ganz anderen Menschen und einem Wrack macht. Es kam mir in diesem Moment vor, als sei ich neu geboren, als sei nach unzähligen Jahren wieder die «wahre» Persönlichkeit zum Vorschein gekommen. Ich war wieder ganz ich selber, da war kein störendes Gefühl mehr in meinem Körper. Ich habe auf einmal die Welt ganz anders wahrgenommen, so wie ich das als Kind vor der Krankheit gemacht hatte, und konnte mich viel besser auf das konzentrieren, was um mich herum geschieht.

Ich habe zu diesem Zeitpunkt auch andere verblüffende Dinge festgestellt, z. B. dass der ständige «Nebel» im Kopf abnimmt. Die Benommenheit durch die Krankheit, die mir jahrelang das Denken erschwert hat – ein starker Druck auf Nacken und Hinterkopf sowie das Gefühl, Watte im Kopf zu haben – verringerte sich allmählich.

Und meine psychische Verfassung änderte sich ebenfalls: Ich bin dynamischer und durchsetzungsfähiger, disziplinierter, auch ausgeglichener und stabiler geworden, und meine Lebensfreude ist zurückgekehrt.

Nicht zuletzt ist mir aufgefallen, dass meine Haare plötzlich total schnell wachsen, nachdem ich jahrelang Haarausfall hatte. Voller Verwunderung habe ich zudem eines Tages festgestellt, dass ich wieder Cola und Kaffee trinken kann, ohne Herzklopfen zu bekommen oder zu zittern! Diesen Sonntag bei Starbucks, an dem ich zum ersten Mal seit meinem 14. Lebensjahr wieder einen Kaffee mit Koffein trinken konnte, werde ich nie mehr vergessen!

Ich war auch plötzlich dazu in der Lage, stundenlang in der Sonne zu liegen, ohne dass mir total schlecht geworden ist und ich am ganzen Körper Schmerzen bekommen habe.

Auch eine andere phänomenale Entdeckung habe ich in dieser Zeit gemacht: Ich konnte zum ersten Mal im Leben Alkohol zu mir nehmen und habe nicht mehr schlecht darauf reagiert. (Nicht, dass man mich falsch versteht, ich habe natürlich nun nicht begonnen, Alkohol und Koffein zu konsumieren – das sollte man während einer Borreliose-Therapie sowieso vermeiden. Ich habe einfach nur festgestellt, dass ich zum ersten Mal überhaupt dazu in der Lage bin, diese Getränke ohne negative Auswirkungen zu konsumieren.)

Ich bin an einen Punkt gelangt, an dem ich gemerkt habe, dass der Körper zum ersten Mal seit unzähligen Jahren die Überhand über die Infektion gewinnt. Die körperliche und auch mentale Kraft, die zurückgekehrt ist, war fast schon überwältigend, und das Fitnesstraining, das ich während dieser Intensivtherapie begonnen habe, hat meine Kraft ebenfalls kontinuierlich verstärkt.

Das betreute Training in einem Fitness-Center hat sich als äußerst vorteilhaft erwiesen, denn ich musste keine Angst haben, mich zu überanstrengen oder zu verletzen, und konnte Schritt für Schritt meinen Körper aufbauen. Gleichzeitig hatte ich dort die Möglichkeit, weitere gesundheitsfördernde Maßnahmen wie Sauna, Dampfbad oder Kneippgarten zu benutzen.

Zudem habe ich realisiert, dass ich plötzlich wieder mehr Appetit habe und viel besser schlafe. Da ich auch wieder besser geschlafen und etwas an Gewicht zugenommen habe, hat sich mein Zustand nochmals verbessert.

Nach etwa sechs Monaten gepulster Therapie ging es mir dauerhaft so gut, dass ich die Antibiotika in Absprache mit dem Arzt abgesetzt habe. Medizinische Untersuchungen ließen zu diesem Zeitpunkt auch keine Borrelien-Aktivität mehr erkennen. Es gibt die Möglichkeit, bei einer Therapie der chronischen Borreliose noch Hormonbehandlungen anzuwenden, da die Hormone durch die chronische Infektion beeinträchtigt sein können, was zu verschiedenen Beschwerden führen kann. Da ich mich jedoch bestens gefühlt habe, meinte mein Hausarzt, das würde in meinem Falle nicht viel Sinn machen.

Nach der Antibiose habe ich eine Darmsanierung durchgeführt (Sanum-Therapie mit: 1. Tag: Calvakehl D3, 5 Trpf. abends; 2. Tag: Sanukehl Myc D6, 5 Trpf. abends; 3. Tag: Recarcin D6, 5 Trpf. abends, 4. Tag: Latensin D4, 1 Tbl. abends, 5. Tag: Sanukehl Salm D6, 5 Trpf. abends – wöchentlich wiederholt, www.sanum.com). Und um von der Therapie zu pausieren, habe ich erst mal Ferien gemacht, nachdem ich so lange keine Gelegenheit mehr dazu hatte.

Anschließend habe ich aber die Behandlung nicht gänzlich abgebrochen, denn Borreliose-Experten empfehlen, nach Absetzen der Antibiotika noch einige Zeit mit wirksamen Naturheilmitteln weiterzutherapieren. Wir haben erfahren, dass diesbezüglich unter anderem die pflanzlichen Präparate Samento und Banderol eingesetzt werden, die in neuesten wissenschaftlichen Untersuchungen von Prof. E. Sapi von der University of New Haven eine überraschend gute Wirkung auf alle Formen der Borrelien gezeigt haben, auch auf die Biofilme.

Deshalb habe ich die Behandlung noch weitergeführt mit den Naturheilmitteln Zistrose (Einnahme wie gehabt) und Samento (von NutraMedix, 12 Tage 2 x 30 Trpf./Tag, www.nutramedix.com); danach zwei Tage Pause; weiter mit Banderol (von NutraMedix, 12 Tage 2 x 30 Trpf./Tag) danach wieder zwei Tage Pause (Samento und Banderol im ständigen Wechsel). Das nehme ich bis heute so ein. Auch Enzyme und Nahrungsergänzungen wie Vitamine und Mineralstoffe nehme ich weiterhin, und die Mikroimmuntherapie läuft noch auf unbestimmte Zeit weiter.

Dieses Therapieprogramm mag auf den ersten Blick sehr anstrengend und aufwändig klingen – aber verteilt auf etwa zwei Jahre war es sowohl kräftemäßig als auch finanziell zu schaffen. Ich hatte ja nicht gerade viel Einkommen in dieser Zeit, da ich nur sehr wenig arbeiten konnte – und viele andere chronisch kranke Borreliose-Patienten werden sich durch die langandauernde Krankheit in einer ähnlichen Lage befinden.

Zum Glück hat die Krankenkasse noch einiges an Behandlungskosten übernommen, gelegentlich haben sogar meine Angehörigen ein Medikament bezahlt, und durch gutes Einteilen des Geldes und Verzicht auf Freizeitaktivitäten usw. war die Behandlung für mich finanziell machbar. Ich denke, Wege findet man immer, um eine Therapie realisieren zu können. Beispielsweise indem man Angehörige, Freunde oder andere Betroffene um Unterstützung bittet. Im schlimmsten Fall macht man einen öffentlichen Spendenaufruf, wenn einen überhaupt niemand unterstützen kann.

Ich habe über Jahre hinweg immer wieder kürzere Therapien gegen die Borreliose gemacht, die alle ein wenig, aber nicht durchschlagend geholfen haben. Ich vermute deshalb, nun lange und ohne Unterbrechung mit wirksamen Mitteln therapiert zu haben, hat letztlich den Erfolg gebracht. Die Kombination von chemischer Therapie nach momentan neuesten Erkenntnissen, Komplementärtherapien sowie Lebensumstellung über genügend lange Zeit war letztendlich effektiv.

Es geht mir gesundheitlich so gut, wie ich es mir nie mehr hätte zu träumen wagen. Vor allem die Ruhe, die ich im Körper habe, und die Kraft, die ich wieder spüre, das fühlt sich unglaublich gut an nach so langer Zeit! Und die jahrelangen ständigen Beschwerden sind bis heute nicht mehr zurückgekehrt! Da ich weiterhin sehr gesund lebe, gelingt es mir auch, den guten Gesundheitszustand zu erhalten.

Etwas Grundlegendes möchte ich zudem an dieser Stelle noch sagen: Ich denke, es ist wichtig, auch psychologisch wieder ein normales Verhältnis zu seiner Gesundheit und zu seinem Körper zu finden. Wenn man so viele Jahre chronisch krank war, hat man sich so übertrieben mit seiner Gesundheit beschäftigt, dass jedes kleinste Symptom, jedes Unwohlsein gleich als Bedrohung angesehen wurde.

Dabei darf man nicht vergessen, dass auch jeder normale, gesunde Mensch mal krank, mal erkältet ist, mal Kopf- oder Rückenschmerzen hat, mal müde ist, mal Schwindel hat oder sich nicht wohl fühlt. Der menschliche Körper ist keine Maschine und «funktioniert» nicht jeden Tag gleich. Wieder zu begreifen, dass man sich an einem Tag sogar mal etwas weniger wohl fühlen kann und dennoch nicht ernsthaft krank ist, finde ich wichtig. Das Allerwichtigste ist ja sowieso, dass man sich im Großen und Ganzen so gut fühlt, dass man dazu in der Lage ist, ein gutes Leben zu führen. Und an diesem Punkt bin ich nach dieser Therapie eindeutig angelangt.

Ein medizinischer Kommentar zur Lyme-Borreliose bei Claudia Lietha

von Dr. med. Norbert Satz, Zürich

Als ich unsere heutige Autorin und damals noch jugendliche Patientin im Alter von 16 Jahren 1994 erstmals untersuchte, litt sie unter einer langen Liste von Beschwerden, von denen ich mir nur die wichtigsten aufgeschrieben hatte: ausgeprägte Müdigkeit, Erschöpfbarkeit, Konzentrationsstörungen, Zustände von Ohnmacht, wechselnde Schmerzen an verschiedensten Stellen des Muskel-Bandapparates, Gelenkschmerzen ohne Gelenkschwellungen, Nackensteifheit, Kopfschmerzen, Appetitlosigkeit, Gewichtsverlust, Episoden von Herzrasen, von Bauchschmerzen, von Fieber etc.

Die körperliche Untersuchung war bis auf eine Untergewichtigkeit unauffällig.

Die Patientin stellte auch mir als Spezialisten die Frage, ob bei ihr nicht eine Lyme-Borreliose vorliegen könnte, zumal der Antikörpertiter gegen den Erreger erhöht ausgefallen war.

Die lange Liste der Beschwerden, welche Claudia Lietha mitgebracht hatte, auch zusammen mit dem erhöhten Antikörpertiter gegen Borrelia burgdorferi, dem Erreger dieser Krankheit, ergab noch lange nicht die Diagnose einer Lyme-Borreliose. Die Beschwerden sind für diese Diagnose ausnahmslos nicht spezifisch und passen auch zu vielen anderen Krankheiten, angefangen bei den Erkrankungen aus dem rheumatischen Formenkreis. Weiter in Frage kommen Stoffwechselstörungen, chronische Darmentzündungen mit Gelenkbeteiligung, andere Infektionen etc.

Speziell erwähnen möchte ich, dass die meisten der aufgelisteten Symptome auch bei mehreren psychischen Störungen wie Depressionen, bei psychosomatischen, vegetativen Störungen oder hier besonders bei Jugendlichen im Rahmen einer Anorexie anzutreffen sind.

All diese Beschwerden, die jede einzelne für die junge Patientin schwer zu tragen war, galt es auszuloten, andere mögliche Ursachen zu suchen oder auszuschließen und vor allem in der Vergangenheit nach den sogenannten, für die Lyme-Borreliose unabdingbaren, diagnostisch entscheidenden Hauptsymptomen zu suchen, wie akute Gelenkentzündungen, Entzündung am Nervensystem (Hirn- und Hirnhautentzündungen, Rückenmarkentzündungen oder Nervenentzündungen), nach Hautentzündungen (Erythema migrans, besser bekannt als Wanderröte, und Acrodermatitis chronica atrophicans) oder nach einer Beteiligung des Herzens.

Mit Hilfe schon vorgängig durchgeführter und jetzt noch ergänzender Untersuchungen konnte trotz akribischer Exploration bei der Patientin keine andere somatische Ursache gefunden werden. Bliebe noch eine Depression oder gar eine Anorexie? Diese konnte ich mit ärztlicher Erfahrung und gesundem Menschenverstand auch ohne die Hilfe eines Psychiaters ausschließen.

Trotz ihres damals desolaten Zustandes nahm die junge Patientin alle Kraft zusammen und wünschte nichts mehr, als gesund zu werden, um bald weitere Schulen besuchen und ein möglichst normales Leben als Teenager führen zu können. Sie gab sich Mühe mit Sport, mit Essen etc. In dieser jungen Person waren ein unglaublicher Wille, eine Zielstrebigkeit, eine Unbeirrbarkeit und eine flammende Hoffnung versammelt. Auch in den kommenden schwierigen Jahren habe ich bei ihr nie eine Resignation, nie ein Aufgeben bemerkt, aber immer ein neues Probieren im Alltag oder in den Schulen, immer ein Suchen nach besseren Wegen und Möglichkeiten.

Die Diagnose einer Lyme-Borreliose war damals aber immer noch nicht gestellt. Entscheidend war, dass in der Vergangenheit schmerzhafte Entzündungen an einem Hüft- und Kniegelenk, letzteres mit Schwellung, bestanden hatte, für die bis dahin keine Erklärung gefunden wurde. Auch konnte der deutlich erhöhte IgG-Antikörpertiter bezüglich Borrelia burgdorferi bestätigt werden. Bei der Western-Blot-Untersuchung (Immunblot) fanden sich zahlreiche spezifische Antikörperbanden, die den Befund eines lange anhaltenden Immunkontaktes mit dem Erreger bewiesen.

Damit waren alle drei diagnostischen Elemente für das Vorliegen einer Lyme-Borreliose erfüllt, respektive diese Diagnose konnte mit überwiegender Wahrscheinlichkeit angenommen werden: Erstens Gelenkentzündungen in der Vergangenheit als typische Hauptsymptome, zweitens ein deutlich erhöhter IgG-Antikörpertiter mit einem Western-Blot-Befund, der einen lange anhaltenden Immunkontakt zeigte, und drittens der akribische Ausschluss anderer Ursachen.

Die Diagnose der Lyme-Borreliose, vor allem im fortgeschrittenen Stadium und in so komplexer Form wie hier, kann meistens nicht mit 100%iger Sicherheit gestellt werden, auch wenn alle diagnostischen Kriterien erfüllt sind. Es bestand immer noch die Möglichkeit einer Fehldiagnose. Aber die Wahrscheinlichkeit, dass hier eine Lyme-Borreliose bzw. eine chronische Form dieser Erkrankung vorlag, war doch so hoch, dass sie zur antibiotischen Therapie berechtigte.

Claudia Lietha hatte bis dahin lediglich Tetracycline in Tablettenform erhalten, was nach heutiger und auch schon nach damaliger Kenntnis ungenügend war. Entsprechend wurde die noch heute gültige Standardtherapie mit 2 g Ceftriaxon pro Tag intravenös an 28 aufeinanderfolgenden Tagen durchgeführt.

Wie bei ihrem schwachen körperlichen Zustand zu erwarten war, stellten sich schon nach den ersten Infusionen erhebliche Nebenwirkungen ein. Eine wesentliche bzw. dauerhafte Besserung trat bei unserer Patientin auf diese intravenöse Therapie hin nicht ein. Sie blieb weiterhin, und wie im Buch eindrücklich geschildert, noch über Jahre krank. Immer weniger konnte ich ihr einen Zeithorizont bezüglich Genesung angeben und musste sie im Verlauf sogar mit dem Gedanken vertraut machen, dass sie möglicherweise für unabsehbare Zeit mit den Beschwerden leben müsse.

Weitere Rocephin-Antibiotikatherapien hätten auch nach heutiger Erfahrung keine Verbesserung gebracht. Es blieben also nur noch symptomatische Behandlungen, was mit der Einnahme zahlreicher und verschiedenster Medikamente verbunden gewesen wäre. Für die Einnahme von «Chemie» war Claudia Lietha aber nicht zu gewinnen, was ich verstehen konnte. Bei einem so komplexen Beschwerdebild wie hier, mit dieser vielfältigen Symptomatik, sind alternative Behandlungsmöglichkeiten oft erfolgreicher oder zumindest ärmer an Nebenwirkungen. Auch sie hatte zahlreiche nicht schulmedizinische Therapien durchgeführt; alle nicht mit durchschlagendem Erfolg, aber zumindest mit Linderung der Beschwerden.

Damals, 1994, verstanden auch wir Spezialisten die chronische Lyme-Borreliose nur ganz unscharf und nur ansatzweise und waren im Glauben, dass eine antibiotische Therapie in ein bis zwei Jahren zur Gesundheit führen müsste. Heute wissen wir, dass die chronischen Verlaufsformen der Lyme-Borreliose immunologisch-chemische Erkrankungen sind, die ursprünglich durch Borrelien in Gang gesetzt wurden.

Unsere Patientin hatte zu Beginn durch Borrelien verursachte Gelenkentzündungen (Stadium II der Lyme-Borreliose), die in ein sogenanntes Postlyme-Syndrom mündeten. Diese heute von allen namhaften Fachleuten akzeptierte Manifestation ist eine der chronischen Verlaufsformen (Stadium III) der Lyme-Borreliose.

Das Postlyme-Syndrom tritt unmittelbar oder wenige Monate nach einer akuten Manifestation (Erythema migrans, Lyme-Arthritis, Neuroborreliose, Acrodermatitis chronica atrophicans etc.) auf und zeichnet sich durch eine Vielfalt von Symptomen aus, von denen auch unsere Patientin viele aufwies. Hier seien nur einige aufgeführt:

1. Allgemeinsymptome wie Müdigkeit, Missstimmungen (Unwohlsein), funktionelle Beschwerden, Infektanfälligkeit, Fieber, asthenische Beschwerden etc.
2. Muskuloskelettale Beschwerden wie Gelenk-, Sehnen- und Muskelschmerzen etc.
3. Neurologische Beschwerden wie Kopfschmerzen, Wahrnehmung von Kribbeln, Brennen etc.
4. Neurofunktionelle und psychische Störungen wie Konzentrationsstörungen, Wortfindungsstörungen, depressive Verstimmungen, emotionale Labilität etc.

Diagnostisch ein großes Problem ist, dass alle aufgeführten Beschwerden unspezifisch sind und auch, wie oben schon erwähnt, bei zahlreichen anderen somatischen und psychischen Erkrankungen vorkommen. Kann in der Vorgeschichte keine akute Phase einer Lyme-Borreliose ausfindig gemacht werden, so wird man trotz positiver Labortests die Diagnose einer chronischen Lyme-Borreliose bzw. wie hier die Diagnose eines Postlyme-Syndroms nicht sicher stellen können.

Auch müssen wie bei unserer Patientin, ein erhöhter IgG-Antikörper-titer und ein Western-Blot-Resultat mit Langzeitantikörpern vorliegen. Ist dies nicht der Fall, so bleibt die Diagnose einer chronischen Lyme-Bor-reliose lediglich Vermutung und Spekulation. Leider haben uns neuere Labortests wie der LTT, der Elispot oder die CD3- und CD57-Zellen di-agnostisch auch nicht weitergebracht, sind sie doch trotz gegenteiliger Behauptungen gewisser Kreise entweder zu wenig sensibel oder zu we-nig spezifisch und fallen bei allzu vielen anderen Erkrankungen ebenso häufig pathologisch aus.

Für die Diagnose eines Postlyme-Syndroms muss also eine akute Phase der Erkrankung eruierbar sein. Es müssen die Serologie (IgG-Anti-körpertiter, Western Blot) stimmen und andere Ursachen akribisch aus-geschlossen worden sein.

Sollte beim Vorliegen eines Postlyme-Syndroms festgestellt werden, dass noch keine adäquate antibiotische Therapie durchgeführt wurde, wie zu diesem Zeitpunkt bei unserer Patientin, so ist zur eventuellen Eli-minierung noch vorhandener Erreger eine korrekte antibiotische Thera-pie indiziert, was hier mit der Gabe von Rocephin beabsichtigt war.

Auffallend ist beim Postlyme-Syndrom, dass dieses breite Beschwer-despektrum mit den ursprünglichen Symptomen der akuten Phase nichts mehr zu tun hat. Es ist für diese Verlaufsform ein typischer, ein soge-nannter Symptomwandel eingetreten.

Über die Ursache ist sich die Wissenschaft nicht einig: Immunolo-gisch-chemische Vorgänge in Folge toter Bakterienreste im Körper, in Folge versteckter intrazellulärer oder schlafender Bakterien oder von Doppelinfektionen etc.? Für all diese möglichen Ursachen haben wir trotz intensiver Forschung bisher keine stichhaltigen Beweise. Einig ist man sich lediglich darin, dass es sich um ein chemisch-immunologisches und nicht mehr wie ursprünglich um ein infektiöses Geschehen handelt.

Tatsache ist auch, dass diese Form der chronischen Lyme-Borreliose nicht allein mit Antibiotika behandelt werden kann, so vielfältig und phantasievoll und «modern» auch die nicht mehr überschaubare Anzahl der antibiotischen Therapieschemen in Kurz- und Langzeitform ist. Trotzdem geht es vielen Patienten unter einer Langzeittherapie z. B. mit Tetracyclinen (Minocyclin, Doxycyclin etc.), Imidazolen (Tiberal, Flagyl etc.), Cephalosporinen (Rocephin etc.), Hydroxychloroquin (Quensyl etc.) besser, wie auch das Beispiel unserer Patientin zeigt.

Wie erklärt sich das? Alle oben aufgeführten Substanzen haben nicht nur eine ausgezeichnete antibiotische Wirkung, sondern besitzen eine zweite, nämlich eine hervorragende antientzündliche Wirkung wie etwa die Rheumamittel oder wie Kortison. So werden Hydroxychloroquin oder die Imidazole schon seit Jahrzehnten in der Behandlung chronischer rheumatischer oder chronischer Dickdarminfektionen erfolgreich eingesetzt; bei Erkrankungen also, die immunologischer und nicht infektiöser Natur sind.

Die Substanzen greifen direkt in das immunologisch-chemische Geschehen ein und bessern manche Beschwerden, vor allem Beschwerden an Gelenken, Sehnen, Muskeln, verbessern den Allgemeinzustand usw. Die gleiche antiinflammatorische Wirkung ist auch von den Tetracyclinen bekannt und sogar gut erforscht. Fachlich korrekt können wir sogar von einer antiinflammatorischen Therapie oder von einer Immuntherapie sprechen. Aber dem Patienten ist natürlich nur wichtig, dass schließlich eine Besserung eintritt, gleichgültig, wie diese zustande kommt.

So lange alles gutgeht, stellen sich keine Probleme ein. Schwieriger wird es jedoch, wenn ersthafte Nebenwirkungen dieser antibiotischen Langzeittherapien eintreten. Patienten und vor allem die verschreibenden Ärzte stehen dann vor der versicherungsrechtlich unangenehmen Situation, dass eine Therapie durchgeführt wurde, für deren Nützlichkeit bis heute kaum wissenschaftlich fundierte Belege vorliegen. Wirkliche Langzeitstudien, das heißt Verlaufsbeobachtungen mindestens über fünf Jahre, sind bis jetzt nicht durchgeführt worden. Es ist dringend notwendig, dass gerade Zentren in den USA und in Europa, die damit Erfahrung haben, noch mehr wissenschaftlich validierte Studien durchführen. Dies ist eine unerlässliche Voraussetzung für die Zulassung dieser Therapieformen und für die Kostenübernahme durch die Versicherungen.

Die Lyme-Borreliose ist nach heutigem Wissen zu Beginn eine Infektionserkrankung (Stadium I und II), in ihren Spätfolgen (Stadium III) ist sie aber eine Immunkrankheit geworden. Deswegen zu behaupten, und unsere Patientin hat es so erlebt, Spätfolgen seien keine Lyme-Borreliose mehr, ist eine Fehlinterpretation.

Bei einer Vielzahl meiner Patienten mit einer chronischen Lyme-Borreliose konnte ich mit einer Langzeitbehandlung mit Antirheumatika das Gleiche erreichen. Ich schließe nicht aus, und dies wäre zu prüfen, dass bestimmte Antibiotika wie die Tetracycline gar besser wirken als die Rheumamittel.

Sowohl die Rheumamittel als auch die dazu eingesetzten «Antibiotika» wirken häufig nur so lange, wie sie eingenommen werden. Nach dem Absetzen können die Beschwerden früher oder später wieder zurückkehren. Bei einigen bleiben sie aber endgültig weg. Auffallend ist, dass bei Wiederholung dieser Therapien in Folge eines Rückfalls der wirksame Effekt häufig nicht mehr reproduzierbar ist. Dies schließt nicht aus, dass Einzelne von einer solchen Behandlung profitieren, wie unsere Patientin, die jedoch – genau genommen – nicht nur eine Langzeitantibiose, sondern zusätzlich eine Vielzahl anderer Therapien und Maßnahmen angewendet hat. Es ist zu wünschen, dass unsere mittlerweile gesunde Autorin zu den definitiv Geheilten gehört.

Die Zukunft der medikamentösen Therapie für die chronische Lyme-Borreliose geht in Richtung Immuntherapie. Darauf konzentrieren sich auch viele Forschungsbemühungen. Ob wir einmal feststellen können, dass wir die Tetracycline eigentlich als erste Immuntherapeutika eingesetzt haben, wird die Zukunft zeigen.

Zu guter Letzt muss erwähnt werden, dass auch die Zeit heilt. Dies mag schon fast zynisch klingen, wenn man auf den langjährigen schweren Verlauf unserer Patientin blickt. Es ist aber Tatsache, dass die Beschwerden des Postlyme-Syndroms, sofern nicht chronische Organschäden vorliegen, mit den Jahren oder Jahrzehnten sich abmildern oder gar verschwinden.

Wenn man das Buch aufmerksam liest, wird man ohnehin feststellen, dass nicht die Medikamente allein entscheidend für die Genesung von Claudia Lietha waren. Entscheidend war ihr steter und ungebrochener Wille, gesund zu werden. Mit aktivierenden Therapien wie Bewegung, Fitness, mit dem Anpassen des Alltags an die vorhandenen Kräfte, mit einer gesünderen Ernährung etc. hat sie selbst in vorbildlicher Art und Weise den Hauptteil der Besserung bewirkt.

Der Schweizer Internist **Dr. med. Norbert Satz** führt in Zürich eine Praxis, in der Patienten bezüglich Zeckenkrankheiten abgeklärt und behandelt werden. Dr. med. Norbert Satz ist auf dem Gebiet der Zeckenerkrankungen seit den Anfängen in den 1970er-Jahren praktisch und wissenschaftlich tätig und gehört heute zu den renommiertesten Experten für die Lyme-Borreliose und die FSME. Er ist Verfasser zahlreicher wissenschaftlicher Publikationen und Bücher wie «Klinik der Lyme-Borreliose» und «Frühsommer-Meningoenzephalitis (FSME)», die als Standardwerke sowohl praktizierenden Ärzten wie auch Wissenschaftlern dienen.

Die Lyme-Borreliose im kurzen Überblick

von Dr. med. Norbert Satz, Zürich

Die Lyme-Borreliose, im Volksmund «Borreliose» genannt, wird durch ein von Zecken (Holzbock = Ixodes ricinus) übertragenes Bakterium (Borrelia burgdorferi) verursacht.

Stadium I

Beim Zeckenstich gelangen die Borrelien unter die Haut und bewirken bei 20 % der Betroffenen an der Stichstelle eine sich zentrifugal ausweitende, flächige oder ringartige Rötung (Wanderröte). Auch können nur grippeartige Beschwerden ein Zeichen der frischen Infektion Symptome sein. 80 % merken nicht, dass sie die Keime übertragen bekommen haben. Treten eine Wanderröte oder grippale Beschwerden auf, so sollte möglichst rasch mit Antibiotika behandelt werden. Je schneller die Behandlung einsetzt, desto weniger Borrelien werden gestreut.

Stadium II

Sehr schnell dringen die Erreger von der Haut in die Blutgefäße ein und verteilen sich im ganzen Körper, mit Vorliebe im Bewegungsapparat (Gelenke, Sehnen, Muskeln), im Nervensystem (Gehirnhaut, Gehirn, Rückenmark, Nervenwurzeln, Nerven), wieder in der Haut (Wanderröte mit multiplen Flecken, Akrodermatitis etc.) oder im Herzen. Es entstehen in den betroffenen Geweben akute Entzündungen wie z. B. Gelenkentzündungen (Lyme-Arthritis), oder Entzündungen am Nervensystem (Neuroborreliose), Entzündungen der Haut (Dermatoborreliose) oder am Herzen.

Auch in dieser Phase gilt es, möglichst rasch mit Antibiotika einzugreifen. Verpasst man die Diagnose und setzt die Behandlung zu spät ein, so ist die Gefahr groß, dass die akute in eine chronische Entzündung (Stadium III) übergleitet.

Stadium III

Dies bedeutet Beschwerden über sechs Monate und/oder bleibende Schäden in den betroffenen Organen wie z. B. Arthrosen, Fibromyalgie, Lähmungen, Polyneuropathie, Debilität, Depressionen.

Bei den organtreuen chronischen Verlaufsformen entsteht z. B. aus einer Gelenkentzündung eine Arthrose, aus einer Nervenentzündung eine Polyneuropathie, aus einer Hirnentzündung eine Debilität, aus einer Rückenmarkentzündung eine Lähmung.

Eine Sonderform der chronischen Lyme-Borreliose ist das Postlyme-Syndrom. Dieses kann nach allen früheren Formen entstehen und hat mit den ursprünglichen Beschwerden aus dem Stadium II oder III nichts mehr zu tun (Organwechsel). Beim Postlyme-Syndrom können zahlreiche Beschwerden aus dem rheumatischen, neurologischen und psychischen Formenkreis sowie Allgemeinsymptome vermischt sein.

Die chronischen Formen werden in diesem Stadium nicht mehr direkt durch die Erreger verursacht bzw. unterhalten. Entweder liegen definitive Organschäden vor, weil die akute Entzündung (Stadium II) zu lange bestanden hat, oder es laufen immunologisch-chemische Vorgänge ab, die durch antientzündliche Medikamente wie Antirheumatika, Kortison etc. behandelt werden müssen. Eine eigentliche Immuntherapie diesbezüglich gibt es noch nicht. Möglicherweise wirken bestimmte Antibiotika, vor allem die Tetracycline, als Immuntherapeutika, weil sie außer der antibiotischen auch noch eine sehr gute antientzündliche Wirkung besitzen.

	Stadium I	Stadium II	Stadium III
	▪ Wanderröte (Erythema migrans) ▪ Grippeartige Beschwerden		
Bewegungs-apparat		▪ Gelenkentzündung ▪ Sehnenentzündung ▪ Muskelentzündung	Chronische Formen des Stadiums II mit ▪ Arthrosen ▪ Schrumpfung der Sehnen, Muskeln, Gelenkkapseln ▪ Fibromyalgie
Nervensystem		▪ Lähmung der Hirnnerven (z. B. Gesichtslähmung) ▪ Hirnhautentzündung ▪ Hirnentzündung ▪ Rückenmarkentzündung ▪ Entzündung der Nerven-wurzeln ▪ Entzündung der Nerven	Chronische Formen des Stadiums II mit ▪ Lähmungen ▪ intellektuellen Defiziten ▪ Gefühlsstörungen (Poly-neuropathie)
Haut		▪ Wanderröte mit multiplen Flecken ▪ Akrodermatitis ▪ Morphea ▪ Lichen sclerosus	Chronische Formen des Stadiums II mit ▪ Hautschrumpfungen ▪ Verhärtungen
Herz		▪ Störungen der Reizleitung (Blockbilder)	▪ Kardiomyopathie mit Herzmuskelschwäche
Postlyme-Syndrom			▪ Mischbild mit rheumati-schen, neurologischen, psychischen Beschwerden und zahlreichen Allgemein-symptomen

Borreliose – Zeckeninfektion mit Tarnkappe

von Ute Fischer

Der sogenannte Zeckenatlas zeigt mit seinen rot markierten Gebieten, wo das durch Zecken übertragene FSME-Virus (Frühsommer-Meningo-enzephalitis) überall anzutreffen ist. Zecken mit Borrelien und weiteren Erregern sind hingegen flächendeckend auf der gesamten nördlichen Erdhalbkugel zu finden. Sie besitzen auch keinen eingebauten Kalender, der ihre Aktivität auf März bis Oktober beschränkt, sondern eher einen eingebauten Temperaturfühler, der sie antreibt, zwischen 8 und 22 Grad Celsius auf Blutsuche zu gehen, gleichgültig, ob nun gerade Januar oder Juli ist.

Beweisend für eine erfolgte Infektion mit Borrelien ist die sogenannte Wanderröte, die sich rund um den Zeckenstich oder an anderer Stelle zeigt und sich zunehmend vergrößert. Dann muss sofort therapiert werden, auch ohne Laborbestätigung. Das Problem ist, dass jedoch nur ein bestimmter Anteil der Patienten die Wanderröte ausbildet; dennoch haben sie eine Infektion erlitten. Manchmal weist die Wanderröte nur eine zarte Rosafärbung auf oder befindet sich an schlecht einsehbarer Stelle und wird deshalb übersehen. Diese Wanderröte vergeht auch ohne Behandlung und lässt die Betroffenen glauben, dass nun alles wieder gut sei.

Zweites Indiz einer Borrelien-Infektion ist eine Art Sommergrippe – ohne Husten und Schnupfen, aber mit der typischen Abgeschlagenheit mit Kopf- und Gliederschmerzen und dem Wunsch, sich nur noch ins Bett legen zu wollen. Diese Phase vergeht meist auch von alleine. Ist das Immunsystem mit dem Erreger nicht selbst fertig geworden, können Symptome nach Wochen und Monaten, manchmal auch erst nach Jahren und scheinbar aus heiterem Himmel auftreten und eine völlig neue Krankheit vermuten lassen. An eine Zecke denkt dann so schnell niemand. Studien mit Patienten aus Nordamerika und Baden-Württemberg (Süddeutschland) haben gezeigt, dass die Symptome einer Borreliose auch erst acht Jahre nach der eigentlichen Infektion zum Ausbruch kommen können.

Jede Borreliose ist anders. Oft äußert sie sich mit Gelenkbeschwerden, am häufigsten am Knie, aber auch an Schulter, Hüfte, Hand- und Fingergelenken, sehr häufig an den Halswirbeln, was als Nackensteife bezeichnet wird. Häufig berichtet werden Kopf- und Rückenschmerzen und Gefühlsstörungen wie Kribbeln, Taubheit, Brennen oder Eiseskälte auf Hautarealen. Es kann zu großflächigen Hautentzündungen kommen, so dass die Haut durchsichtig wie Zigarettenpapier wird und die Venen hervortreten.

Sehr irritierend empfinden die Betroffenen kognitive Störungen, eine verminderte Denkleistung, mangelnde Konzentration, Schwierigkeiten beim Erfassen von gelesenen Inhalten sowie Wortfindungs- und Sprechstörungen. Es treten seltsame Buchstabendreher und Buchstabensalat auf, weil man beim Schreiben in die falsche Reihe gerät.

Besonders gravierend sind zudem Bewusstseinsausfälle. Man läuft durch eine Straße und weiß nicht mehr, wohin man wollte. Das Denken fühlt sich an, als ob das Gehirn in Watte verpackt ist. Augenärzte finden keine Erklärung für Sehstörungen. Mal braucht man eine Brille, dann wieder nicht.

Herzrhythmusstörungen irritieren Kardiologen. Herzschrittmacher werden implantiert, wo eine Borreliose-Therapie als ursächliche Behandlung angezeigt wäre. Panikattacken und schlaflose Nächte mit Nervenschmerzen an Armen und Beinen zermürben die Patienten. Und besonders belastend wird die Borreliose für die Betroffenen und ihre Angehörigen, wenn die Beschwerden einfach auf Depressionen oder psychosomatische Fehlleistungen zurückgeführt werden. Fortdauernde Beschwerden nach Minimal-Behandlungen werden bis heute mit hochpreisigen Medikamenten gegen Multiple Sklerose, Rheuma und Depression behandelt.

«Borreliose tötet nicht, aber sie nimmt das Leben», ist eine Weisheit aus der Borreliose-Selbsthilfe. Tatsächlich funktionieren diese Menschen nicht mehr. Sie sind nicht mehr dazu in der Lage, ihr Leben zu organisieren, jede Anstrengung wirft sie zurück. Dem Borreliose- und FSME-Bund Deutschland begegnen deshalb nicht selten tragische Schicksale: Paare entzweien sich. Familien zerbrechen, wenn die Ersparnisse unter Arbeitslosigkeit und teuren Privattherapien dahinschmelzen. Der Arbeitsplatz geht wegen vieler Fehlzeiten verloren. Kleine Unternehmen gehen bankrott, wenn der Chef nicht mehr funktioniert. Eltern wird das Sorgerecht für ihre Kinder entzogen, wenn sie sich voller Verzweiflung auf neue Therapien einlassen. Und jedes Jahr nehmen sich Borreliose-Patienten sogar das Leben, weil sie entweder die Schmerzen nicht aushalten oder nicht mit dem Stigma leben können, angeblich psychisch krank zu sein.

Die Behandlung von Borreliose-Patienten scheitert oftmals bereits bei der Diagnose. Obwohl in medizinischen Lehrbüchern verzeichnet steht, dass die Diagnostik eine klinische sei, also auf den Symptomen basierend, verlässt man sich häufig leichtfertig auf Laborwerte. Was Ärzten jedoch die Diagnostik erschwert, ist einerseits das Nichtvorhandensein eines zuverlässigen Markers im Blut. Borrelien findet man dort nicht, sondern nur Antikörper, die das Immunsystem bildet, wenn es stark genug ist, sich gegen die Eindringlinge zu wehren.

Doch im Labor droht das nächste Dilemma. Wird früher als sechs Wochen getestet, sind die verräterischen Antikörper womöglich noch gar nicht entwickelt. Ergebnis: negativ. Erschwerend kommt hinzu, dass die Vielzahl der Labortests unterschiedlicher Hersteller uneinheitlich analysieren. Sämtliche – rund dreißig verschiedene – Bluttests auf Antikörper sind nicht standardisiert. Man kann deshalb mit dem gleichen Blut in einem Labor positiv und im nächsten negativ sein.

Doch noch verheerender: Ein positiver Test beweist die Infektion, aber nicht die Krankheit; ein negativer Test schließt beides nicht aus. Das alles sind Gründe, warum unzählige Borreliose-Patienten von Arzt zu Arzt irren, immer auf der Suche nach Heilung, nach Verbesserung der Lebensqualität, nach einer Chance, wieder berufsfähig bzw. als Kind wieder schulfähig zu werden.

Aber es keimt auch Hoffnung: Auf Initiative von Borreliose-Betroffenen entstand in Deutschland eine Patienten-Organisation, der heutige Borreliose- und FSME-Bund Deutschland e.V. (BFBD). Er ging hervor aus dem 1994 in Hamburg gegründeten Lyme-Borreliose-Bund. Der Borreliose- und FSME-Bund Deutschland ist eine Patientenorganisation auf Bundesebene und pflegt Kooperationen und Austausch mit den meisten europäischen Borreliose-Patientenorganisationen. Ihm angeschlossen sind etwa 90 % der regionalen Selbsthilfegruppen, -vereine und -kontakte (circa 100 in Deutschland) sowie über 1500 Einzelmitglieder und Förderer aus Deutschland und verschiedenen europäischen Ländern.

Zu den Aufgaben und Zielen des BFBD gehören unter anderem Prävention und Information, Beratung Betroffener und Interessierter, Herausgabe von Fachzeitschriften und Aufklärungsmedien, Interaktion mit Ärzteschaft, Wissenschaft und Leistungserbringern.

Und vor etwa zehn Jahren gründete sich dann die Deutsche Borreliose-Gesellschaft, eine ärztliche Fachgesellschaft, die sich mit regelmäßigen Fortbildungen und Erfahrungsaustausch dieser noch zu wenig erforschten Infektion widmet.

Vergeblich sucht man bisher jedoch Borreliose-Projekte an den hiesigen Universitäten und in den großen Forschungsinstitutionen. Solange die Pharmaindustrie keine Mittel zur Verfügung stellt und sich die Forschungsministerien nicht darum kümmern, versinken angedachte Projekte in der Bedeutungslosigkeit. Umso wichtiger ist es deshalb, dass sich Betroffene und einzelne Ärzte dafür einsetzen, dass Patienten ihre Stimme erheben können.

Ute Fischer gelangte erst auf Umwegen zu Ihrem Traumberuf als Journalistin und Schriftstellerin. Nach der Lehre als Einzelhandelskauffrau und Studien im Bereich Werbung und Marketing arbeitete sie zehn Jahre als Werbetexterin, Werbeberaterin und Werbeleiterin einer großen deutschen Foto-Handelsgruppe. Erst der Schritt zur Selbständigkeit 1980 erlaubte ihr freies Schreiben. 1993 infizierte sie sich bei den Recherchen für Radreisebücher im Schweizer Aaretal mit Borrelien. Durch die gesundheitlich bedingte berufliche Neuorientierung konzentrierte sich Ute Fischer dann auf die Beratung von Borreliose-Patienten und die redaktionelle Betreuung von Fachzeitschriften, die unter dem Titel «Borreliose Wissen aktuell» beim Borreliose- und FSME-Bund Deutschland (BFBD) regelmäßig erscheinen und über die Patientenorganisation Liga für Zeckenkranke (LiZ) auch in der Schweiz vertrieben werden.

Mit ihrem Mann, dem Journalisten Bernhard Siegmund, hat Ute Fischer verschiedene Bücher zum Thema Borreliose herausgebracht: das Fachbuch «Borreliose – Zeckeninfektion mit Tarnkappe», das jährlich erscheinende Borreliose-Jahrbuch sowie das Patientenbuch «Leben mit Borreliose». Seit zehn Jahren arbeitet sie zudem in ehrenamtlichen Vorstandsämtern für die deutsche Patientenorganisation BFBD.

Interview mit Dr. Petra Hopf-Seidel zu den psychischen und sozialen Folgen der Borreliose

Frau Dr. Hopf-Seidel, welche psychischen Veränderungen kann ein Mensch durchmachen, der an einer Borreliose erkrankt ist?

Alle chronisch Borreliose-Kranken leiden unter sehr verschiedenen, oft auch schmerzhaften Beschwerden, die sich nicht immer einfach erklären lassen. Hinzu kommen bei den meisten noch Schlafstörungen und eine unerklärliche Tagesmüdigkeit, so dass in der Regel das Allgemeinbefinden stark beeinträchtigt ist. Dies führt zunächst beim Patienten selbst zu Verunsicherung, Angst und auch depressiven Verstimmungen, da er nicht weiß, was plötzlich mit ihm los ist. Im weiteren Verlauf der Krankheit kommt es dann häufig zu beruflichen, sozialen und familiären Schwierigkeiten, da man «nicht mehr so funktioniert wie früher», wie es die Patienten auszudrücken pflegen.

Psychische Veränderungen und Störungen können auch als direkte Auswirkung der Infektion resultieren. Wie entstehen diese genau, und wie lassen sie sich laborchemisch nachweisen?

Die **chronische** Borreliose ist wegen der Wirkung, die die Borrelien als vorwiegend intrazelluläre Erreger auf das Immunsystem haben, eine **chronisch-systemische Entzündung**. Diese zeigt sich in einer Erhöhung von Th1-Zytokinen wie z. B. TNF-alpha und Interferon-gamma, was im Blut nachgewiesen werden kann. Weiterhin kommt es zu einer Verminderung von Serotonin, dem sogenannten Glückshormon, wodurch es zu Schlafstörungen und depressiven Verstimmungen kommt.

Auch für diesen Serotoninmangel ist oft die borrelienbedingte Entzündung mit ursächlich, denn es wird ein Enzym, die sogenannte IDO (Indolamin-2,3-Dioxygenase) aktiviert, das seinerseits Tryptophan verbraucht und zu Kynurenin umwandelt. Dadurch fehlt das Tryptophan als Vorstufe zur Serotoninbildung, und dies verursacht dann eine depressive Stimmung ebenso wie das Kynurenin, das selbst wiederum depressionsauslösend wirkt.

Messbar sind im Labor neben den erwähnten Zytokinen das Serotonin, das Tryptophan sowie die IDO-Aktivität. Verstärkt werden kann ein derart entstandener Serotoninmangel auch noch durch Serotonin-Antikörper und durch genetisch bedingte Serotonin-Transportervarianten, so dass das Ausmaß der depressiven Verstimmung auch von diesen individuellen Risikofaktoren mit abhängt.

Welchen Schwierigkeiten sind Borreliose-Patienten im Alltag häufig ausgesetzt?

Da man Borreliose-Betroffenen oft nicht ansieht, wie krank und schwach sie sind, haben sie häufig Schwierigkeiten, als chronisch Kranke erkannt und anerkannt zu werden. Das kann beim Hausarzt ebenso wie bei Behörden und manchmal sogar in der engeren Familie der Fall sein und zu starken Verunsicherungen und Enttäuschungen bei den Patienten führen. Symptome wie Müdigkeit und Erschöpfung, Muskelschmerzen, Kopf- und Gelenkschmerzen kann man nicht sehen, und sie lassen sich auch nicht objektivieren. Durch die Anforderungen des Alltags, die die Kranken meist noch erfüllen möchten, überfordern sie sich regelmäßig, was zu einer weiteren Verschlechterung ihres Gesundheitszustandes führen kann. Dasselbe gilt übrigens für Patienten, die am chronischen Erschöpfungssyndrom CFS leiden und sich auch meist mehr zumuten, als sie zu leisten imstande sind.

Borreliose-Betroffene sind demnach häufig Überforderungen sowie unangenehmen Reaktionen und mangelndem Verständnis durch ihr Umfeld ausgesetzt. Untersuchungen aus dem Gebiet der Psychoneuroimmunologie[4] zeigen, dass sich Angst- und Stresszustände schwächend auf das Immunsystem auswirken, wäh-

---

[4] Z.B. Schedlowski, Manfred; Tewes, Uwe: *Psychoneuroimmunologie*, Heidelberg: Spektrum, Akad. Verlag, 1996.

rend z. B. positive Gefühle und soziale Unterstützung die Effektivität des Immunsystems steigern. Können solche Negativfaktoren den Verlauf der Erkrankung beeinflussen oder die Heilungschancen beeinträchtigen?

Über die Relevanz von psychischen Faktoren auf die Funktion des Immunsystems bei Borreliose-Patienten bin ich zu wenig informiert. Fakt ist hingegen: Viele Borrelien-Infizierte werden chronisch krank, weil sie schon von vorneherein ein nicht voll abwehrfähiges Immunsystem haben. Dies kann z. B. durch einen Mangel an MBL (Mannose-bindendes Lektin) bedingt sein, weshalb häufig Infekte auftreten und diese auch länger dauern. Oder es besteht ein IgM- oder IgG-Mangel, der die IgG- und IgM-Antiköperbildung unzureichend sein lässt. Oder im genetisch fixierten HLA-System besteht eine Konstellation, die für eine chronische Borrelien-Infektion ohne ausreichende Antikörperbildung prädisponiert.

Genauso aber können bereits bestehende (Umwelt)-Belastungen, z. B. durch Schwermetalle aus Zahnersatzmaterialien oder durch Pestizide, Holzschutzmittel oder Schimmelpilze, das Immunsystem des Individuums bereits so sehr beschäftigen, dass es in seiner Abwehr gegenüber neuen Erregern geschwächt ist. Die Infektion mit den neu hinzukommenden Erregern verläuft dann natürlich langwieriger und schwerer, da das Immunsystem ja bereits ständig mit der Abwehr der vorbestehenden Belastungen beschäftigt ist.

Zu welchen psychischen Folgen kann eine langandauernde Borreliose indirekt führen?

Chronisch Borreliose-Kranke leiden neben ihren ständigen Schmerzen und den durch die vielfältigen Beschwerden bedingten Leistungseinschränkungen auch noch unter häufigen, meist länger anhaltenden Infekten. Dadurch fallen sie oft als Arbeitskraft aus und haben hohe Fehlzeiten im Beruf, oder sie erreichen gar nicht erst einen Berufs- oder Studienabschluss. Dies trägt weiter zum sozialen Abstieg bei und zu den dadurch auch erlebten finanziellen Engpässen.

Dieses Erleben von ständiger Insuffizienz und erzwungenem Verzicht auf viele der für Gesunde «normalen» Alltagsfreuden kann zu Verzweiflung, Hoffnungslosigkeit und Trauer über verpasste Lebenszeit führen. Kommen noch Unverständnis oder sogar Leugnen der Krankheit durch

Mitmenschen hinzu, entwickelt sich nach längerer Krankheitszeit oft sozialer Rückzug und/oder eine Veränderung der Persönlichkeit.

Aufgrund der Tatsache, dass eine Borreliose-Erkrankung sowohl direkte als auch indirekte psychische Auswirkungen zur Folge haben kann, werden bei Betroffenen nicht selten psychische Krankheiten als Ursache ihrer Beschwerden vermutet. Gibt es Diagnosen, die bei Borreliose-Patienten besonders häufig gestellt werden?

Lege ich die Diagnosen, die ich bei meinen chronisch Borreliose-Kranken in den Arztbriefen und Gutachten gestellt sehe, zugrunde, so überwiegen psychosomatische Diagnosen wie eine Somatisierungsstörung, Psychosomatose oder chronifiziertes Schmerzsyndrom. Aber auch Angsterkrankung, depressive Phasen oder hypchondrische Fixierungen werden festgestellt. Durch diese Fehleinschätzung des Krankheitsbildes wird der Schwerpunkt der Therapie verlagert auf psychische Probleme, und die notwendige Behandlung der Borrelien-Infektion mit Antibiotika wird vernachlässigt.

Viele Borreliose-Patienten leben mit chronischen Schmerzen. Welche Auswirkungen können ständige Schmerzen auf die Persönlichkeit eines Menschen haben?

Ständige Schmerzen verleiten zu Inaktivität und völligem Rückzug bis zu Bettlägerigkeit, da sich das Denken nur noch auf die Schmerzen und deren Bewältigung einengt. Da aber bei den Schmerzen der chronischen Borreliose erfahrungsgemäß die üblichen Analgetika wie Ibuprofen oder Diclofenac nur sehr schlecht ansprechen, da die Ursache oft entzündliche Veränderungen der Muskulatur (mit CK-Erhöhungen) oder der Nervenwurzeln (wie beim Bannwarth-Syndrom) sind, machen die Patienten die ständige Erfahrung, dass «bei meinen Schmerzen sowieso nichts mehr hilft», wodurch sich die Resignation und Verzweiflung ebenso wie die Inaktivität verstärken.

Welche psychischen Folgen können durch die aus der Krankheit oftmals resultierende soziale Isolation entstehen?

Junge Betroffene verlieren den Anschluss an ihre Altersgenossen, versäumen wesentliche soziale Entwicklungsschritte, auch in sexueller Hinsicht, und sie verlernen zudem, sich in neuen Situationen zurechtzufinden. Sie vermeiden es zunehmend, sich den Herausforderungen des Lebens zu stellen aus Angst vor Versagen oder einem unvorhersehbaren Krankheitsschub (chronische Borreliose verläuft ja oft in Schüben, so dass sich die an und für sich schon schlechte gesundheitliche Situation noch einmal verschlechtert).

Für ältere Patienten brechen die bisherigen Freizeitbeschäftigungen, Hobbys und vor allem die damit verbundenen Freundschaften weg. Wegen der fehlenden Planbarkeit der körperlichen Verfassung unterbleiben verbindliche Terminvereinbarungen wie Theater, Sporttreffs und Ähnliches. Die Patienten fühlen sich dann irgendwann nur noch in ihrem Zuhause sicher, wo sie wissen, wie sie sich bei einer schlechten körperlichen Verfassung am besten helfen können.

Welche Schwierigkeiten können Betroffene aufgrund ihrer Krankheit haben, sich wieder in ein normales Leben zu integrieren?

Neben den häufigen Schmerzen sind es vor allem die vegetativen Störungen bei Borreliose, die es den Betroffenen erschweren, wieder einen normalen Alltagsrhythmus aufzubauen. Dazu zählen die erheblichen Schlafstörungen mit Ein- und Durchschlafstörungen und in der Regel auch einem sehr oberflächlichen, nicht erholsamen Schlaf. Oft ist der Schlaf auch noch durch Alpträume gestört, vor allem bei Vitamin-B6-Mangel.

Viele Borreliose-Kranke wachen nachts auf mit Schweißausbrüchen, Herzrasen und Angstgefühlen, was mit dem in der Regel erniedrigten Serotoninspiegel zu tun hat. Durch die gestörte Schlafarchitektur ist die Tageswachheit und Leistungsfähigkeit für die Alltagsanforderungen von vorneherein schon beeinträchtigt, was wiederum alles Lernen und die Bereitschaft für Neues behindert. Das Ausbrechen aus dieser Situation erfordert sehr viel Selbstdisziplin, Planung und Konsequenz, um letztlich wieder einen geregelten Tagesablauf aufbauen zu können.

Gibt es Therapien oder Methoden, die sich besonders eignen, die Folgen der Borreliose-Krankheit zu behandeln?

An erster Stelle steht natürlich die adäquate antibiotische Therapie der bei den chronisch Kranken meist intrazellulär liegenden Borrelien, die lange genug (mindestens dreißig Tage) und in ausreichender Dosierung mit dafür geeigneten Antibiotika (Makrolide, Tetracycline, Imidazole) behandelt werden müssen, um ihre Anzahl in den verschiedenen Körperkompartimenten wie Sehnen, Muskeln, Gelenken und Gehirn zu reduzieren. Unterstützend können dabei verschiedene Supplemente eingesetzt werden, vor allem wenn deren Mangel nachgewiesen werden konnte, wie B-Vitamine, Ubichinon-10 (früher: Coenzym Q_{10}), Glutathion, Vitamin D, Alpha-Liponsäure u. v. m. Auch Wärme, sei es Sauna, Hyperthermie oder auch einfach nur ein warmes Wannenbad, wird meist als sehr hilfreich empfunden.

Dazu gehört dann auch – wie bereits oben erwähnt – die Vermeidung von Überforderung bei gleichzeitigem Aufbau eines strukturierten Tagesablaufes. Dazwischen sollten aber auch immer wieder Entspannungsphasen eingeplant werden (Lesen ist wegen der meist gestörten Aufmerksamkeitsspanne oft schon zu anstrengend). Eine psychotherapeutische Begleitung kann durch einen Blick von außen auf die persönliche Situation mit Gesprächen und Ratschlägen oft besser weiterhelfen, als es durch die jahrelange Krankheit oft überforderte und belastete Angehörige und Lebenspartner können.

Worauf sollten Fachleute, die mit Borreliose-Kranken umgehen, besonders achten?

Da viele Borreliose-Kranke auf andere nicht so krank wirken, wie sie sich selbst fühlen, bedarf es eines Arztes, der ihnen gut zuhört und der die ihm geschilderten, oft schwer nachvollziehbaren Beschwerden und Symptome in ihrer Vielfalt dann auch ernst nimmt und glaubt.

Außerdem muss er über das spezifische Wissen zu dieser Multisystemerkrankung Borreliose verfügen, um die geeigneten Therapien einleiten zu können. Denn das größte Problem für viele chronisch an Borreliose Erkrankte ist die Tatsache, dass ihre vielfältigen Beschwerden nicht als organisch bedingt erkannt werden und deshalb die Behandlung «auf der psychischen Ebene» angegangen wird.

Dadurch geht kostbare Zeit verloren für eine kausale Therapie der Infektionskrankheit, die aber die Vorbedingung ist, um wieder aus der ausweglosen Situation herauszukommen, die durch die multiplen Beschwerden der Borreliose entsteht: mangelnde Akzeptanz als organisch bedingte Infektionskrankheit – Leistungsknick und depressive Verstimmung – sozialer Abstieg.

Allen Ärzten und Psychotherapeuten, aber auch Sozialarbeitern, Krankenpflegepersonal, Behördenmitarbeitern und Angehörigen, die mit chronisch kranken Borreliose-Patienten zu tun haben, sollte diese Tatsache bewusst sein, und sie sollten durch ihr situationsadäquates Verhalten mithelfen, dass chronisch Borreliose-Kranke nicht noch tiefer in diesen Teufelskreis mit seinen psychischen und sozialen Folgen geraten.

Die deutsche Borreliose-Patienten behandelnde Ärztin **Dr. Petra Hopf-Seidel**, Fachärztin für Neurologie, Psychiatrie und Allgemeinmedizin, begann nach dem Studium der Humanmedizin an den Universitäten Würzburg und Berlin und der Promotion 1980 ihre berufliche Laufbahn zunächst mit einer chirurgischen Assistenzzeit. Nach einer Familienpause führte sie zuerst die Weiterbildung zur Fachärztin für Allgemeinmedizin zu Ende und schloss danach die Facharztausbildung für Psychiatrie und Neurologie an.

Nach mehreren Jahren als Klinikärztin am Bezirkskrankenhaus Ansbach mit zusätzlicher neurologischer Konsiliartätigkeit am Klinikum Ansbach ließ sie sich dort 1993 in kassenärztlicher Praxis als Nervenärztin nieder.

Nachdem immer mehr chronisch an Borreliose Erkrankte in ihrer Praxis behandelt werden wollten, gab sie 2004 wegen des notwendigerweise hohen Zeitaufwandes für diese Patienten ihre Kassenzulassung zurück und behandelt seitdem schwerpunktmäßig chronisch Borreliose-Kranke in ihrer Privatpraxis in Ansbach. In ihrem Buch «Krank nach Zeckenstich. Borreliose erkennen und wirksam behandeln» gibt sie ihre Erfahrungen und Erkenntnisse weiter.

Sie hält zudem regelmäßig Vorträge für Selbsthilfegruppen, auf Tagungen und Kongressen und führt Weiterbildungen für Berufskollegen durch über das Krankheitsbild der chronischen Borreliose und über andere Krankheitsbilder, die auf einer chronisch-systemischen Entzündung beruhen wie z. B. CFS (Chronic fatigue syndrome – Chronisches Erschöpfungssyndrom). Sie ist Mitglied in der Deutschen Borreliose-Gesellschaft e.V. (DBG), dem Deutschen Berufsverband der Umweltmediziner e.V. (dbu) und bei Fatigatio e.V. (Bundesverband Chronisches Erschöpfungssyndrom).

Interview mit
Prof. Dr. Martin Sievers zu
seinen Borreliose-Forschungen

Prof. Sievers, wann haben Sie Ihre Forschungen zur Therapie der Borreliose begonnen, und wie sind Sie dabei vorgegangen?

Die Lyme-Borreliose ist aufgrund der verschiedenen morphologischen Formen der Borrelien, der diffusen Symptome und der schwierigen Therapie eine sehr komplexe Krankheit. Im Jahre 2004 begann ich mit meiner Arbeitsgruppe auf dem Gebiet der Borrelien zu forschen. Wir wollten Erfahrungen in der Kultivierung von Borrelien gewinnen sowie eine Verbesserung in der Diagnostik und Therapie der Lyme-Borreliose erzielen.

Insbesondere interessierte uns das Verhalten der Borrelien in Kultur mit menschlichen Endothelzellen. Endothelzellen kleiden alle menschlichen Lymph- und Blutgefäße aus, und Borrelien infizieren und passieren diese während der Verbreitung im Körper. Da sowohl die Borrelien als auch die Endothelzellen sehr langsam wachsen, eignen sich beide gut für eine gemeinsame Kultivierung.

Die Zecken stehen als direkte Quelle für die Isolierung der Borrelien weitgehend ganzjährig aus der Natur zur Verfügung. Die ersten Zecken haben wir im Sihlwald im Kanton Zürich eingesammelt. Wir trugen während des Einsammelns weiße Schutzanzüge und haben die freien Stellen an den Fuß- und Handgelenken mit Klebeband überdeckt, damit wir beim Einsammeln vor Zeckenstichen sicher waren. Die am Schutzanzug haftenden Zecken wurden in Plastikröhrchen in einem leicht feuchten Milieu überführt.

Aus den eingesammelten Zecken konnten wir verschiedene Arten und Stämme an Borrelien (Borrelia burgdorferi sensu stricto, Borrelia afzelii, Borrelia garinii und Borrelia valaisiana) identifizieren und in Kultur nehmen. Hierfür wurde an der ZHAW am Institut für Biotechnologie in Wädenswil ein eigenes eingerichtetes Biosicherheitsstufe-2-Labor (BSL-2) in Betrieb genommen.

Bei Arbeiten mit humanpathogenen Bakterien ist auf absolute Sicherheit zu achten. Der Zugang zu meinem BSL-2 RT413 ist für berechtigte Personen nur über ein Badge-System möglich, und der Raum ist mit zwei Sicherheitswerkbänken mit Personenschutz, Inkubatoren, CO_2-Brutschränken für die Kultivierung von Borrelien mit menschlichen Zellkulturen, Mikroskopen sowie Desinfektionsmitteln für Hände und Arbeitsflächen ausgerüstet.

Die eingesammelten Zecken wurden in diesem Labor mit 70%igem Ethanol oberflächlich desinfiziert, homogenisiert, und ein Teil des Homogenisates wurde für die Kultivierung in einem serumhaltigen BSK-H-Medium überführt. Das Kultivierungsmedium enthielt Antibiotika wie Rifampicin, Fosfomycin und Amphotericin B zur Unterdrückung der unerwünschten Begleitflora an Bakterien und Schimmelpilzen. Die Borrelien wuchsen in Anwesenheit dieser drei Antibiotika.

Nach zwei Wochen Kultivierung bei 33 °C unter mikroaerophilen Bedingungen wurden die in der Nährlösung gewachsenen Borrelien auf eine spezielle Agarplatte zur Gewinnung von Reinkulturen ausgestrichen. Einzelne Kolonien wurden aus dem Agar isoliert, vermehrt und zu einer Kultur von menschlichen Endothelzellen gegeben. Sehr viel Zeit und Geduld muss bei der Kultivierung von Borrelien aufgebracht werden.

Wir erhielten eindrucksvolle mikroskopische Bilder von Borrelien, die sich an menschliche Endothelzellen anhefteten und dann im Inneren dieser menschlichen Endothelzellen vorkamen. Das intrazelluläre Vorkommen von Borrelien in Endothelzellen, Synovialzellen und neuronalen Zellen ist wissenschaftlich bereits gut dokumentiert.

Diese Zellkultivierung kann ein realistisches Modell bei einer chronischen Lyme-Borreliose darstellen, bei der die Borrelien eher in der menschlichen Zelle vorkommen.

Mit diesem Zellkulturmodell hatten wir nun ein Instrument in der Hand, um die Wirkung verschiedener Antibiotika auf Borrelien zu testen.

Die häufigen Fälle von Therapieversagen schienen auch ein Indiz zu sein, dass noch nicht die richtigen Antibiotika in der Therapie gefunden worden waren.

Auf jeden Fall war mir sofort bewusst, dass ein wirksames Antibiotikum in der Therapie der Lyme-Borreliose alle verschiedenen Formen der Borrelien abtöten muss (bewegliche Spirochäten, abgerundete Zysten und die intrazellulären Formen).

Welche Erkenntnisse konnten Sie durch die Kultivierung der Borrelien mit Antibiotika gewinnen?

In dem Kultivierungsmodell von Borrelien (Borrelia burgdorferi sensu stricto sowie Borrelia afzelii) mit menschlichen Zellen interessierten uns die verschiedenen Formen an Borrelien und die effektivsten Antibiotika in ihrer Wirkung gegen die Borrelien. Die Borrelien kommen in drei verschiedenen Formen vor: die bewegliche spirochätale Form, die runde zystische Form und die intrazelluläre Form, bei der sich die Borrelien in der menschlichen Zelle befinden.

Folgende Erkenntnisse konnten meine Arbeitsgruppe und ich gewinnen: Die Borrelien lassen sich bei veränderten Kultivierungsbedingungen leicht in stabilere zystische Formen überführen. Diese zystischen Formen wandeln sich erst nach Tagen bis Wochen der Kultivierung unter normalen Bedingungen in die spirochätale Form zurück. Ein geeignetes Antibiotikum oder eine Kombination an Antibiotika muss alle diese drei Formen abtöten können.

Wir haben alle gängigen Antibiotika und Kombinationen von diesen auf ihre Wirkung getestet. Bei zu geringer Konzentration an Antibiotika gehen die Borrelien in die zystischen Formen über und sind danach schwierig abzutöten.

β-Lactam-Antibiotika wie Amoxicillin und Cephalosporine wie Rocephin wirken nur gegen die spirochätale Form, jedoch nicht gegen intrazelluläre Borrelien.

Das Ketolid Telithromycin und das Makrolid Azithromycin zeigten im Zellkulturmodell keine ausreichende Wirkung gegen Borrelien.

Die Borrelien wiesen Resistenzen gegenüber Erythromycin auf.

Fluconazol zur Behandlung von Pilzinfektionen sowie pflanzliche Inhaltsstoffe wie Extrakte der wilden Karde und Edelweiß wirkten in unserem Kultivierungsmodell nicht gegen Borrelien. Wir konnten bei der Zugabe von Extrakten der wilden Karde zum Nährmedium stellenweise sogar ein verbessertes Wachstum der Borrelien feststellen.

Metronidazol ist ein Antibiotikum, welches die DNA schädigt. Es wirkt nur gegen anaerobe Bakterien, die strikt ohne Sauerstoff leben wie z. B. die Clostridien im Darm. Die anaeroben Bakterien reduzieren das Metronidazol in der Zelle erst zur aktiven Form. Unter Kultivierungsbedingungen der Borrelien mit menschlichen Endothelzellen wuchsen die spirochätalen Formen der Borrelien in Anwesenheit von Metronidazol. In den Untersuchungen von Ø. und SH. Brorson aus Norwegen zeigte Metronidazol bis zu Konzentrationen von 512 µg/ml keine abtötende Wirkung auf mobile Borrelien unter mikroaerophilen Bedingungen (Brorson Ø., Brorson SH.: «An in vitro study of the susceptibility of mobile and cystic forms of Borrelia burgdorferi to metronidazole», in: «APMIS», 107(6)/1999:566–576).

In unseren ersten Versuchen hatten wir anfänglich den Verdacht gehabt, dass Metronidazol wirkt. Im mikroskopischen Bild entdeckten wir unter dem Einfluss von Metronidazol Cluster an Borrelien, die aber dann doch lebensfähig waren. Wir konnten die Ergebnisse von Ø. und SH. Brorson aus Norwegen bestätigen. Gegen Metronidazol spricht, dass es in einem Umfeld, bei dem Sauerstoff vorhanden ist, nicht wirkt und aufgrund seiner möglichen karzinogenen Wirkung ein möglicher Risikofaktor ist.

Ein Antibiotikum, welches intrazelluläre Borrelien abtötet, muss leicht in die Zelle und in das Gewebe eindringen können. Minocyclin erfüllt als lipidlösliches Molekül diese Bedingungen und wirkt gegen intrazelluläre Borrelien im Zellkulturmodell in geringeren Konzentrationen als Doxycyclin.

Quensyl (Hydroxychloroquin) ist eine «disease-modifying antirheumatic drug» und lindert die Schmerzen, die durch Entzündungen (wie bei Lyme-Arthritis) verursacht werden. Borrelien können die Bildung von Cytokinen wie Interleukin-1β, Interferon-γ und Tumornekrosefaktor-α, die eine Entzündungsreaktion verursachen, induzieren. Eine Wirkung von Quensyl gegen zystische Formen konnte im Zellkulturmodell nur bei recht hohen Konzentrationen erzielt werden. Minocyclin-Konzentrationen von 2,5 bis 5,0 µg/ml zeigten sehr gute inhibierende bis abtötende Wirkungen gegen Borrelien.

Unterschiede in der Testdurchführung, wie Inkubationsdauer der Antibiotika, Zelldichte der Borrelien sowie korrekte Bestimmung der Antibiotika-induzierten Abtötung, lieferten jedoch verschiedene Resultate bezüglich der wirksamen Konzentration (siehe auch: Hunfeld K.-P., Brade V.: «Antimicrobial susceptibility of Borrelia burgdorferi sensu lato: what we know, what we don't know, and what we need to know», in: «Wiener klinische Wochenschrift», 118/2006, Seite 659–668).

Die Kombination von Minocyclin mit Quensyl tötete in unserem Labormodell alle Formen der Borrelien ab. Wir waren sehr sicher, die geeigneten Wirkstoffe gefunden zu haben. Jetzt galt es nur noch, den Schritt aus dem Labor zur medizinischen Anwendung dieser Kombination zu schaffen.

Sie haben folglich eine bestimmte Wirkstoffkombination gefunden, die im Labormodell alle Formen der Borrelien abtötete. Wie sind Sie auf gerade diese Wirkstoffe gestoßen?

Die wissenschaftliche Thematik der Lyme-Borreliose, vor allem die Tatsache, dass die Borrelien in verschiedenen Formen vorkommen, hat mich sehr fasziniert. Sie ist Grundlage für die Forschungsarbeiten in meinem Labor. Meine Überlegungen gingen dahin, zu vermuten, dass in der Therapie der chronischen Lyme-Borreliose die Gabe nur eines Antibiotikums deshalb wahrscheinlich nicht ausreichen würde. Ich habe zu Beginn meiner Arbeiten über Lyme-Borreliose Hunderte von wissenschaftlichen Publikationen gelesen. Ich war immer bestrebt, Erkenntnisse aus diesen Publikationen anzuwenden und aus diesen auch neue Anregungen zu finden. Über meine Hochschule hatte ich guten Zugang zu all den wichtigen und verschiedenen Journalen.

Drei Publikationen haben mir geholfen, die Wirkstoffkombination Minocyclin und Quensyl zu finden. Eine Publikation lieferte das erfolgreiche Zellkulturmodell; zwei weitere die Kombination. Ich habe diese beiden Bestandteile zu einem Cocktail gemischt. Mehr nicht, aber unglaublich effizient in der Wirkung im Zellkulturmodell.

Die Veröffentlichung der Arbeitsgruppe von Didier Raoult aus Marseille aus dem Jahre 1996 über die Tatsache, dass eukaryotische Zellen durch das intrazelluläre Wachstum von Borrelia burgdorferi diese vor der Wirkung von Penicillin und Ceftriaxon schützen, jedoch nicht vor Doxycyclin, lieferte uns die Grundlage für dieses Zellkulturmodell.

Ich bin auf Minocyclin durch einen Artikel in «The New England Journal of Medicine» von 1997 aufmerksam geworden. In diesem Artikel war beschrieben, dass eine italienische Arbeitsgruppe der Universität Genua Neurosyphilis (der Erreger ist mit Borrelien verwandt) erfolgreich mit Minocyclin behandelt hat. Hydroxychloroquin ist als Wirkstoff gegen zystische Formen von Ø. und SH. Brorson aus Norwegen beschrieben worden. Es galt nur noch, diese beiden Wirkstoffe zu kombinieren.

Wie wurden die Ergebnisse bekannt gemacht, und wie haben die Borreliose-Betroffenen darauf reagiert?

Die «Wunderwaffe» Minocyclin und Quensyl war entdeckt; es fehlte «nur noch» die Anwendung in der Praxis. Dies war aber mit vielen Fragezeichen verbunden: Wirkt diese im Zellkulturmodell erfolgreiche Kombination auch bei Patienten mit chronischer Lyme-Borreliose? Finden sich Mediziner, die diese Kombination auch verschreiben und die Patienten über einen längeren Zeitraum mit dieser Therapie begleiten? Welche Dosis und welcher Zeitraum ist zur Behandlung der Lyme-Borreliose mit diesen Medikamenten notwendig? Gibt es Komplikationen oder spezielle Nebenwirkungen während des Behandlungszeitraumes?

Geholfen hat mir die Fachzeitschrift «Borreliose Wissen». Sie war eine geeignete Plattform für die Beantwortung all dieser Fragen.

In der Ausgabe Nr. 16 von Oktober 2007 hatte ich diese Ergebnisse vorgestellt, die dann unter dem Titel «Wunderwaffe Minocyclin und Quensyl» 2009 neu aufgearbeitet worden sind. Im Magazin «Gesundheit Sprechstunde» (4/2008), wo ein Interview mit mir erschien, wurde die Zecke zum gefährlichsten Tier der Schweiz ernannt.

Nach Bekanntgabe der Ergebnisse hatte ich sehr viele Anfragen (E-Mails, Briefe, Telefonate) von Betroffenen aus Deutschland, Österreich, Lichtenstein, Tschechien, aus den Niederlanden und aus der Schweiz bekommen, die an dieser Antibiotika-Kombination sehr interessiert waren und diese auch ausprobieren wollten. Viele haben in Absprache mit Ärztinnen und Ärzten diese Therapie durchgeführt; manche sehr erfolgreich; andere haben sie abgebrochen.

Diese Therapie ist bislang nicht Standard und basiert in Bezug auf die Dosis an Minocyclin und des Behandlungszeitraumes eher auf individuellen Versuchen. Es gab im Magazin «Borreliose Wissen» (19/2009) eine Erfolgsmeldung: «Ein seit über 20 Jahren mit Borreliose behafteter Patient bezeichnete diese Therapie als ‹Durchbruch›. So wie sich vor etwa 15 Jahren das Gefühl in seinen Beinen und Füßen nach und nach verabschiedet hatte, kehrte es jetzt unter Minocyclin und Quensyl zurück, auch als die Therapie nach sechs Monaten beendet wurde.»

Viele Fragen hatte ich über die mögliche Dauer der Behandlung und die Konzentrationen für die Einnahme von Minocyclin und Quensyl. Ich hoffe, dass viele Betroffene zukünftig dieses Buch lesen und das Durchhaltevermögen für eine geeignete Therapie ohne allzu viele Nebenwirkungen haben werden.

Birgt die von Ihnen vorgeschlagene Therapie auch unerwünschte Nebenwirkungen?

Diesem Wirkungserfolg von Minocyclin in der Therapie der Lyme-Borreliose stehen Nebenwirkungen gegenüber. Neben auslösenden Magen-Darm-Störungen ist Minocyclin in der Lage, die Diaminoxidase zu hemmen. Dadurch kann das mit der Nahrung aufgenommene sowie im Körper gebildete Histamin nicht abgebaut werden, und als Folge davon können Juckreiz und Kopfschmerzen entstehen. Ein Anstieg der Leber- und Nierenwerte, eine Auslösung einer Bauchspeicheldrüsenentzündung sowie Verfärbungen von Haut, Knochen, Zähnen, Nägeln und auch der Schilddrüse (!) können Nebenwirkungen von Minocyclin sein.

Die FDA (Food and Drug Administration) der USA, eine staatliche Lebensmittelüberwachungs- und Arzneimittelzulassungsbehörde, warnte zum Jahresende 2010 vor dem Langzeitgebrauch von Minocyclin. Es besteht der Verdacht auf Kanzerogenität für die Schilddrüse. Die FDA empfiehlt bei Langzeitbehandlung von Minocyclin eine regelmäßige Untersuchung der Schilddrüse.

Seit der Einführung von Minocyclin im Jahre 1972 sind bislang sehr wenige Fälle über die Bildung eines schwarzen Pigmentes in der Schilddrüse (black thyroid) durch das Antibiotikum Minocyclin publiziert worden. Minocyclin-induzierte Pigmentierung der Schilddrüse wurde das erste Mal 1976 bei einem Patienten beschrieben, der Minocyclin ein Jahr lang eingenommen hatte (Attwood H.D., Dennett X.: «A black thyroid and minocycline treatment», in: British Medical Journal, 2/1976, Seite 1109–1110).

Die Bildung des schwarzen Pigmentes resultiert durch die Oxidation des Minocyclins in der Schilddrüse durch das Enzym Thyreoperoxidase. 2001 sind 28 Fälle von Minocyclin-induzierter Pigmentierung der Schilddrüse in der Literatur beschrieben worden, von denen elf Patienten (39 %) ein Schilddrüsenkarzinom entwickelt haben (Birkedal C., et al.: «Minocycline-induced black thyroid gland: medical curiosity or a marker for papillary cancer?», in: Current Surgery, 58(5)/2001, Seite 470–471).

Laut Literatur entsteht die Pigmentierung bei einer längeren Behandlung (ein Jahr und länger) mit Minocyclin und einer kumulierten Einnahmedosis größer als 100 g. Bei Entstehung von Pigmentierung durch Minocyclin (Haut, Nägel, Knochen, Schilddrüse, Mund und Augen) sollte die Behandlung mit Minocyclin abgebrochen werden (Eisen D., Hakim M.D.: «Minocycline-induced pigmentation. Incidence, prevention and management», in: «Drug Safety», 18/1998, Seite 431–440).

Die amerikanische Universität von Nebraska behandelte in einer 1997 publizierten Studie 23 von 46 Patienten mit rheumatoider Arthritis mit Minocyclin in einer Dosis von 100 mg zweimal täglich über einen Zeitraum von sechs Monaten (entspricht einer kumulierten Einnahmedosis an Minocyclin von 36,5 g). 15 von 23 Patienten (65%) zeigten aufgrund der Einnahme von Minocyclin mindestens 50 % Verbesserung der Beschwerdesymptome bereits nach drei Monaten Behandlung. Kein Patient brach die Therapie aufgrund von Nebenwirkungen des Minocyclins ab (O'Dell J.R., et al.: «Treatment of early rheumatoid arthritis with minocycline or placebo», in: «Arthritis & Rheumatism», 40/1997, Seite 842–848).

Minocyclin bleibt trotz der Warnung ein wichtiges Antibiotikum in der Therapie der Lyme-Borreliose. Im Magazin «Borreliose Wissen» (23/April 2011) wird die Warnung der FDA von verschiedenen Ärzten eingehend diskutiert.

Sie sprechen von einer Kombination von Wirkstoffen zur Behandlung einer chronischen Borreliose. Worin liegen denn die grundsätzlichen Schwierigkeiten bei der Behandlung einer chronischen Borreliose?

Die Lyme-Borreliose verläuft schleichend und manifestiert sich in drei verschiedenen Stadien: ein akutes Stadium, ein Stadium, in dem sich die Borrelien im Körper verbreiten, und ein Stadium mit Spätfolgen. Als typisches Zeichen des ersten Stadiums tritt einige Tage nach der Infektion eine Hautrötung auf, die als Erythema migrans bezeichnet wird. Diese Hautrötung gilt als Indiz für eine Infektion mit Borrelien. Die Hautrötung tritt aber trotz Infektion mit Borrelien in der Haut nicht zwingend bei allen Patienten auf.

Mit der Infektion folgen unspezifische grippeähnliche Allgemeinsymptome. Dieses akute Stadium ist mit Antibiotika noch gut therapierbar. Unbehandelt können sich aber die Borrelien im Körper verbreiten und weitere Organe wie Gelenke, Haut, das Nervensystem, die Augen und das Herz befallen. Die Borreliose nimmt einen chronischen Verlauf. Die Borrelien verstecken sich im Gewebe und kommen auch innerhalb von menschlichen Zellen vor. Deshalb müssen die geeigneten Antibiotika in der Therapie eine gute Penetration ins Gewebe haben und die Borrelien auch in der Zelle abtöten.

Bei einer chronischen Form der Borreliose treten die Borrelien vermehrt als zystische Formen auf, die dann schwierig abzutöten sind. In Einzelfällen konnten Borrelien aus Biopsien von Patienten mit einer chronischen Verlaufsform noch Jahre nach einem Zeckenstich isoliert werden.

Wenn die Borrelien sich in einer menschlichen Zelle befinden, kann diese aufgrund der Infektion eine sogenannte Apoptose durchführen. Durch diesen gewollten Zelltod werden Zellen, die nicht mehr benötigt werden oder infiziert sind, im Körper beseitigt. Durch die Auflösung der Zellen werden die Borrelien wieder freigesetzt. Das Immunsystem reagiert sofort auf die in Mengen freigesetzten Borrelien, und es kommt schlagartig zu einem schmerzhaften Entzündungsprozess. Durch die Vorgänge des Versteckens von Borrelien und ihrer erneuten Freisetzung können durchaus schubartige Verläufe der Lyme-Borreliose während einer chronischen Verlaufsform der Krankheit entstehen.

Haben Sie auch andere Erreger entdeckt, die durch Zecken übertragen werden können?

Es rückte ein weiteres Bakterium, welches vermehrt in Zecken in Europa gefunden wurde, ins Zentrum unserer Forschung. Von unseren eingesammelten Zecken im Sihlwald im Kanton Zürich (an einem halben Tag haben wir über hundert Zecken eingesammelt) war jede zweite bis dritte

Zecke der Art Ixodes ricinus mit Borrelien infiziert. Durchschnittlich waren 1 % der untersuchten Zecken mit Anaplasma phagocytophilum, dem Erreger der Ehrlichiose, infiziert. Die Mehrheit der Zecken war jedoch mit Rickettsia helvetica (kurz: R. helvetica) infiziert.

Stellenweise waren in einem kleinen Waldareal sogar über 70 % der Zecken mit diesem Bakterium infiziert. Wir wiederholten diese Forschungen mehrere Male, um ganz sicher zu sein. Diese Ergebnisse führten sofort zur Frage: Besitzen Patienten einer Lyme-Borreliose auch Antikörper gegen R. helvetica?

Mit medica (Medizinische Laboratorien Dr. F. Käppeli AG) in Zürich untersuchten wir 250 Seren von Lyme-Borreliose-Patienten. In 12 % der Seren von Patienten mit einer Lyme-Borreliose konnten wir Antikörper gegen Rickettsien nachweisen. Die hierfür verwendete Immunfluoreszenz-Methode detektiert zwar allgemein Rickettsien der «spotted fever group» (Fleckfieber-Gruppe). Da aber nur R. helvetica von allen anderen Rickettsien-Arten endemisch im Kanton Zürich ist, konnten wir vermuten, dass bei diesen Lyme-Borreliose-Patienten eine gleichzeitige Infektion mit R. helvetica vorlag.

R. helvetica wurde erstmals aus Ixodes ricinus (dem Gemeinen Holzbock) in der Schweiz isoliert, wurde aber mittlerweile in vielen europäischen Ländern und sogar in Asien entdeckt. Es löst kein Fleckfieber aus und weist mit Muskel- und Kopfschmerzen ein diffuses Krankheitsbild auf.

Eine Publikation, die 1999 erschienen ist, ist jedoch sehr alarmierend: Das Universitätskrankenhaus Uppsala in Schweden hat bei zwei jungen Sportlern, die an einem plötzlichen Herzversagen gestorben sind, R. helvetica in deren Herzklappen nachgewiesen. Vermutlich ist dieses Bakterium für Herzbeutel- und Herzmuskel-Erkrankungen verantwortlich, was noch gar nicht groß bekannt ist und nicht systematisch untersucht worden ist. Vermutlich ist das Bakterium für eine Reihe unentdeckter Herz-Kreislaufprobleme verantwortlich. Rickettsien infizieren die Zelle und auch den Zellkern, werden aber ebenfalls durch Tetracycline abgetötet. Das Minocyclin wirkt deshalb nicht nur gegen Borrelien, sondern auch gegen Rickettsien. Bei einer möglichen gleichzeitigen Infektion mit Rickettsien werden bei der Einnahme von Minocyclin auch gleichzeitig diese abgetötet.

Das eine ist die Therapie der Borreliose, das andere die Vorbeugung der Erkrankung. Weshalb gibt es zum momentanen Zeitpunkt noch keine Impfung gegen Borreliose?

Eine Infektion nach einem Zeckenstich kann bakteriellen oder viralen Ursprungs sein. Das FSME-Virus befindet sich im Speichel der Zecke und wird sofort übertragen. Gegen eine Infektion, die durch das FSME-Virus ausgelöst wird, kann man sich impfen lassen. Gegen Borrelien wurde ein Impfstoff basierend auf dem Oberflächenlipoprotein OspA entwickelt. Die Borrelien sind mit dem OspA an den TROSPA-Rezeptor der Darmepithelzellen der Zecken gebunden. Während der Blutmahlzeit wird das OspA herunterreguliert, und die Borrelien wandern in den Speichel der Zecken.

In Amerika kommt nur ein OspA-Typ vor, hingegen besitzen die verschiedenen Borrelia-Genotypen in Europa sieben verschiedene OspA-Varianten. Ende 1998 wurde der Impfstoff LYMErix in den USA zugelassen. Der Impfstoff basierte auf einer rekombinanten Variante des OspA, welcher nur bei Borrelia burgdorferi sensu stricto vorkommt. Das Prinzip des Impfstoffes beruhte auf dem Phänomen, dass die Zecke die im menschlichen Körper aufgrund des Impfstoffes gebildeten Antikörper durch den Stich aufnimmt und diese Antikörper dann die Borrelien in der Zecke abtöten. Somit findet keine Übertragung von Borrelien während des Zeckenstiches statt.

Innerhalb eines Jahres nach der Zulassung des Impfstoffes LYMErix häuften sich jedoch bei den geimpften Personen Beschwerden wegen Arthritis als Nebenwirkung der Impfung. Eine Anwaltskanzlei aus Philadelphia reichte daraufhin im Dezember 1999 eine Sammelklage von 121 Betroffenen gegen den Hersteller des Impfstoffes ein. Im Februar 2002 wurde der Impfstoff vom Markt genommen.

Das Borrelien-Antigen OspA ist einem menschlichen körpereigenen Antigen, dem LFA-1 (Leukozyten-Funktions-Antigen-1), sehr ähnlich, welches in Anheftung und Interaktionen von Zellen involviert ist. Zusätzlich enthält das OspA eine kurze Sequenzhomologie zu neuronalen Zellen. Nach der Impfung mit OspA kann es demzufolge zu Kreuzreaktionen und damit zu einer Autoimmunerkrankung kommen.

Ein zukünftiger Impfstoff gegen Lyme-Borreliose sollte gegen alle gängigen pathogenen Borrelien-Stämme wirken und muss absolut sicher sein. Aufgrund eines aktuell fehlenden Impfstoffes ist die richtige Therapie zur Heilung einer Borreliose umso entscheidender.[5]

Von wem wurden Ihre Forschungen unterstützt?

Finanzielle Unterstützung erhielt ich neben der ZHAW von der Kommission für Technologie und Innovation (KTI) in Bern mit medica (Medizinische Laboratorien Dr. F. Käppeli AG) in Zürich als Wirtschaftspartner. Dr. med. et phil. Marinko Dobec von medica unterstützte mich sehr mit seinen Kompetenzen in der Serologie sowie Diagnostik der Lyme-Borreliose. Und Dr. med. Norbert Satz und Dr. med. Markus Fritzsche standen mir als praktizierende Fachärzte zur Seite. Dank diesen Unterstützungen und vor allem durch die vielen wissenschaftlichen Anregungen von Dr. Franz Käppeli und Dr. Marinko Dobec konnte ich in meinem Labor die wichtigen angewandten Forschungen über Lyme-Borreliose durchführen, die zu neuen Erkenntnissen auf diesem Gebiet geführt haben.

Prof. Dr. Martin Sievers arbeitete nach dem Studium und der Promotion in Biologie an der ETH Zürich (Eidgenössische Technische Hochschule) auf dem Gebiet der Lebensmittelmikrobiologie. Seit 2001 hat er eine Professur für Mikrobiologie und Molekularbiologie am Institut für Biotechnologie der Zürcher Hochschule für Angewandte Wissenschaften (ZHAW) inne. Seine Hauptforschungsthemen sind die Diagnostik und Therapie der Lyme-Borreliose, die Entdeckung neuer Wirkstoffe gegen pathogene Bakterien sowie die Identifizierung und Kultivierung von Mikroorganismen. Martin Sievers ist Direktor und Mitgründer der Culture Collection of Switzerland AG, die als nationale Stammsammlung der Schweiz und Spin-off der ZHAW die anspruchsvolle Aufgabe hat, hinterlegte Stämme von Mikroorganismen aus der Umwelt und Medizin fachgerecht einzulagern, langfristig zu erhalten und für Forschung und Entwicklung öffentlich zugänglich zu machen.

[5] Eine hervorragende Ergänzung dazu finden Sie auf: http://www.imd-berlin.de/fuer-einsender/fachinformationen-fuer-aerztediagnostikinfos/hla/borreliose-was-kann-die-hla-subtypen-bestimmung-fuer-die-diagnostik-und-verlaufsbeurteilung-von-patienten-mit-borreliose-leisten.html

Borreliose-Symptome: Kurz-Checkliste nach Dr. med. Joseph J. Burrascano Jun.

		Ja	Nein
1.	Zeckenstich	Ja	Nein
2.	Hautrötung am Ort des Stiches/an anderen Stellen	J	N
3.	Verstärkte Beschwerden nach Alkoholgenuss	J	N
4.	Gelenk-/Muskelschmerzen an den Füßen	J	N
5.	Schwellung an den Zehen/Fußballen	J	N
6.	Schmerzen am Knöchel	J	N
7.	Brennen in den Füßen	J	N
8.	Schmerzen der vorderen Unterschenkelmuskulatur	J	N
9.	Nicht erklärliches Fieber, Schwitzen, Frieren	J	N
10.	Nicht erklärliche Gewichtsveränderung (–/+)	J	N
11.	Erschöpfung, Müdigkeit	J	N
12.	Nicht erklärlicher Haarausfall	J	N
13.	Geschwollene Lymphknoten	J	N
14.	Halsschmerzen	J	N
15.	Schmerzen in den Hoden/Leisten	J	N
16.	Nicht erklärliche Menstruationsunregelmäßigkeiten	J	N
17.	Nicht erklärliche Milchproduktion	J	N
18.	Empfindliche Blase/Blasenfunktionsstörungen	J	N
19.	Sexuelle Funktionsstörungen/Libidoverlust	J	N
20.	Magenbeschwerden	J	N
21.	Verstopfung/Durchfall	J	N
22.	Schmerzen des Brustkorbs/Wundgefühl über Rippen	J	N
23.	Kurzatmigkeit, Husten	J	N
24.	Herzklopfen, Herzstolpern	J	N
25.	Gelenkschmerzen/Gelenkschwellung	J	N
26.	Steifheit der Gelenke, des Nackens, des Rückens	J	N
27.	Muskelschmerzen/Muskelkrämpfe	J	N
28.	Zucken im Gesicht oder von anderen Muskeln	J	N
29.	Kopfschmerzen	J	N
30.	Kitzeln, Taubheit, Brennen oder Stechen	J	N
31.	Gesichtslähmung	J	N
32.	Augenschmerzen, Doppel-, Schleier-, Mückensehen	J	N
33.	Ohrenschmerzen, Summen, Klingeln	J	N
34.	Schwindel, Gleichgewichtsstörung, Reisekrankheit	J	N
35.	Benommenheit, Verwirrtheit, Denkschwierigkeiten	J	N
36.	Zittern	J	N
37.	Schwierigkeiten beim Konzentrieren/Lesen	J	N

38.	Vergesslichkeit, schlechtes Kurzzeitgedächtnis	J	N
39.	Desorientiertheit, Verirren	J	N
40.	Schwierigkeiten beim Sprechen	J	N
41.	Stimmungsschwankungen, Gereiztheit, Depressionen	J	N
42.	Schlafstörungen: zu viel, zu wenig, frühes Erwachen	J	N

Übersetzt von Dr. rer. nat. J. Gruber

Eine ausführliche Symptomliste finden Sie auf der Website des Deutschen Borreliose- und FSME-Bundes: www.bfbd.de.

Adressen

Unter diesen Adressen bekommen Sie alle benötigten Infos und weitere Adressen rund um Borreliose.

Borreliose- und FSME-Bund Deutschland e.V. (BFBD)

Patientenorganisation Bundesverband, Bundesgeschäftsstelle
Postfach 4150, D-64351 Reinheim
Tel. +49 (0)180 500 69 35 / Fax. +49 (0)6162 16 66
E-Mail: info@borreliose-bund.de
www.bfbd.de

Auf der Homepage des BFBD finden Sie – neben ausführlichen Informationen rund um Borreliose – auch die Adressen verschiedener Patientenorganisationen in anderen europäischen Ländern.

Deutsche Borreliose-Gesellschaft e.V.

www.borreliose-gesellschaft.de

Auf der Homepage der Deutschen Borreliose-Gesellschaft sind neben vielfältigen Informationen auch die ständig aktualisierten medizinischen Leitlinien zur Borreliose-Behandlung aufgeführt.

Liga für Zeckenkranke Schweiz

Sekretariat, Sandra Wehrt
Veronikaweg 4, CH-5000 Aarau
Tel. +41 (0)76 394 25 58
E-Mail: info@zeckenliga.ch
www.zeckenliga.ch

OnLyme-Aktion.org

Aktionsbündnis gegen zeckenübertragene Infektionen Deutschland e.V.
Sürderstr. 4 A, D-51375 Leverkusen
Tel. +49 (0)179 495 55 27 / Fax: +49 (0)214 500 49 84
E-Mail: Kontakt@OnLyme-Aktion.org
www.onlyme-aktion.org

Auf der Website der OnLyme-Aktion findet man viel Informationsmaterial über Borreliose, zudem auch Angebote für junge Betroffene.

Dr. med Petra Hopf-Seidel, Ansbach

Auf der Homepage von Frau Dr. med. Petra Hopf-Seidel ist eine Liste mit Borreliose-Ärzten in deutschsprachigen europäischen Ländern zu finden: www.dr-hopf-seidel.de

Borreliose-Centrum Augsburg (Klinik)

Centrum für Zecken-übertragene Erkrankungen
BCA-clinic Betriebs GmbH & Co. KG
Morellstraße 33, D-86159 Augsburg
Tel. +49 (0)821 455 471–0
Fax. +49 (0)821 455 471–5
E-Mail: service@borreliosecentrum.de
www.b-c-a.de/index.php?id=85

Auf der Homepage dieser Augsburger Klinik sind neben hilfreichen Informationen auch Ratschläge zur Behandlung der Borreliose aufgelistet.

Borreliose-Forum

Das Forum auf www.med1.de/Forum/Borreliose/ ist die größte (virtuelle) Selbsthilfegruppe Europas. Über 16.000 registrierte Besucher tauschen rund um die Uhr Erfahrungen und Meinungen aus.

Weiterführende Literatur

Bohlmann, Friedrich; Schinharl, Cornelia: *Health Food. Voller Energie mit einem starken Immunsystem,* München: Gräfe & Unzer, 1999, ISBN 978-3-7742-1129-2.
«Borreliose Wissen BASIS»
Standardwerk: umfangreiches Grundwissen zur Diagnostik und Therapie der Lyme-Borreliose. Erhältlich im Online-Literaturshop auf: www.bfbd.de
«Borreliose Wissen aktuell»
Die Zeitschrift des BFBD erscheint 2 x jährlich und enthält fundiertes Fachwissen und neueste Erkenntnisse rund um die Borreliose. Erhältlich im Online-Literaturshop auf: www.bfbd.de.
Dimmendaal, Eva: *Borreliose. Das Selbsthilfe-Programm* (GU-Ratgeber Gesundheit – Reihentitel), München: Gräfe und Unzer, 2011, ISBN 978-3-8338-2051-9.
Der GU-Ratgeber Gesundheit Borreliose zeigt mit seinem ganzheitlich wirksamen Selbsthilfe-Programm, wie eine Borrelien-Infektion mit alternativmedizinischen Methoden behandelt werden kann.
Fischer, Ute; Siegmund, Bernhard: *Borreliose Jahrbuch,* Norderstedt: Books on Demand, 2011, ISBN 978-3-8423-1908-0.
Das jährlich neu erscheinende Borreliose-Jahrbuch bietet allerlei wissenswerte Infos rund um Borreliose sowie ein integriertes kalendarisches Symptom-Tagebuch, das zur Dokumentation des Therapieverlaufs besonders nützlich ist.
Fischer, Ute; Siegmund, Bernhard: *Leben mit Borreliose 2012. Ideen für mehr Lebensqualität,* Norderstedt: Books on Demand, 2012[2], ISBN 978-3-8448-1723-2.
Ein nützliches Buch mit vielen Ideen für Borreliose-Betroffene zur Verbesserung der Lebensqualität, zu Therapiemöglichkeiten, Ernährung und mit hilfreichen Adressen.
Fischer, Ute; Siegmund, Bernhard: *Borreliose. Zeckeninfektion mit Tarnkappe,* Stuttgart: Hirzel, 2010[6], ISBN 978-3-7776-1798-5.
Dieses Buch, das unter Mithilfe von Ärzten entstand, legt eine Spur für Ärzte und Patienten, um die Tarnkappe zu lüften.
Hopf-Seidel, Petra: *Krank nach Zeckenstich. Borreliose erkennen und wirksam behandeln,* München: Knaur, 2008, ISBN 978-3-426-87392-2.
Alles, was Sie zu Zeckenstichen und Borreliose wissen müssen. Das erste Buch, das zeigt, wie man Borreliose erkennt und heilen kann.
Jürschik-Busbach, Birgit: *Die verschwiegene Epidemie: Zeckenstich-Borreliose,* Leverkusen: 9-Leben, 2011, ISBN 978-3-9814105-0-1.
Millionen Menschen weltweit leiden an Lyme-Borreliose, einer bakteriellen Infek-

tion, die von Zecken übertragen wird. Auch in Deutschland, Österreich und der Schweiz hat die Erkrankung inzwischen epidemische Ausmaße angenommen. Eine Tatsache, die in der Öffentlichkeit jedoch immer wieder verharmlost wird. Gestützt auf internationale Studien und Fachliteratur legt die selbst an Borreliose erkrankte Autorin eine aufrüttelnde Analyse vor.

Mutter, Joachim: *Gesund statt chronisch krank. Der ganzheitliche Weg: Vorbeugung und Heilung sind möglich,* Weil der Stadt: Fit-fürs- Leben-Verlag, 2009, ISBN 978-3-89881-526-0.

Satz, Norbert: *Klinik der Lyme-Borreliose,* Bern: Huber, 2010³, ISBN 978-3-456-84763-4. Standardwerk zur Lyme-Borreliose. Die Lyme-Borreliose (die häufigste von Zecken übertragene Infektionskrankheit) ist weit verbreitet und tritt in zahlreichen klinischen Beschwerdebildern in Erscheinung. Mit neuesten Erkenntnissen zur Immunologie, Diagnostik und Therapie der Lyme-Borreliose.

Satz, Norbert: *Zecken-Krankheiten. Ein Ratgeber für Gesunde und Betroffene mit Beispielen von Patienten,* Zürich: Hospitalis, 2005⁴, ISBN 978-3-9520640-0-9. Leser erfahren das Wichtigste zum Lebenszyklus der Zecken, zu den von ihnen übertragenen Krankheiten und deren Behandlungsmöglichkeiten.

Sulzberger, Margrit: *Säure-Basen-Kochbuch. Grundlagen, Behandlung, Ernährungsempfehlungen und 70 Rezepte,* Aarau: AT-Verlag, 2004³, ISBN 978-3-85502-755-2.

Werden Sie Mitglied im Borreliose- und FSME-Bund Deutschland e.V.

Er kämpft auch für Sie:

- für generelle Meldepflicht
- für Borreliose-Ambulanzen
- für zuverlässige evidenzbasierte Leitlinien zur Diagnostik und Therapie
- für zuverlässige standardisierte Tests
- für kompetente Anwälte
- für uneigennützige Gutachter
- für aufmerksame Richter

Mitglieder haben entscheidende Vorteile. Sie erhalten jährlich zwei Fachzeitschriften über den neusten Stand der Borreliose sowie Rat und Hilfe bei Ansprüchen an Leistungsträger. Es existiert ein kompetentes Anwälte-Netz und eine Kooperation mit dem Sozialverband VdK Deutschland.

Mitgliedsbeiträge und Spenden sind steuerlich absetzbar. Der Verein verfolgt ausschließlich und unmittelbar gemeinnützige Ziele. Er ist Mitglied in den Spitzenverbänden der Deutschen Wohlfahrtspflege und unterliegt damit deren strengen Richtlinien: Paritätischer Wohlfahrtsverband, BAG Selbsthilfe, Arbeitsgemeinschaft der Selbsthilfegruppen DAG SHG.

Spendenkonto: Hamburger Sparkasse
BLZ 200 505 50, Konto 1275 123 345
E-Mail: info@borreliose-bund.de
www.bfbd.de

Dieses Gedicht bzw. Gebet von Dietrich Bonhoeffer
war mein täglicher Begleiter:

Von guten Mächten

Von guten Mächten treu und still umgeben
behütet und getröstet wunderbar,
so will ich diesen Tag mit euch leben
und mit euch gehen in ein neues Jahr;

noch will das alte unsre Herzen quälen,
noch drückt uns böser Tage schwere Last.
Ach Herr, gib unsern aufgeschreckten Seelen
das Heil, für das Du uns geschaffen hast.

Und reichst Du uns den schweren Kelch, den bittern,
des Leids, gefüllt bis an den höchsten Rand,
so nehmen wir ihn dankbar ohne Zittern
aus Deiner guten und geliebten Hand.

Doch willst Du uns noch einmal Freude schenken
an dieser Welt und ihrer Sonne Glanz,
dann woll'n wir des Vergangenen gedenken,
und dann gehört Dir unser Leben ganz.

Lass warm und hell die Kerzen heute flammen,
die Du in unsre Dunkelheit gebracht,
führ, wenn es sein kann, wieder uns zusammen!
Wir wissen es, Dein Licht scheint in der Nacht.

Wenn sich die Stille nun tief um uns breitet,
so lass uns hören jenen vollen Klang
der Welt, die unsichtbar sich um uns weitet,
all Deiner Kinder hohen Lobgesang.

Von guten Mächten wunderbar geborgen
erwarten wir getrost, was kommen mag.
Gott ist bei uns am Abend und am Morgen,
und ganz gewiss an jedem neuen Tag.

Aus Dietrich Bonhoeffer: «Widerstand und Ergebung», Gütersloh: Gütersloher Verlagshaus, 2008[19], Seite 218.

(Dietrich Bonhoeffer, 1906–1945, war ein lutherischer Theologe, profilierter Vertreter der Bekennenden Kirche und am deutschen Widerstand gegen den Nationalsozialismus beteiligt. Seine Texte aus der Gefangenschaft gehören zum Eindrücklichsten, was es in literarischer Hinsicht zum Thema Glauben gibt.)